瑞金护理精粹

模式篇 | 第一卷

主　编◎吴蓓雯
副主编◎查庆华

上海交通大学出版社
SHANGHAI JIAO TONG UNIVERSITY PRESS

内容提要

  本书基于上海交通大学医学院附属瑞金医院多年形成的护理管理理论与专科护理实践经验,不仅聚焦于护理人员分层、质量监控、绩效考核等护理管理模式,还兼顾了皮肤病护理、乳腺癌护理、炎症性肠病护理、帕金森病护理等专科护理模式,力求为护理人员提供可参考的实践经验,也希望以此为契机,搭建护理人员互相学习与沟通的桥梁,助力护理专业的高质量发展。

  本书可供各级医疗机构医护人员使用。

图书在版编目(CIP)数据

瑞金护理精粹. 模式篇. 第一卷/吴蓓雯主编.

上海:上海交通大学出版社,2024.10—ISBN 978 - 7 - 313 - 31711 - 7

 Ⅰ. R47

中国国家版本馆 CIP 数据核字第 2024DV5989 号

瑞金护理精粹(模式篇·第一卷)

RUIJIN HULI JINGCUI (MOSHI PIAN·DI - YI JUAN)

主 编:吴蓓雯

出版发行:上海交通大学出版社   地 址:上海市番禺路 951 号

邮政编码:200030   电 话:021 - 64071208

印 制:上海颛辉印刷厂有限公司   经 销:全国新华书店

开 本:787mm×1092mm 1/16   印 张:13

字 数:310 千字

版 次:2024 年 10 月第 1 版   印 次:2024 年 10 月第 1 次印刷

书 号:ISBN 978 - 7 - 313 - 31711 - 7

定 价:48.00 元

本书编委会

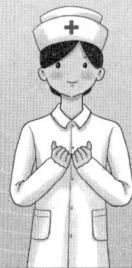

主　审　宁　光

主　编　吴蓓雯

副主编　查庆华

编　委（按姓氏汉语拼音排序）

　　　　蔡　雁　曹顺华　陈　舒　陈　燕　陈　瑜　董晓晶　甘　露

　　　　顾成佳　赫　洋　蒋　琰　李　芸　陆　艳　吕佳君　倪　娜

　　　　倪雪萍　秦莉媛　邱　娴　沈　锐　施孝晔　苏　静　王　珏

　　　　徐卓琳　薛美琴　严　彬　姚梦思　袁勇勇　张　男　张　婷

　　　　张　寅　赵宏容　朱唯一

前　言

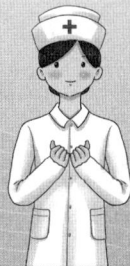

　　《瑞金护理精粹(模式篇·第一卷)》紧密贴合医疗机构高质量发展的背景,以关注广大人民群众的健康为基础,以改善患者就医体验为目标,总结了瑞金医院护理管理与专科护理中成熟的工作模式。这些模式来源于对理论模型的思考以及临床实践的积累,展现了其科学性和实用性,方便大家借鉴使用。

　　全书共分为5个章节。第一章节为护理人员分层管理模式,主要介绍基于岗位胜任力的护理人员培训及能级晋升模型。其中清晰阐述了各层级护理人员需要具备的核心能力及相应的培训课程,并设置了能级晋升的路径及要求,助力临床护理人员完成自身职业发展规划。第二章节为护理质量管控模式,该模式以全面质量管理理论为基础,将其应用于临床护理质量督查、不良事件闭环管理、护理敏感指标设置以及患者满意率监控等诸多环节,切实提升护理质量,保障患者安全。第三章节为护理教学模式,在此章节中聚焦于职前、职后各阶段教学的预期目标与课程设置。除介绍常规教学方法以外,还重点介绍了学校与医院联合实施的"一对一"导师制的教学新模式,为临床带教提供了新思路。第四章节为护理绩效模式,除对绩效管理的意义、理论框架等内容进行概述外,还介绍了瑞金医院的绩效管理模式。此模式结合了临床护理人员的核心能力、培训考核、工作量与工作质量等,为护理人员创造了公平、公正的职业环境,有助于提升护理人员在工作中的主观能动性。第五章节为临床护理实践模式,包括皮肤病护理、乳腺癌护理、炎症性肠病护理、帕金森病护理等专科护理模式。这些专科护理模式基于患者特点打造组织架构和护理流程,秉承以患者为中心的宗旨,结合科学的培训方案,形成了具有瑞金特色的专业护理模式。

　　为顺应当前护理信息化的发展方向,在本书的瑞金医院护理模式中,还包含了对信息化平台构建的介绍,以图文并茂的方式展现了瑞金医院护理管理及随访系统的功能与用法,并从数据层面展示了各模式的临床效果与应用前景。

　　在本书的编写过程中,我们得到了各方面的支持和帮助,感谢各位编委为本书成稿所付出的努力。本书编委均为在瑞金医院从事护理管理、质量监控、临床教学、专科护理等工作的一线工作人员,实践经验丰富。本书的编写经过了反复讨论、互相审核,从而保证了内容的科学性和准确性。此外,在本书编辑加工的过程中还得到上海交通大学出版社各位老师的帮助和指导,在此表示感谢。

　　由于编写时间仓促,本书难免有疏漏之处,敬请读者和同行不吝赐教,帮助我们进一步提高书籍的编写水平。

目　录

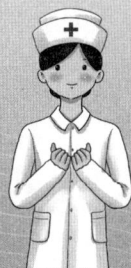

第一章
瑞金医院护理人员分层管理模式

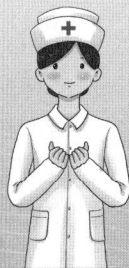

第一节 护理人员分层管理概述

一、实施背景

2005 年颁布的《中国护理事业发展规划纲要(2005—2010 年)》中明确提出要将护理岗位工作职责、技术要求与护士的分层管理有机结合,实施分层管理护士的机制,以调动和发挥不同层级护士的作用与积极性。2010 年 12 月卫生部在颁布的《医院实施优质护理服务工作标准(试行)》中倡导,各级各类医院在转变护理模式和落实责任制护理模式的同时,应根据患者病情、护理难度和技术要求等要素,对护士进行合理分工和分层管理,以体现出护士所承担的临床工作与其所具有的能力的对应性。《2011 年推广优质护理服务工作方案》指出,改革护理工作模式是落实优质护理服务的重要内容之一,即要求每位责任护士按其年资和能力的不同,分别负责 8~12 名具有不同病情严重程度和护理难度的患者,以体现与其能力的对应。2012 年,卫生部在印发的《关于实施医院护士岗位管理的指导意见》中指出要建立并完善护士培训制度,即根据医院护士的实际业务水平、岗位工作需要及职业生涯发展情况,制订和实施适合本医院护士的在职培训计划,加强护士的继续教育,注重新知识和新技术的培训与应用。

2011 年 3 月,我国护理学科正式被批准成为一级学科,这是我国护理发展史上的里程碑事件,我国目前的护理教育体系正从单一层次的中等护理教育逐步发展为涵盖中专、大专、本科及研究生的多层次护理教育体系,因而护理研究者应深思在新形势下护理学科的属性及合理定位问题,同时临床护理管理者也应理性思考:如何为不同学历背景的护理人员设计更符合临床发展需求的职业发展规划以及更科学的人才培养模式?

对护理人员进行分层管理,必须要设立一套与之对应的准入、晋级和薪酬规则。护理人员的层级划分,必须同时兼顾护理人员人数、学历、工作年限、专业技能和素质、工作需求等方面,必须在充分评估和掌握护理人力资源的情况下,同时借鉴国内外先进的护理管理经验。设计并构建符合临床发展需求和护理人员能力特点的护理人员分层管理模式,从而有助于护理人员在工作中发挥自身作用、实现其自身价值,并具有持续向前发展的内在动力。该模式将有利于提高临床护理质量,提升护理人员对职业的满意度,吸引和留住人才,帮助建设好护理团队。

医院的护理人员职业生涯发展基本按职称晋升体系实施。20 世纪 90 年代起,我国部分医院开始建立并试点护士"按职称上岗"的分层管理机制。但因为各种主、客观因素,导致多数医院中不同职称、不同年资的护士在临床上所从事的护理工作内容相差无几,未能真正体现对护士进行分层管理的原则。职称晋升体系呈金字塔形,主任护师和副主任护师在一家医院的人数可以用凤毛麟角来形容,故年轻护士的职业上升通路在无形中便受到了限制,这既不利于充分调动护士的工作积极性和发挥其潜能,也不利于护理团队的持续成长。

临床护理团队专业提升与成长的前提是,每位护士能够明确并遵循工作标准,具有卓越技能和能力,团队拥有临床专家以及有规范的教学体系。从事护理工作的广大护士必须在终身学习中获得成长和谋求发展。回顾与反思瑞金医院在 2005—2010 年期间对护士的管理和培养情况,不难发现虽然医院在不断探索护理人员分层培养与管理的机制和措施,但实际成效并不显著,其原因可能是目前护士工作内涵不清晰,即获得护士执业证书的护士,均被要求承担有关患者生活护理、基础护理、健康教育、教学科研等方面的职责,且不同岗位职责的内涵又有重叠,故不能充分体现不同层次护士的实际工作能力。进一步回顾和反思医院近年来的护理人力资源管理现状,提示缺乏能体现不同专业临床护士能力发展的成长路径,故有必要以核心能力为基础,建立集准入—培训—考核—晋级为一体的分层管理方案,使护士的工作更能体现专业性和价值感。

瑞金医院护理人员分层管理模式构建于 2011 年,实施于 2012 年。作为一所三级甲等综合性医院,当时,瑞金拥有 45 个临床科室,1 800 多张床位。伴随着国家卫生与计划生育委员会推行优质护理和护士岗位管理工作,各医院纷纷借鉴国外护士阶梯式管理模式,开展有关国内护士分层管理的研究和实践,护士层级管理方案呈现多样性;但随着医院的护理管理模式由传统的"平台式"向"专业能力晋级"模式转变,分层依据也开始由仅按专业职称为依据,转变为对护士德、能、勤、绩等进行全面评估。

瑞金医院护理人员分层管理模式实施至今已有十余年,目前瑞金医院拥有 49 个临床科室,近 4 300 张开放床位,在实施该模式的过程中也经历了困惑,收获了成长,获得了成效。

▌二、理论背景

目前在有关护理人员分层管理的文献中提到的理论多数来源于 1984 年 Benner 提出的"从新手到专家"的理论。Benner 将 Dreyfus 技能获得模型(model of skill acquisition)应用到护理实践中,并描述了护士从临床新手到专家的过程;发表了著名的"从新手到专家"(From Novice to Expert)的临床护士 5 级阶梯模式,为临床护士开辟了"从新手到专家"的职业路径。按照 Benner 的假设:临床护士有 5 个发展阶段,即新人→初级护士→胜任护士→精通护士→护理专家,每个阶段护士都会有其特征性的行为、思想和表现。按照 Benner 的观点,临床护士的成长过程可划分为 5 个阶段,即新手阶段、晋级阶段、胜任阶段、熟悉阶段、专家阶段。"Benner 模式"和"临床阶梯"成了同义词,被作为指导临床护士发展的框架,并为临床阶梯模式在实践中的应用提供了明确依据。

在瑞金医院护理人员分层管理模式中,将护士从入职开始,分为 N0(轮转护士)、N1(初级责任护士)、N2(中级责任护士)、N3(高级责任护士、教学干事)、N4(护理管理者、高级实践护士、科研护士)。因 N4(护理管理者、高级实践护士和科研护士)的准入、培训、考核有其特殊性,故不在本章节中呈现。

"护士核心能力"最早也是由 Benner 提出，他认为护士核心能力是指在各种变化的环境中，护士履行工作，并取得令人满意的结果的能力。核心能力被认为是护士真实能力和技能的表现，与工作表现密切相关。在瑞金医院护理人员分层管理模式中，护士核心能力的概念使用 Benner 的阐述。

第二节　护理人员分层管理方案

一、瑞金医院护理人员分层管理实施团队

拟开展护理人员分层管理之初，即构建管理团队，包括三级管理，见表 1-1。

表 1-1　护理人员分层管理组织架构

管理层级	管理单元	具体职能
三级管理	护理部	制定瑞金医院护理人员分层管理模式 各层级护理人员通识培训与考核(信息化培训平台建设) 分层管理信息化平台建设(详见第三章　第五节) N3 层级护士晋级工作 N3 层级护士晋级前监护室轮转安排 N0 层级护士管理(轮转、培训、考核、定科) "三基"理论与操作考核 护理督导月度工作业绩考核
二级管理	护理督导	落实瑞金医院护理人员分层管理模式 N1、N2 层级护士晋级工作 N1、N2 层级护士晋级前科内、跨科轮转工作 各层级护士专科护理培训与考核工作 护士长月度工作业绩考核
一级管理	护理单元	落实瑞金医院护理人员分层管理模式 护理人员月度工作业绩考核

二、瑞金医院不同层级护理人员的基本要求

不同层级护理人员的基本要求，见表 1-2。

表 1-2　不同层级护理人员的基本要求

层级类型	工作时间(年)	专科工作时间(年)	学历	其他经历
N1 阶段(轮转护士)				
N0:轮转护士	0~1.5	—	大专及以上	全日制护理院校毕业，具备护士执业证书。

(续表)

层级类型	工作时间(年)	专科工作时间(年)	学历	其他经历
N1 阶段(初级责任护士)				
N1:初级责任护士	1.5~3	—	大专及以上	轮转护士考核合格,且最终确认定科。
N2 阶段(中高级责任护士)				
N2a:中级责任护士	3~5	—	大专	N1 护士培养阶段考核合格。
	3~4	—	全日制本科及以上	
N2b:高级责任护士	5~7	—	大专	N2a 护士培养阶段考核合格。
	4~6	—	全日制本科	
	4~5	—	硕士及以上	
N3 阶段(专业或专科组长/教学干事)				
N3a:专科组长或专业护士	≥7	≥3	大专	①N2b 护士培养阶段考核优良;②有病区教学干事经历或病区质控员经历者优先;③通过护理部组织的 N3a 岗位竞聘。
	≥6	≥2	全日制本科	
	≥5	≥2	硕士及以上	
N3b1:病区教学干事	≥7	≥2	大专	①前一个 N2 护士培养期考核优秀;②具备高校教师资格证书者优先;③通过护理部组织的教学干事岗位竞聘。
	≥5	≥2	全日制本科	
	≥4	≥2	硕士及以上	
N3b2:科教学干事	≥9	≥3	大专	①担任病区教学干事≥2 年;②前一个 N3b1 护士培养期考核优良;③具备高校教师资格证书;④通过护理部组织的教学干事岗位竞聘。
	≥7	≥3	全日制本科	
	≥6	≥3	硕士及以上	

三、瑞金医院不同层级护理人员的核心能力(N0~N3)

不同层级护理人员的核心能力标准,见表 1-3。

表 1-3 不同层级护理人员的核心能力标准

分类		核心能力标准	N0	N1	N2	N3a	N3b1	N3b2
临床护理能力	基础护理能力	具备基础护理的理论与技能	✓	✓	✓	✓	✓	✓
	通科护理能力	具备内科、外科护理的基础理论与技能		✓	✓	✓	✓	✓
	专业/专科护理能力	Ⅰ级:具备掌握专业/专科的护理操作技能		✓				
		Ⅱ级:具备掌握专业/专科护理进展的能力				✓	✓	✓
	危重症护理能力	Ⅰ级:具备识别临床危重症患者的能力		✓				
		Ⅱ级:掌握危重症护理技术与基础理论			✓			
		Ⅲ级:熟悉危重症护理疾病医疗与护理进展				✓	✓	✓
服务能力		Ⅰ级:具备护理美学的相关知识与技能	✓					
		Ⅱ级:具备礼仪服务的技能		✓	✓	✓	✓	✓
沟通能力		Ⅰ级:具备掌握沟通的基本理论的能力	✓					
		Ⅱ级:具备掌握人际间沟通的基本方法与技能的能力		✓				
		Ⅲ级:具备正确处理沟通障碍的能力				✓	✓	✓
职业防护能力		Ⅰ级:具备落实职业防护与消毒隔离规范的能力	✓					
		Ⅱ级:具备落实院内感染监控措施的能力		✓				
		Ⅲ级:具备预防危重症患者发生院内感染的能力				✓	✓	✓
信息支持管理能力		具备掌握日常工作中信息化平台操作方法的能力	✓	✓	✓	✓	✓	✓
教育或教学能力	健康教育能力	Ⅰ级:掌握健康教育的基本理论	✓					
		Ⅱ级:掌握实施健康教育的基本方法与技能		✓				
		Ⅲ级:具备针对常见疾病患者实施健康教育的能力			✓		✓	✓
		Ⅳ级:具备提供群体健康教育或个体化健康教育的能力				✓		
	临床教学能力	Ⅰ级:具备直接带教实习学生进行临床工作的能力				✓		
		Ⅱ级:具备直接带教轮转护士和进修护士工作的能力				✓	✓	
		Ⅲ级:具备从事实习护生临床护理教学及教学管理的能力						✓

(续表)

分类		核心能力标准	N0	N1	N2	N3a	N3b1	N3b2
管理能力	护理安全管理能力	Ⅰ级:具备熟悉护理安全管理基本方法的能力	√					
		Ⅱ级:具备主动防范护理不良事件的能力		√	√	√	√	√
		Ⅲ级:初步具备护理风险管理的能力				√		
	护理质量管理能力	Ⅰ级:具备熟悉护理单元物资设备保管与维护流程的能力		√				
		Ⅱ级:具备熟悉护理质量标准,并按照标准执行的能力			√			
		Ⅲ级:具备熟悉护理质量持续改进的基本方法和流程的能力				√	√	√
问题分析与处理能力		Ⅰ级:具备正确检索文献与阅读文献的能力		√				
		Ⅱ级:具备撰写个案报告的能力			√			
		Ⅲ级:掌握护理科研的基本理论和技能				√	√	
		Ⅳ级:具备参与本护理单元护理科研项目和技术改进项目的能力						√

四、瑞金医院护理人员分层培训

(1) N1 层级护士培训计划,见表 1-4。

表 1-4　N1 层级护士培训计划

项目	课程	组织者
通科护理基础	通科护理基础课程	护理部
专业护理能力Ⅰ级	专业护理与基本技能	科室
危重症护理能力Ⅰ级	N2 进阶前课程	护理部
服务能力Ⅱ级	护士礼仪服务规范	护理部
沟通能力Ⅱ级	人际沟通	护理部
职业防护能力Ⅱ级	院内感染控制的新进展	护理部
健康教育能力Ⅱ级	健康教育的方法与实践	护理部
护理安全管理能力Ⅱ级	护理安全管理基础课程	护理部
护理质量管理能力Ⅰ级	物质与设备管理的基本方法和流程	护理部
问题分析与处理能力Ⅰ级	文献检索	护理部

（2）N2 层级护士培训计划，见表 1-5。

表 1-5 N2 层级护士培训计划

项目	课程	组织者
专业护理能力Ⅱ级	重症专科护理	各学科
	重症护理技术	
	手术室专科护理	
	急救专科护理	
	糖尿病专科护理	
	内分泌代谢专科护理	
	肿瘤专科护理	
	心血管专科护理	
	老年专科护理	
	营养专科护理	
	血液净化专科护理	
	静脉治疗专科护理	
	心理专科护理	
	康复专科护理	
	产科专科护理	
	儿科专科护理	
	伤口专科护理	
	呼吸专科护理	
	传染病专科护理	
	血液专科护理	
	消化道专科护理	
危重症护理能力Ⅱ级	危重症护理进阶课程	护理部
	完成一份危重症患者护理个案	
职业防护能力Ⅲ级	耐药菌防控	护理部
沟通能力Ⅲ级	冲突管理	护理部
	患者常见心理特征及应对策略	
临床教学能力Ⅰ级	创造高绩效的辅导	护理部
护理质量管理能力Ⅱ级	护理质量管理概述	护理部
	护理标准的制定	
	完成一份护理单元护理质量现状分析报告	

（续表）

项目	课程	组织者
	完成一份护理单元或其他单元的护理不良事件的根本原因分析报告	
问题分析与处理能力Ⅱ级	个案报告的撰写与评价	护理部
护理新知与伦理法规	全院业务学习	护理部

（3）N3层级护士培训计划，见表1-6。

表1-6　N3层级护士培训计划

项目	课程	组织者
专业护理能力Ⅱ级	市级及以上专科或专业护士培训项目、国家级或市级护理继续教育培训项目	护理学会、国家级或市级继续教育
	制订并完成专科建设项目	护理部/护理督导
	参与专科健康教育资料修订	护理督导/护士长
	参与专科质量标准修订	
危重症护理能力Ⅲ级	参加危重症或疑难病例讨论	护理部
	危重症护理进展	
	高级专科或专业护士能力提升学习班：专科高级护理实践基础	
健康教育能力Ⅳ级	群体健康教育的规范化落实	护理部
沟通能力Ⅲ级	沟通技巧	护理部
临床教学能力Ⅱ级	护理教学方法和技巧	护理部
	护理临床教学	
	护理教学评估与评价	
	护理教学大纲和计划的制订	
	护理教学课件的制作	
	每年需要完成病区实习护生带教计划的制订和落实	
	完成教学个案一份或教学项目改进计划	
临床教学能力Ⅲ级	护理教学的基础理论	
	课堂教学方法	
	每年需要完成所管理区域实习护生带教计划的制订和落实	

（续表）

项目	课程	组织者
护理质量管理能力Ⅲ级	护理质量管理概述	护理部
	管理的基本方法：PDCA 等	
	主持并承担一项病区护理质量改进项目（包括制订计划和组织实施）	
问题分析与处理能力Ⅱ级	护理科研概述	护理部
	量性研究概述	
	质性研究概述	
	统计学基础	
	护理论文与科研标书的撰写	
护理新知与伦理法规	全院业务学习	护理部

五、瑞金医院护理人员层级考核

护理人员层级考核要求，见表 1-7。

表 1-7　护理人员层级考核要求

项目	考核指标
"三基"能力——操作能力	年度操作考试
"三基"能力——理论能力	年度理论考试
工作量考核	工作量得分
出勤达标	累积病假、事假≤93 天/12 个月
培训完成情况考核	培训计划完成率/轮转完成
专业能力考核	各项作业（个案/质控/专科建设/健康教育/专科质量标准）考核
临床教学能力考核	教学工作与教学质量考核
管理能力	各项作业（护理质量现状分析/改进项目）考核
工作业绩评价	年度工作业绩评价得分

六、瑞金医院护理人员基于核心能力的工作业绩考核

护理人员工作业绩考核表，见表 1-8。

表1-8 护理人员工作业绩考核表

核心能力	考核内容
临床护理能力	工作量达到相应层级考核标准
	能独立完成对患者的分级护理,且护理质量达分级护理标准
	具备本护理单元层级要求的专科护理技能
	能及时发现患者的病情变化,并积极配合抢救
教育或教学能力	能为患者提供正确且及时的健康教育
	能完成符合层级要求的带教任务
护理质量管理能力	能正确对患者实施安全评估,及时发现存在安全隐患的高危人群
	加强病情观察,及时发现患者的病情变化
	工作中能落实好各项安全管理制度
	日常工作中不存在护理安全隐患
	指导本护理单元中工勤人员和护工等落实安全措施
	落实护理单元日常物资和设备的使用、维护和保管工作
	对护理单元存在的安全问题能进行剖析,提出建设性意见
	承担符合层级要求的公益性工作
服务能力	仪表大方,举止端庄,着装整洁
	语言、行为文明,态度和蔼
	尊重和关心患者,首问负责制
	在日常工作中能遵守礼仪服务规范,每月护理服务满意率≥95%
沟通能力	具有良好的语言表达能力,能与患者、家属进行有效沟通
	与部门内、外的医护人员配合良好
	采用正确的方法,妥善解决患者的投诉或纠纷
问题分析与处理能力	能主动查阅资料,解决患者的相关问题
	能应用符合层级要求的管理工具,解决临床问题
职业防护能力	认真落实各项消毒隔离技术
	在日常工作中落实好职业防护的相关措施
信息技术管理能力	能熟练操作 HIS 系统和 OA 办公平台

七、瑞金医院护理人员层级管理实施细则

1. 各层级护理人员在护理单元中的分配比例

为保持护理团队整体结构和各护理单元人员结构的合理,并能体现护理人员通过自身努力,达到持续向上发展的目的,因而对各护理单元中各层级护理人员的比例进行设置。各

层级护理人员比例设置情况：轮转护士（15％），N1 护士（20％），N2 护士（50％），N3 护士（15％）。

2. 护理人员晋级流程

N1 和 N2 由护理人员自行申报，护理督导按照层级考核要求进行审核，考核合格后予以相应层级。护理人员达到 N3 晋级要求，线上提交申请表后，经护士长、护理督导审核后提交护理部，由护理部统一组织竞聘，竞聘通过后予以晋级。层级考核周期为 1 年。

第三节　护理人员分层管理成效

运用四维目标结构模型（图 1 - 1），评价瑞金医院护理人员分层管理模式实施的成效。目前获得的成效主要聚焦在运营目标和员工目标，后续将进一步探讨和挖掘护理人员分层管理模式在质量目标和患者目标中的作用。

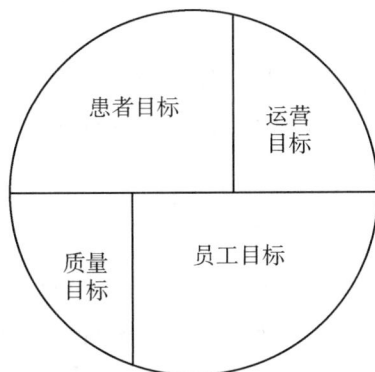

图 1 - 1　四维目标结构模型

一、运营目标

（1）瑞金医院护理人员分层管理模式的实施，为护理人员垂直绩效分配奠定了基础，真正落实多劳多得、优劳优得。

（2）常态化的轮转机制，确保瑞金医院护理人员具备扎实的理论基础与专科技能。在新型急性呼吸道传染病流行期间，需要护理人员支援急诊科和重症监护室。手术室护理人员在晋级 N3 层级前，晋级轮转在急诊科完成；病房系统护理人员在晋级 N3 层级前，晋级轮转在各监护室完成。因此，在危急时刻，手术室护理人员成为支援急救队伍的主力军；病房系统 N3 层级护理人员有力地保障了重症患者的救治。

（3）通过基于核心能力的护理人员分层管理，护理人员明确了自身的能力要求与任务，积极参与科室运营管理，成为科主任和护士长的好帮手。主动承担病区质控员、医院感染专职护士、公药管理员、教学干事等工作，同时积极参加科普、公益活动，提升了团队的凝聚力，保持持续发展的动力。后续继续通过数据的挖掘，体现护理工作对平均住院日等运营指标的影响。

(4) 护理人员分层管理,有助于根据医院发展与布局调整,确保每个护理团队的成员在年龄、层级方面的分布比例较为合理,有序推进工作开展,符合医院的要求及患者的需求。

二、员工目标

(1) 瑞金医院护理人员离职率,由 2012 年实施前的 3.8%,下降至 2019 年的 2.5%,自 2020 年新型急性呼吸道传染病暴发后,瑞金医院护理人员离职率进一步下降,在 2023 年为 1.2%。

(2) 瑞金医院自 2016 年起参加"国家护理质量数据平台"护理数据传报工作,其中护理人员执业环境问卷得分,2023 年较之 2017 年提升了 5.59%。

(3) 护理人员从过去的被动学习,转变为主动学习。尤其在新型急性呼吸道传染病暴发后,几乎所有课程均改为线上学习,每年度培训完成率均达 96% 以上。护理团队成员专业能力的提升,为成长为高级实践护士做好充分准备。目前瑞金医院拥有各级各类专科护士适任证书的护理人员达 600 人次之多,较实施分层管理前提升了 60% 以上,占全院护理人员总数的 20%。

(4) 拓展护理职能:目前瑞金医院开设各类护理门诊 11 个,开设护理线上咨询门诊 38 个,开设各类医护门诊 5 个,致力于满足患者的需求,做好延续护理。

三、质量目标

实施护理人员分层管理的同时,落实护理人员的分层培训,其中维持在 N2b 层级和 N3 层级非第一年受聘的护理人员,需要基于临床工作中发现的或已经存在的护理质量问题,完成护理质量报告分析和质量改进项目。所推进的质量改进项目,有助于促进护理质量持续改进、保障患者安全,其中部分项目还获得了上海市护理学会、中华护理学会等颁发的相应奖项。

四、患者目标

患者目标目前聚焦于主观指标(如患者满意率)和客观指标(如患者结局指标)。自护理人员分层管理实施至今,瑞金医院住院患者满意率在历年的全国三级公立医院绩效考核中均得到满分,患者结局指标(包括疾病预防、疾病转归等指标)也获得了一定的改善。

第四节　护理人员分层管理小结

瑞金医院护理人员分层管理模式自 2012 年运行至今,使每一位瑞金医院护理人员明确了职业发展道路,规范了各层级护理人员的培训与培养制度,为护理绩效管理奠定基础,拓展了护理职能。

基于三维结构理论(结构指标、过程指标、结果指标),瑞金医院护理人员分层管理是瑞金医院护理管理、临床护理、护理教学、护理科研、护理学科等工作推进和发展的结构指标，指导护理管理者进行过程管理，最终改善结果指标。目前瑞金医院护理管理团队在持续探索护理工作与患者结局的相关性，未来也将继续完善瑞金医院护理人员分层管理工作，进一步提升瑞金医院护理人员的综合素养，为患者提供优质的照护，发挥护理工作者的社会担当。

在分层管理模式实施过程中，我们充分认识到，信息化技术的应用有助于提升培训和管理的效率。通过信息化平台，护理人员可以主动关注自身的培训和考核情况，向着自己的职业目标努力；护理管理者也会主动关心护理人员的成长，促进护理团队整体素养的提升。护理人员分层管理信息化平台与临床护理信息化平台的有机结合，进一步助力探究护理人力资源、护理工作与患者结局的关系，为护理人力资源配置、制订护理绩效方案和实施精准护理提供依据；实现对患者的优质照护，有利于护理团队的持续成长。

（吴蓓雯、朱唯一）

第二章
瑞金医院护理质量管控模式

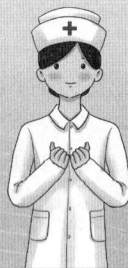

第一节　护理质量管理概述

一、护理质量管理的概念

1. 护理质量

质量又称为"品质"。这个词有两个不同范畴：一方面是指"度量物体惯性大小的物理量"或"物体中所含物质的量"；另一方面是指"产品或服务的优劣程度"，管理学中的"质量"通常指第二种含义。国际标准化组织（International Organization for Standardization，ISO）将"质量"定义为：质量是产品、体系或过程中满足顾客和其他相关方面要求的能力的特性。在这个概念中，好的质量不仅要符合技术标准的要求（符合性），同时还必须适应顾客的需求（适用性），满足社会（环境、卫生、员工）的要求。

护理质量是护理服务满足服务对象（个体和群体）的健康需求以及改善其预期健康结局的程度。高质量的护理应该基于最佳临床证据，通过良好的护患沟通、共同决策，从护理技术和人文关怀两个层面满足服务对象的需求。护理质量是指护理工作为护理对象提供生活护理和专业技术的优劣程度。它是通过护理服务设计和工作实施过程中取得的作用、效果，经信息反馈形成的，是衡量护理人员综合素质、护理管理水平、护理业务技术和工作效果的重要标志。

2. 护理质量管理

护理质量管理是指按照护理质量形成的过程和规律，对构成护理质量的各要素进行计划、组织、协调和控制，以保证护理工作达到规定的标准和满足服务对象需求的活动过程。

护理质量管理是护理管理的核心。通过科学有效的管理，持续改进护理质量，为服务对象提供安全、高效、便捷、整体的护理服务，不断满足服务对象的服务需求。护理质量管理要求医院护理系统中各级护理人员层层负责，用现代科学的管理方法，建立完善的质量管理体系，满足以护理质量为中心的护理要求，一切从患者出发，在工作过程中保证护理服务质量。

二、护理质量管理的发展

1. 质量检验阶段

质量检验阶段（19 世纪 70 年代至 20 世纪初）是质量管理的早期阶段，首先进行产品生产,然后有专职人员对产品进行检验。这种质量检验的特点是依靠检验找出废品来保证产品质量,其缺点在于:①难以防止在制造过程中产生不合格产品;②不能对全部产品进行检验,尤其是对不破坏就无法进行检验的产品更行不通。

中华人民共和国成立后 30 年间,护理管理主要以经验管理为主,即"管家式"的管理方法,缺乏可靠性和科学性,使护理质量难以保证。

2. 统计管理阶段

统计管理阶段(20 世纪 20 年代至 50 年代)主要特点是将数理统计方法应用于质量管理,由以前的事后把关转变为事前预防。方法是在生产过程中通过抽样检验控制质量,从单纯的产品检验发展到对生产过程的控制,把质量管理引入统计质量管理阶段,使质量管理水平得到较大的提高。但是,它存在数理统计方法太深奥,以及过于强调统计质量控制方法而忽略了组织、计划等工作的问题。

我国在吸收和借鉴国外经验的基础上,形成了具有中国特色的医院标准化管理体系和管理模式,制定了全国统一的医院分级管理标准。1989 年卫生部颁发的《综合医院分级管理标准》中包括的护理管理评审标准便是标准化管理法在护理管理工作中的具体应用,该标准的指标有基础护理合格率、分级护理合格率、护理技术操作合格率、护理表格书写合格率、护理差错及事故发生率等。

3. 全面质量管理阶段

全面质量管理阶段(20 世纪 60 年代至 20 世纪末)是质量管理的发展阶段。20 世纪 50 年代末及 60 年代初,美国通用电气公司的阿曼德·费根堡姆和质量管理专家朱兰提出了"全面质量管理"的概念,并逐渐被世界各国所接受。以向服务对象提供优质产品、优质服务为目的,组织全体人员参与管理,综合利用先进的科学技术和管理技术成果,有效控制影响产品质量的全过程和各个因素,最经济地保证和提高质量的科学管理方法。

我国护理界则是在 20 世纪 90 年代引入全面质量管理,取得了很好的效果。全面质量管理强调护理人员和护理管理者都是质量管理的直接参与者。

三、护理质量管理的重要性

护理质量是衡量医院医疗服务水平的重要标志,是医院医疗质量的重要组成部分,在确保医疗服务效果、满足患者需求、保障患者安全方面具有不可替代的作用。护理质量管理是护理管理的核心,也是护理管理的永恒主题。

1. 患者安全的首要保障

尊重患者的生命健康权是护理服务的根本所在,我国《护士条例》中在患者的权利方面对患者的生命健康权有明确的界定。近年来,随着社会的进步、医学模式和护理模式的转变,护理服务对象不再单纯是患者,而是拓展到全社会所有的人,并贯穿到人的生命全过程、患者的住院全过程以及居家护理和重返社会的全过程。因此,护理工作质量的优劣直接关系到护理服务对象生命的安危,各项护理活动是否符合质量标准将直接与患者的健康息息相关。

当前,全世界关注的前三大质量管理要素是安全、健康和环境,而护理质量管理囊括了这三项要素,足见其重要性。护理质量管理要考虑双向目标:一方面,要想办法促进患者的良好结局,使患者在现有医疗技术、治疗方案的运用过程中,获得最优化的治疗和护理成效。另一方面,要尽量减少因侵入性、创伤性手术治疗、检查、用药及护理而并发的不良结局或不良事件,通过质量管理来降低医疗护理过程中的风险及不良事件的发生率。护理安全与护理质量管理密不可分,护理安全是护理服务的前提,没有护理安全,就谈不上护理质量;只有在保障患者安全的基础上,护理质量才能体现。因此,护理安全是护理质量管理的基本要求,护理质量管理是患者安全的首要保障。

2. 医院运营管理的重要环节

质量是企业的生命,护理质量管理是提高医院社会效益和经济效益的重要环节,是医院的生存之本。随着医疗市场竞争的日益加剧,护理质量受到了人们的普遍关注,社会及公众对护理质量提出了更高的期望和要求。护理质量管理只有坚持"一切以患者为中心",把社会效益放在第一位,用高质量的技术、一流的服务和尽可能低廉的费用,提高患者的满意度,才能形成医院运营与发展的良性循环,从而获得社会效益和经济效益的"双丰收"。

3. 促进护理学科的发展建设

卓有成效的护理质量是护理工作的立足之本,也是护理学科发展的动力。要创造卓越的护理质量,必须要开展全面质量管理,采用先进的质量管理方法和科学的质量管理工具,实现质量管理科学化、规范化与持续改进的目标。只有护理质量上台阶了,患者的安全和就医权益才能得到保障,医患关系才会更加和谐;只有执业环境安全了,护理人员才有实践的基础,才有充足的时间、精力和职业热情投入学科建设。

护理质量的好坏直接关系到患者的生命健康和就医体验,反映出一个医院的管理水平,间接折射出一个国家卫生行业的质量监管意识与政策水平。保障患者的安全,把握护理质量管理的重点,确保护理质量稳步提升,提高患者满意度,是护理管理的主要任务,也是医院护理工作的核心。

▌四、护理质量管理的方法

质量管理需要有一套科学、合理的工作方法,即按照科学的程序和步骤进行质量管理活动。改进护理质量需要行之有效的管理方法和技术作为支持,才能取得提高护理质量的良好效果。

1. PDCA 循环

美国质量专家戴明博士于 1954 年根据信息反馈原理提出了"PDCA"质量管理循环程序,这是质量管理的基本方法,又称戴明环。PDCA 是在管理活动中,为提高护理质量和管理效应所进行的计划,包含 4 个阶段,即计划(Plan)—实施(Do)—检查(Check)—处理(Act),是一种程序化、标准化、科学化的管理方式。鉴于 PDCA 循环发现问题和解决问题的能力,其作为质量管理的基本方法,已经被广泛应用于医疗和护理领域中。

2. D×T×A 模式

D×T×A 模式是简单而有效的质量管理架构,该模式将质量管理的成效视为资料(Data)、工具(Tool)和态度(Attitude)三者交互作用的结果。"×"是乘法符号,意味着当其中一项为 0 的时候,则质量管理的成效也将等于 0。因此,当质量管理失败时,应该考虑从这三个方面寻找失败的原因。

3. QUACERS 模式

1981 年 M. N. Adair 提出 QUACERS 模式,确认护理质量管理的 4 个方向,并确认质量管理的均衡发展,即:①做好患者护理的质量管理保证;②有效掌握医疗护理的成本效益;③做好患者及工作人员的安全措施,有效运用危机处理技巧;④满足工作人员的需求,包括薪水、升迁机会、专业成长与成就感。

4. 六西格玛管理方法

六西格玛(Six Sigma)管理是通过对过程持续的突破性改进,不断提高服务对象的满意度,持续降低成本,提升组织的盈利能力和竞争力,以达到在生产过程中降低产品及流程的缺陷次数,防止产品变异,提升品质的目的。六西格玛采用五步循环改进法,即 DMAIC 方法,是管理中最重要、最经典的管理模型,主要侧重在已有流程的质量改善方面。DMAIC 方法的步骤为定义(Define)、测量(Measure)、分析(Analyze)、改进(Improve)、控制(Control)。

5. 追踪方法学

追踪方法学是近年来国际医院评审中出现的一种体现以患者为中心的评价方法,是2004 年美国医疗机构评审联合委员会(Joint Commission on Accreditation of Healthcare Organizations, JCAHO)全新设计的现场调查方法之一,自 2006 年起成为医疗机构评审联合委员会国际部(Joint Commission International, JCI)用于评价的评审方法。在医院评审过程中,追踪方法学能使评审专家更客观、公正、科学地评估医院评审标准的符合程度。其基本步骤包括三个方面:①评价者以面谈及查阅文件方式了解医院是否开展和如何做系统性的风险管理;②以患者个体和个案追踪方式,实地访查第一线工作人员及医院各部门的执行状况,了解各个计划的落实程度;③在访查过程中,各个评价委员会以会议形式讨论和交换评价结果,再深入追查有疑问的部分。

6. 质量管理圈

质量管理圈(quality control circle, QCC)又称品管圈或 QCC 小组。品管圈是指工作性质相近或相关的人共同组成一个圈,本着自动、自发的精神,运用各种改善手法,激发个人潜能,通过团队力量,结合群体智慧,持续对各种问题进行改善,使每位成员有参与感、满足感和成就感,从而认识到工作的意义和目的。实施过程体现自动、自发、互助的团队精神,按以下 8 个步骤进行,即:组圈、选定主题、现况分析、制订活动目标、检查对策、实施对策、确认成效及标准化。

7. 根本原因分析法

根本原因分析(root cause analysis, RCA)是回顾性的失误分析方法。其主要内容是对系统运行过程中的差错或事件发生的背景、人员、地点、时间等进行系统、详细的分析和归纳,以找出直接原因,同时分析和直接原因相关的因素所起的作用。再根据所占的比重确定各类根源相互之间的因果关系,在此基础上确认引发事件的根本原因,最后列出改进计划、实施步骤和评价标准。该方法将分析重点放在整个系统及过程的改进方面,非仅限于个人执行上的检讨,改变传统的只解决单一事件、治标不治本的缺点,通过该方法可以和同行分享经验,供同行参考,做到事前防范,预防同类不良事件的发生。

8. 失效模式与效应分析

失效模式和效应分析(failure mode and effect analysis, FMEA)是一种系统性、前瞻性、基于多学科团队工作的管理方法,是在行动之前就认清问题并预防问题发生的分析。它由失效模式(FM)及效应分析(EA)两部分组成。失效模式是指能被观察到的错误和缺陷(俗称安全隐患),应用在护理质量管理中就是指任何可能发生的护理不良事件。效应分析是指通过分析该失效模式对系统的安全和功能的影响程度,提出可以采取的预防改进措施,以减少缺陷,提高质量。

9. 五常法

五常法源于日本,即常整理(Seiri)、常整顿(Seiton)、常清洁(Seiso)、常规范(Seiketsu)和常自律(Shitsuke),也称 5S。它是一个由内向外、由物到人、由软件到硬件、由理论到实践、由制度到流程、由考评到自省的完整而系统的管理体系。目前主要用于提升护理管理的质量水平,尤其是对环境、仪器、物品的管理。

10. SWOT 分析法

SWOT 分析法又称态势分析法,20 世纪 80 年代初由美国旧金山大学的管理学教授韦里克提出,经常被用于制订医疗机构战略、分析竞争对手等场合。SWOT 分析法包括分析医疗机构的优势(Strength)、劣势(Weakness)、机会(Opportunity)和威胁(Threat)。因此,实际上是对医疗机构内、外部条件各方面内容进行综合和概括,进而分析组织的优势和劣势、面临的机会和威胁的一种方法,通过 SWOT 分析法可以帮助医疗机构将资源和行动聚集在自己的强项和有最多机会的地方。

▎五、信息化对护理质量管理的作用

1. 护理信息化的概念

护理信息化是指利用计算机技术、通信技术、自动化技术等信息技术,突破传统医疗形式的限制,提供高质量、高效率、个性化的医疗护理服务,进而提高护理创新能力和护理管理水平。

护理信息化不是简单的计算机化,而是以信息共享为核心,包括医院行政管理机构内部、护理部、医院临床各科室等部门相互之间的信息共享,最大限度地方便患者就医,提高医疗工作效率,以及方便各类管理人员的决策管理工作,充分发挥信息技术在护理行业中的应用价值,提高医疗资源的有效利用。

2. 护理信息化的意义

医疗卫生事业关乎国计民生,而护理信息化则是医疗卫生事业在信息时代更好地服务于患者、服务于社会的重要支撑。现代医学发展,无论是分子生物学、临床诊疗技术、预防医学以及医院管理,在很大程度上都取决于医学信息技术应用的深度与广度。我国的医疗保健制度改革和医疗保险制度的发展,对医院的生存与发展提出了挑战。护理信息化是实现医院科学管理、提高社会经济效益、改善医疗服务质量的重要途径,是医院适应改革的必然选择。

3. 护理信息化与护理质量管理

护理质量管理是护理管理工作的重要组成部分,电子计算机作为先进的管理手段,将其广泛应用于护理质量的控制与评价,是现代护理思想、方法和手段的集中体现。提高护理的现代化管理水平,是护理学科发展的必然趋势。护理质量管理可随时为管理者提供护理质量相关的准确信息,并为其提供有效的决策支持;可迅速、准确地为临床护理工作者提供有效的信息反馈,使护士能及时了解和分析工作中存在的不足,迅速采取管理对策减少工作失误,提高工作质量。

目前,国内已有部分医院依托电子病历系统,设计护理单元质量考评系统,在缩短护理质控时间、加强护理质量控制、提高护理质量等方面取得了良好效果。

(1) 信息化质量考评系统的设计:护理信息化质量考评系统在设计过程中,按照系统性、标准化、智能化和可扩展性的设计原则,以系统稳定性、数据安全性和实用性为考核指标。在专业方面,要求系统符合现代护理管理规范,具体包括:①符合医院护理服务质量考评指标;②能反映患者的需求,体现出"以患者为中心"的指导思想;③从系统性、可行性、易控性出发,使标准便于操作和考核;④标准随着政策及指南等不断补充、修改和完善。

(2) 信息化质量考评系统的内容:①病房质量管理;②重点环节质量管理;③敏感指标质量管理;④护理不良事件报告;⑤满意度调查;⑥质量分析等。

六、护理质量评价

评价是指衡量所定标准或目标是否实现或实现的程度如何,即对一项工作成效大小、进度快慢、对策正确与否等方面作出判断的过程。护理质量评价是护理质量管理中的控制工作之一,评价是不断改进护理质量管理,增进管理效果的重要途径。

1. 护理质量评价指标体系的构成

护理质量评价指标体系按管理层次可分为医院间评价指标体系和医院内评价指标体系。医院间评价指标体系适用于上级卫生管理部门了解和评价各医院的护理质量水平和状况,为辅助决策提供依据;医院内评价指标体系适用于医院了解和评价各科室护理单元的护理质量水平和状况,奖优罚劣,提高医院护理服务水平。

传统的护理质量评价指标主要侧重于临床护理质量,即执行医嘱是否及时、准确;护理文书、表格填写是否正确、清晰;生活护理是否周到、舒适、整洁、安全;有无因护理不当而给患者造成痛苦和损害等。随着整体护理模式的广泛应用和护理工作内涵与功能的扩展,护理质量评价也应由上述狭义的概念发展为广义的概念。

美国学者 Avedis Donabedian 于 1968 年提出质量评价的 3 个层次,即卫生服务系统的基本框架是由结构质量、过程质量和结果质量构成。我国则按管理流程将其分为要素质量、环节质量和终末质量。

1) 要素质量评价

要素质量是构成护理工作的基本要素,主要着眼于评价执行护理工作的基本条件。评价内容如下。

(1) 机构和人员:建立健全与等级医院功能、任务和规模相适应的护理管理体系。可设置 2~3 级质控组织,即护理部专职质量监控组;总护士长级质量监控组;护士长级质量监控小组,定期进行质量控制与改进活动。护理人员编配合理,在数量和质量上符合国家卫生健康委员会规定的标准,如护理人员占全院卫生技术人员的构成比(50%)、医护比(1∶2)、床护比(1∶0.4)、医院和病区主管护师以上人员构成比、大专以上学历人员的构成比、具有执业资格的护士的构成比等。

(2) 环境、物资和设备:反映医院设施、医疗护理活动空间、环境卫生检查、护理装备水平及物资设备等合格程度。如各护理单元是否安全、整洁、舒适、便捷,床单位设备是否齐全,护士站离重症监护单元的距离,常规物品器械消毒灭菌合格率,每年引进护理新仪器设备总值或护理仪器设备占全院构成比、护理仪器设备完好率、急救物品完好率等。

(3)知识及技术:反映护理业务功能与水平、开展的技术服务项目及执行护理技术常规的合格程度。如护理人员"三基"水平达标率、护理人员年考核合格率、护理人员年培训率、开展整体护理病房构成比、年发表论文数等。

(4)管理制度:护理工作有计划并按计划落实,规章制度健全并严格贯彻执行,护理资料齐全并尽量通过计算机进行管理,如年计划目标达标率。

2)环节质量评价

环节质量管理注重在护理工作的过程中实施控制,将偏差控制在萌芽状态,属于前馈控制。目前国内医院进行护理环节质量评价最常用的指标主要包括以下两类:①患者护理质量指标,如基础护理合格率、特级与一级护理合格率、患者对护理工作满意度等;②护理环境和人员管理指标,如病区管理合格率、消毒隔离管理合格率、急救物品准备完好率、陪护率、护理表格书写合格率、一人一针一管执行率、护理技术操作合格率。部分医院还增加了一些反映护理观察和诊疗处置及时程度的指标,如护理处置及时率、巡视病房及时率、输液患者呼叫率等。

长期以来,国内医院将环节质量管理作为质量监控的重点,并取得了一定的经验。主要采用的检查和评价方法为若干名护理专家现场检查某医院一定数量的病区和患者,根据相应的检查项目标准决定是否扣分,被检查项目达到标准分数记为合格,未达到标准分数记为不合格,最后统计合格率。

3)终末质量评价

终末质量是患者所得到的护理效果的综合反映,终末质量评价是对患者最终得到的护理效果的评价,属于传统的事后评价或后馈控制。这些指标的主要特点是从患者的角度进行评价。常用指标包括:年度压疮发生次数、年度护理事故发生次数、年度护理差错发生率、抢救成功率、出院患者对护理工作满意度、患者投诉次数、护患纠纷发生次数等。有研究者认为,护理效果的评价应从对患者产生的结果和对医院的影响两方面进行分析,前者包括临床护理效果、患者满意率和健康教育效果;后者包括对医院形象和医院经济效益等方面的影响。

为了全面反映护理服务的质量要求,一般采用要素质量、环节质量和终末质量相结合的评价方式,三者的关系应是:着眼于要素质量,以统筹质量控制的全局;具体抓环节质量,有效实施护理措施;以终末质量评价进行反馈控制。

2. 护理质量评价的方法

护理质量评价是一项系统工程。评价主体由患者、工作人员、科室、护理部、医院及院外评审机构构成;评价客体由护理项目、护理病例、护士、科室和医院构成;评价过程按搜集资料—资料与标准比较—作出判断的系统过程实施。按护理质量评价对象进行分类的评价方法如下。

(1)以护理项目为评价对象:护理项目是质量评价的基本单元,传统的护理质量评价主要将护理项目作为评价对象,如特级护理及一级护理质量、护理技术操作合格率、健康教育的实施效果等。

（2）以病例为评价对象：整体护理的开展，使得护理工作模式由功能制护理转变为以患者为中心的护理，而护理质量评价尚未很好地关注对整体病例的评价，即根据病例分型识别和评价患者的护理需要程度。有以下 6 种分型：①病情分型，区分患者的危重程度；②自理能力分型，识别需要生活照顾的患者；③心理状态分型，把握有心理服务需要和有纠纷倾向的患者；④经济地位分型，把贫困患者与经济宽裕患者区分出来；⑤护理措施分型，把不同护理等级和使用高新技术的患者区分出来；⑥满意度分型，把对护理服务不满意的患者区分出来。根据上述病例分型，建立重点病例报告制和护理质量评价标准和评价表，评价整体护理质量。

（3）以病种为评价对象：病种质量评价是一个群体质量评价层次，主要病种的护理质量在一定程度上可反映专科和医院的护理质量水平。病种质量评价体现了宏观与微观的结合，且为非随机性抽样检查，与随机抽样相比，非随机抽样可能更侧重于特定情况或具有某种特征的病例，因而在反映某些特定问题或现象时有较好的可靠性，因此正日益受到重视。

（4）以患者满意度为评价对象：全面质量管理就是要达到让所有"顾客"满意，达到他们的期望。患者满意度评价方法，旨在从患者的角度评价护理质量。由患者做出满意度评价是一种市场行为，对患者评价的重视程度，是医院市场观念的标志。护理效果是评价护理质量的主要内容，是基于患者对服务过程主观描述的满意度测评，对于管理者评价护理质量非常重要，因而越来越受到重视。

（曹顺华）

第二节　护理质量管理的实践架构

瑞金医院的护理质量管理模式是基于全面质量管理理论（total quality management，TQM）构建而成，TQM 作为组织管理的一种创新方法，目前已被广泛应用于不同医疗机构的管理流程中，包括医院感染（院感）防控、药品管理、护理质量管理等，通过研究发现，TQM能有效提高员工和组织的工作效率，提升患者满意度。

▌一、全面质量管理概述

质量管理贯穿临床工作的方方面面，它对于质量控制十分重要。现代的质量管理分为质量检验、统计质量控制、全面质量管理 3 个阶段。

全面质量管理又称 TQM 理论，在 1956 年由质量管理专家费根堡姆（A. V. Feigenbaum）首先提出，他认为解决问题不能只局限于制造过程，解决质量问题的手段也不能局限于统计方法，必须结合各种流程和职能，建立一套质量管理的工作系统。因此，他在1961 年撰写的《全面质量管理》一书中指出"全面质量管理是为了能够在最经济的水平上，并考虑到充分满足用户要求的条件下进行市场研究、设计、生产和服务，把企业内各业务部门研制质量、维持质量和提高质量的活动构成为一体的一种有效体系。"费根堡姆的全面质量管理强调三个方面：①"全面"首先是相对于统计质量控制中的"统计"而言，想要获得令顾客满意的产品或服务,单靠统计方法控制生产过程是不够的,必须综合运用管理方法,充分发挥组织间每位成员的优势,从而更全面地解决质量问题。②"全面"还相对于制造过程而言,产品质量要经历产生、形成和实现的过程。这一过程包括多个环节,它们相互制约、共同作用,因此局限于对制造过程进行控制是不够的。③质量应当是"最经济的水平"与"充分满足顾客要求"的完美统一,不能脱离经济效益和质量成本去谈质量,这是没有意义的。

通过多位管理专家的推动,目前"全面质量管理"有了新的定义。国际标准化组织颁布的 ISO8402 标准,将"全面质量管理"定义为"一个组织以质量为核心,以全员参与为基础,目的在于通过让顾客满意和本组织所有成员及社会受益而达到长期成功的管理途径"。通过对不同情境使用科学的质量管理工具进行辅助管理,达到统一质量管理、提高质量和效益的目的。

二、护理工作全面质量管理的实施要求

全面质量管理的理念在多家医院被运用,对于提升临床护理质量,满足患者需求及提高患者满意度起到积极的推动作用。在全面质量管理的实施过程中,均需要满足全员参与管理,全过程质量监控,多部门沟通协作及多方法综合应用的要求,才能保证管理过程的效率和效果。

1. 全员参与管理

护理质量的优劣是各方面、各部门、各环节工作质量的综合反映。因此,必须做到"人人参与,人人有责",才能激发全体护理人员的积极性,全面提升护理质量。

首先,管理者需要加强对护理人员的质量教育培训。一方面要增强护理人员的质量管理意识,培养其具备慎独精神,树立"以患者为中心"的理念。另一方面,要提高护理人员的理论技术水平,增强其对于管理的参与意识。针对护理人员的不同能级,分层落实相应的教育培训,提高他们的管理能力。

其次,对护理人员分权赋能,可让其自主决策与行动。不同部门、岗位、能级的护理人员具备契合本身能力的管理权限,独立应对临床场景,作出决策,解决问题。激发每位员工的创造力,提升反应速度。同时,还将质量和责任与奖惩机制及绩效考核挂钩,确保责、权、利的统一。

最后,组建护理质量小组,分担管理职能。在全员参与的过程中,鼓励各级管理人员成立质量管理小组,完成质量监控,充分调动员工的积极性,发挥大家的才智与创造力。

2. 全过程质量监控

管理学家朱兰曾指出:"对质量形成的诸过程进行管理就是质量管理。"当然,护理质量也渗透在工作的诸多流程和步骤中,因此控制质量就要控制所有的环节和因素。对于临床护理质量的监控不能只局限于一个点,而是要关注全流程,从中发现和改善薄环节,以保障护理水平和患者安全。必须力争把质量形成全过程的各个环节或有关因素控制起来,形成一个综合性的质量管理体系。

3. 多部门沟通协作

临床护理质量的提升单靠护理部与全体护理人员的努力是远远不够的,整个的质量管理体系必然还包括医务科、药剂科、检验科、放射科等各部门的协同运作。必须将各部门的

职能充分发挥并整合起来,指向共同的目标,才能保证和提高质量。

为了保证各部门内部人员各司其职,还需要划分高层、中层和基层的管理人员。各层次管理人员的工作侧重点不同,高层管理人员主要负责制定质量目标、选择方针政策及构建实施计划;中层管理人员聚焦于计划的实施,发现其中的难点并解决,保证计划的顺利推进;基层管理人员主要关注各流程的规范与标准,实时监测护理人员的工作是否符合相关要求,及时纠正错误的操作。

4. 多方法综合应用

护理质量的优劣,受多因素的影响,既有人的因素,也有物的因素、技术的因素及管理的因素。因此,需要使用各种现代化的管理工具与方法,来应对复杂的管理问题。例如:根因分析法、头脑风暴、六西格玛等方法,必须综合应用这些方法,善于分析,不断改进,才能达到提升质量的效果。多方法的综合应用,强调程序科学、尊重事实、方法灵活、讲求实效;坚持以数据为基础,综合使用,简化流程,多方法融合互补,以达到共同的质量目标。

三、护理质量管理体系的实践架构

医院推行全面质量管理,促进质量提升和高质量发展,需要完整、科学、可行的管理体系作为保证。瑞金医院护理质量管理体系的实践架构为"一个过程、两大支柱、三个全面和四个阶段"(见图2-1)。"一个过程"是发展方向,贯穿于护理质量控制的全流程;"两大支柱"是核心内容,支持护理管理体系的运作与发展;"三个全面"是质量基础,保证护理工作的分层顺利开展;"四个过程"是优化策略,推动质量管理体系尽善尽美。

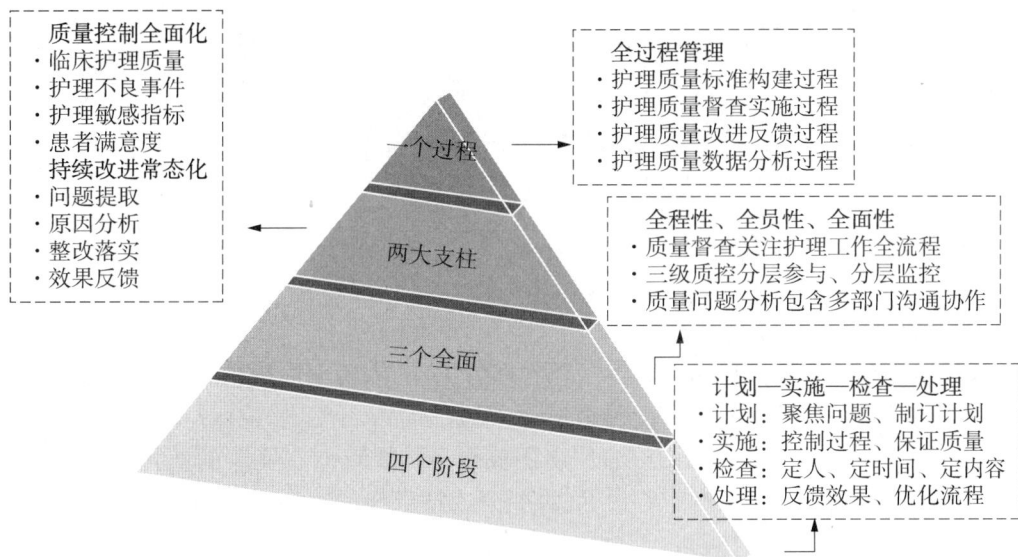

图2-1　瑞金医院护理质量管理体系的实践架构

(1)一个过程:指的是护理质量管理各环节的全过程管理。包括护理质量标准的构建过程,护理质量督查的实施过程,护理质量改进的反馈过程以及护理质量数据的分析过程。将这些环节实施的过程均纳入管理的范畴,实时监控修正,以保证护理质量的平稳性。

（2）两大支柱：指的是质量控制全面化和持续改进常态化。护理质量控制所涉及的范围非常广，包括临床护理质量、护理不良事件、护理敏感指标、患者满意度等。这些数据结果贯穿于护理工作的各个流程，他们集中反映了护理质量水平，也是临床护理的基石和患者安全的重要保障，其重要性不言而喻。因此，对于这些数据的改进必须遵循常态化的原则。管理者要从中提取问题，查找原因，制定针对性的整改措施，并阶段性进行效果反馈，才能持续改进薄弱环节，助力护理质量的进一步提升。由此可见，两大支柱是支撑护理管理体系的基础，也是促进其发展的动力。

（3）三个全面：指的是护理质量监控的全程性、全员性、全面性。现今的护理质控方式已经不再是关注工作流程中的一个点，而是进行全流程的质量监控，从而发现管理中的薄弱环节并加以改进。三级分层的质量监控模式被广泛地应用，倡导分层、全员参与，共同落实护理质量管理，可以设立质量管理小组，设置质量项目改进、质量案例竞赛等多种方式。另外，护理质量的影响因素并不局限于护理部，还有很多医院内相互协作的部门。因此，需要就发生的质量问题进行全面的讨论，各部门共同沟通协调，以寻求最佳的解决方案，高效地解决问题，从而提升护理质量。

（4）四个阶段：指的是计划、实施、检查、处理，这就是管理上常使用的 PDCA 循环。在计划阶段，需要聚焦问题，制订计划，为后续的改进工作提供方向和依据；实施阶段则是整改的全过程，在此阶段要对过程进行监控，保证改进的质量，从而按正确的方向推进；检查阶段则需要定人、定时间、定内容，需要专人按计划的督查频率落实特定内容的评定，这样才能保证质量改进的逐步完善；处理阶段则会对已有的效果进行进一步的优化，即所谓"质量没有最好，只有更好"。通过这四个阶段的循环推进，从而实现护理质量的螺旋式上升。

（查庆华）

第三节 护理质量管理的实践模式

一、护理质量全过程管理

1. 护理质量过程管理概述

在现代管理中，"以结果为导向、以过程管理为重点"的理念逐渐被人们所认可。这种理念支撑着企业和组织的发展，使其能够适应竞争激烈的市场环境，并保持持续发展的动力。"以结果为导向、以过程管理为重点"的理念主要是指把重点放在完美的执行过程和实现预期结果上。过程是一个有序、有明确目标、需要完成特定任务的活动序列。结果是过程的衡量标准，即对执行过程的成功与否进行评估的基础。"以结果为导向"要求管理者首先弄清楚结果应该是什么，然后再设计过程和决策。

实现"以结果为导向、以过程管理为重点"的理念需要管理者掌握一些方法。首先，应在全面考虑的基础上，确立目标和确定要达成的结果。其次，需要使用财务、市场和战略等工具分析当前状况并预估未来情况，进而确定各项任务和过程。至此，就需要制订和实施计划，注重对过程和结果进行关联分析，以确保所有过程都汇聚为协调一致的结果。在过程管理中,应确保所有过程得到高质量的控制和执行,以保证达成最终结果。"以结果为导向、以过程管理为重点"的理念被广泛应用于各个领域和组织,已被证明是一种高效的管理模式。在企业中,这种理念有助于提高敏捷性和适应性,因为它可以容纳变化,并通过迭代方式快速适应市场。对于组织而言,该理念可以提高管理效率。实施这种理念有助于培养团队成员的责任心和提升其参与感,这对于组织和团队的成功至关重要。

过程管理是指使用一组实践方法、技术和工具来策划、控制和改进过程的效果和适应性,包括过程计划、过程实施、过程监测(检查)和过程改进(处理)四个部分,即 PDCA 循环的四个阶段。过程管理方法具有与传统管理方法不同的哲理,其基本思想是:从"横向"视角把企业看作一个由产品研发、生产、销售、采购、计划管理、质量管理、成本管理、客户管理和人事管理等业务过程按一定方式组成的过程网络系统;根据企业经营目标,优化设计业务过程,确定业务过程之间的组合方式;以业务过程为中心,制订资源配置方案和组织机构设计方案,制订解决企业信息流、物流、资金流和工作流管理问题的方案;综合应用信息技术、网络技术、计划与控制技术和智能技术等技术解决过程管理问题。

在当今计算机信息技术和网络技术迅速发展、多学科知识积累和多种技术有机结合的技术背景下,企业的管理模式和管理方式正在发生大的变革。综合运用管理技术、计算机信息技术等技术的新管理模式将逐步取代传统管理模式,企业的信息处理能力和经营管理能力将迅速提高。这些宏观背景因素将极大地促进过程管理方法在企业中的应用。

2. 护理质量监控网络

瑞金医院护理部建立三级护理质量监控网络(图 2-2),对临床各护理单元的护理质量

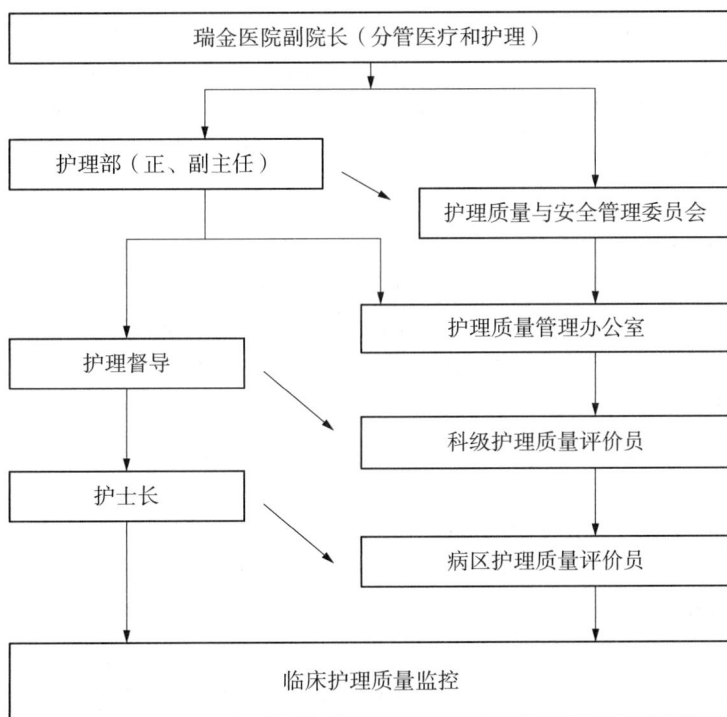

图 2-2 瑞金医院护理质量监控网络

予以督促和检查,并给予指导和帮助。在医院分管副院长的领导下,由护理部主任-护理督导-护士长,以及护理质量与安全管理委员会-护理质量管理办公室-科级护理质量评价员-病区护理质量评价员共同组成,并实施对全院护理质量的监控。

3. 护理质量监控原则

护理质量监控原则:①以患者为中心的原则;②以前瞻预防为主的原则;③三级管理的原则;④标准化管理的原则;⑤科学动态管理的原则;⑥数据统计分析原则。

4. 护理质量监控的关键点

护理质量与安全管理委员会定期举行例会,实时修订护理质量标准,开展相关制度培训,提升各项制度的执行力。护理部每月对全院各部门的护理质量实施过程管理,并进行汇总、分析。

(1) 高危环节的控制:①治疗环节;②危重患者抢救环节;③患者流动管理环节(转床、转科);④医护合作性环节;⑤新药、新技术应用环节。

(2) 高危人群的识别:①进修护士;②实习护生;③新进医院或护理单元的护士;④离岗≥6个月的护士;⑤工作时注意力分散、情绪不稳定、业务不熟练的护士;⑥护患沟通不良的护士。

(3) 高危时段警示:①日班繁忙时段和交接班时段;②节假日时段;③中夜班时段。在这些高危时段采取中夜班夜查房、专项督查等形式,督查临床护理工作,及时发现存在的不足之处并整改。

5. 护理质量控制标准

护理质量管理是医院管理的重要内容和考评指标之一,是推动医院发展的重要助力。护理质量的高低不仅取决于护理人员的素质和技术水平,还直接依赖于护理管理水平,尤其是护理质量管理的方法,科学、有效、严谨、完善的管理方法是保证护理质量的基础。进行护理质量管理首先必须确立护理质量标准,有了标准,管理才有依据,才能协调各项护理工作,用现代科学的管理方法,以最佳的技术、最低的成本和时间,提供最优良的护理服务。

在医疗机构中,标准化具有重要的意义,有利于好的诊疗方案和操作模式固化,为患者提供优质的医疗服务。实行标准化管理的意义:①提高管理的专业化水平:形成标准化的制度体系,可以有效避免由于组织缺乏相对稳定和统一的标准导致管理经验难以推广的缺陷。②提升管理绩效:通过标准化管理形成不同的程序化模块,最终实现各阶段、各环节工作的有机衔接,实现过程的有效控制,从而提高管理绩效。③降低项目管理成本:实能标准化管理可以将组织的成功经验、管理标准和技术措施成功复制到类似的组织中。

1) 护理质量管理标准的构建

瑞金医院的护理质量管理标准是基于《三级医院评审标准》和《上海市护理质控标准》的基础上,应用专家会议法构建护理质量管理标准,最终形成了7个一级条目(基础与危重症护理、患者安全、健康教育与病情掌握、护理文书书写、临床护理操作技能、病房管理及院内感染监控)、100个二级条目(包含患者的生活护理、导管、巡视、体温单、入院评估单、静脉输液、药物管理等)、202个三级条目和1561条检查标准,通过三级质控体系(院级、科级、病区级)实现全面护理质量管理(详见附录一)。使用同样的方法构建了门急诊质量管理标准、手术室质量管理标准(详见附录二、附录三)

2）护理质量督查方法

护理质量督查分为院级、科级、护理单元三个层面进行。

（1）督查人员组成：①院级督查：护理部主任、护理质量管理办公室专职人员、院感科专职人员。②科级督查：科护士长、护士长、科级质控员。③护理单元督查：护士长、病区质控员、高年资护士。

（2）督查频次：至少每月一次。

（3）督查形式：全过程护理督查，每次时长至少半天。监测护士各项护理操作流程，发现护理安全隐患与薄弱点。

（4）督查内容：基于护理质量管理标准的 7 个维度开展。其中，对基础与危重症护理、患者安全、健康教育与病情掌握、院内感染监控这 4 个维度进行每月督查一次；对护理文书书写、临床护理操作技能、病房管理这 3 个维度每季度完成一次督查。

（5）督查落实。①基础护理与危重症护理：查看患者的皮肤、导管、体位、监护设备、治疗情况等。②患者安全：聚焦高危患者，查看各项护理措施、健康教育等的落实情况。③健康教育与病情掌握：提问责任护士，了解护士对患者病情的掌握度（图 2-3）。④护理文书书写：查阅电子病历，查看患者现状，监测护士文书书写的准确性。⑤临床护理操作技能：跟随临床护士操作，实景考察护理操作的规范性。⑥病房管理：抽查应急设备、急救车、病区药品、护士长台账等掌握病房运营情况。⑦院内感染监控：检查无菌物品、消毒隔离流程，知晓院内感染管理状况。

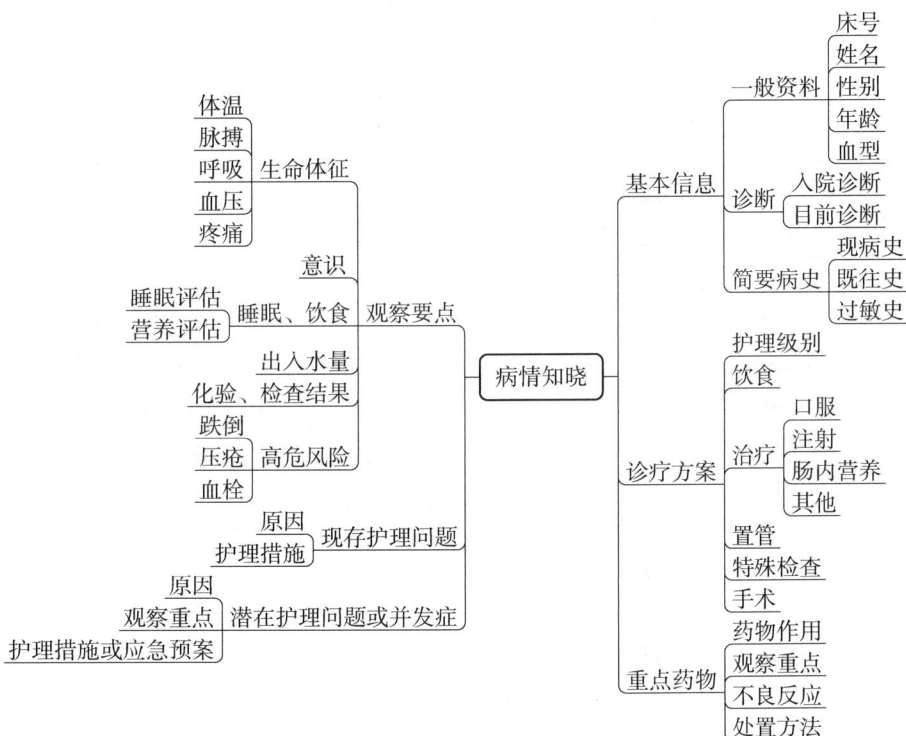

图 2-3　患者病情掌握思维导图

3) 护理质量闭环管理

护理质量闭环管理是一种全面、系统且持续改进的护理质量管理方法,它借鉴了闭环控制系统的原理,将护理质量的各个环节视为一个相互关联、相互影响的整体,通过计划、实施、检查和处理四个阶段的循环往复,确保护理质量达到预期标准并持续提升。

(1) 计划:各级质量督查人员根据被督查单元以往护理质量薄弱点、近期临床重点工作、高危患者分布、更新的制度流程等制订护理质量督查计划。

(2) 实施:参照计划对护理单元实施护理过程督查,每次督查结束后,将检查结果录入信息系统,汇总及分析护理质量数据。

(3) 检查:护士长可根据存在的问题进行深入分析,找出问题的根源;基于问题分析,提出具体的改进措施和行动计划,并录入信息系统。

(4) 处理:按照改进措施和行动计划,对护理工作进行整改和优化;将改进措施的实施效果进行总结、评价,并将反馈结果录入信息系统。

6. 护理质量管理信息平台(展示数据均为测试模拟数据)

瑞金医院护理质量管理信息平台主要包括护理质量督查数据录入、护理质量督查数据统计、护理质量督查原因分析及整改、护理质量简报等模块。

1) 护理质量督查数据录入

运用信息化手段构建质量督查系统(图 2-4,图 2-5),通过输入住院号,系统自动提取患者的姓名、年龄、病区、床号、分级护理级别、危重症情况,根据患者的实际情况落实每个督查项目。通过结构化语言,细化每个扣分原因,方便督查录入的同时,也避免督查者与被督查者之间存在对问题的理解偏差。

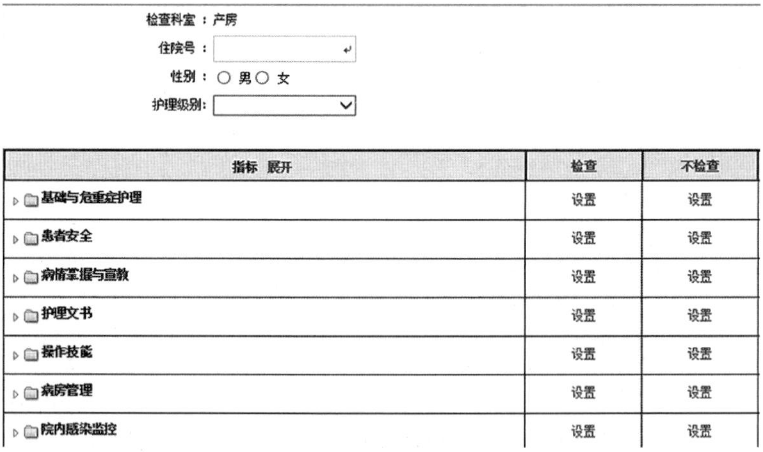

检查科室:产房

住院号: [　　　　]↵

性别: ○ 男 ○ 女

护理级别: [　　　　∨]

指标 展开	检查	不检查
▷ 🗀 基础与危重症护理	设置	设置
▷ 🗀 患者安全	设置	设置
▷ 🗀 病情掌握与宣教	设置	设置
▷ 🗀 护理文书	设置	设置
▷ 🗀 操作技能	设置	设置
▷ 🗀 病房管理	设置	设置
▷ 🗀 院内感染监控	设置	设置

图 2-4　护理质量督查数据录入总界面

2) 护理质量督查数据统计

完成数据录入后,系统自动进行后台统计(图 2-6),分别计算一级条目、二级条目、三级条目及每个扣分点的合格率。

同时,针对护理单元每位被督查患者存在的问题也可进行呈现(图 2-7),方便护理管理者落实相关责任人的督查工作。

选择扣分原因　　　　　　　　　　　　　　　　　　　□ ×

□ 次，床尾卡信息与实际完全不符（扣2分）【扣总分项：2】	□ 次，无床尾卡信息/床尾卡信息不全【扣分项：0.6】
□ 次，转床转科未更新/更新不规范【扣分项：0.6】	□ 次，床单位血迹、污渍、胶布痕迹【扣分项：0.6】
□ 次，床单位不全【扣分项：0.6】	□ 次，床单位有破损【扣分项：0.6】
□ 次，不平整【扣分项：0.6】	□ 次，未一床一刷(扣1分)【扣分项：1】
□ 次，晨间护理未使用床刷【扣分项：0.6】	□ 次，床头柜不清洁整齐【扣分项：0.6】
□ 次，床底地面窗台有杂物【扣分项：0.6】	□ 次，床头床尾护理标识无（除饮食、安全类标识）【扣分项：0.6】
□ 次，床头床尾护理标识不符（除饮食、安全类标识）【扣分项：0.6】	□ 次，床头床尾护理标识放置不规范（除饮食、安全类标识）【扣分项：0.6】
□ 次，未按频次更换床单位【扣分项：0.6】	

0　✔一键设置　✔确定　⊗关闭

图 2-5　护理质量督查分条目数据录入界面

项目2	项目3	序号	扣分点	不合格	合格	合格率
床单位	频率	1101010101	没做（每个患者扣1分）	0	52	100.00%
		1101010102	未按频次整理	0	52	100.00%
	整体效果	1101010208	晨间护理未使用床刷	0	54	100.00%
		1101010210	床头柜不清洁整齐	0	60	100.00%
		1101010211	床底地面窗台有杂物	0	60	100.00%
		1101010212	床头床尾护理标识无（除饮食、安全类标识）	0	60	100.00%
		1101010213	床头床尾护理标识不符（除饮食、安全类标识）	5	55	91.67%
		1101010214	床头床尾护理标识放置不规范（除饮食、安全类标识）	0	60	100.00%
		10913	床卡信息与实际完全不符（扣2分）	0	60	100.00%
		10914	无床尾卡信息/床尾卡信息不全	0	60	100.00%
		10915	转床转科未更新/更新不规范	0	60	100.00%
		11144	未按频次更换床单位	1	59	98.33%
		1101010201	床单位血迹、污渍、胶布痕迹	0	60	100.00%
		1101010204	床单位不全	0	60	100.00%
		1101010205	床单位有破损	0	60	100.00%
		1101010206	不平整	0	60	100.00%
		1101010207	未一床一刷(扣1分)	0	54	100.00%

图 2-6　护理质量督查分条目合格数统计界面

报表　质量检查明细 ▼　　开始时间：2024-08-01
检查标准　病区检查表单 ▼　　护理单元：[C]_产房 ▼

质量检查

统计期间:2024-08-01 至 2024-08-31

检查时间	项目1	项目2	项目3	序号	扣分点
2024-08-13	基础与危重症护理	巡视	要求	1101080203	巡视记录与实际不符
扣分	0.60				
	患者安全	核对制度	识别要求	10937	PDA扫描顺序不规范（扣1分）
扣分	1.00				
	护理文书	医嘱单	医嘱单	10720	漏药物阳性录入/药物阳性录入不符
扣分	0.20				
	操作技能	人工气道患者吸痰操作	人工气道患者吸痰操作	11481	吸痰后未吸入2分钟纯氧
				11479	呼吸机接头未平放于无菌巾上
扣分	0.40				

图 2-7　护理质量督查护理单元床位明细数据界面

3）护理质量督查原因分析及整改

完成数据录入后，系统后台自动统计存在的问题，并在质量问题汇总界面展示。护士长需要进行闭环管理，对存在问题的责任人、原因分析及整改措施等方面的信息进行填写（图2-8），并在一个月内完成跟踪反馈。采用色块管理模式区分院级、科级及病区级的督查结果，院级层面存在问题需要落实三级跟踪，科级层面存在问题仅需护士长及督导完成跟踪即可，病区层面存在问题则护士长完成跟踪即可。

图2-8　护理质量督查原因分析及整改界面

4）护理质量简报

最终，系统会自动产生护理单元、科护士长、护理部三级护理质量简报（图2-9），包括质控成绩排名及同比、环比增幅情况，每个维度的合格率，利用柱状图、饼图等质量管理工具，帮助护理管理者了解工作薄弱环节，同时也提升了护理管理者的工作效率。

护理质量简报

第一部分：质控

护理单元	月份	成绩	较上月	较去年同期	本月排名(院级)	本月排名较上月	年度排名	年度排名较去年
呼吸与危重症医学科一病区	2024-08	96.40	-0.90 ↓	-0.10 ↓	14	-8 ↓	10	-4 ↓
呼吸与危重症医学科三病区及四病区	2024-08	94.70	-0.90 ↓	0.70 ↑	57	-18 ↓	39	9 ↑
中医病区	2024-08	93.50	-2.20 ↓	-0.60 ↓	79	-43 ↓	37	19 ↑
呼吸与危重症医学科二病区	2024-08	94.80	2.70 ↑	0.90 ↑	53	40 ↑	45	15 ↑
感染科三病区	2024-08	95.10	0.50 ↑	2.40 ↑	45	8 ↑	58	27 ↑
感染科一病区	2024-08	93.30	-0.90 ↓	0.90 ↑	82	-20 ↓	81	8 ↑
呼吸与危重症医学科重症监护病区	2024-08	92.80	-3.00 ↓	0.80 ↑	87	-52 ↓	65	26 ↑
感染科二病区	2024-08	93.60	1.60 ↑	2.00 ↑	77	17 ↑	100	-3 ↓
督导均分	2024-08	94.28	-0.38 ↓	0.88 ↑				
全院	2024-08	94.61						

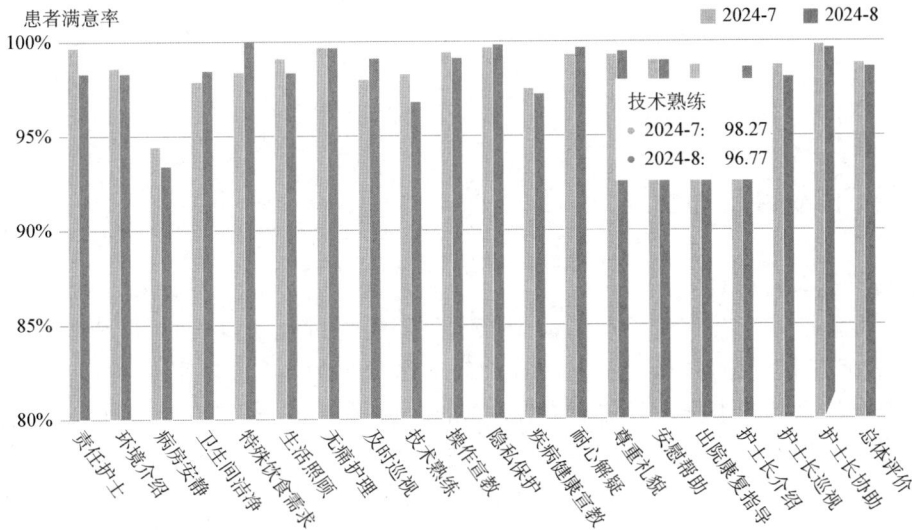

图 2-9 护理质量简报界面

7. 护理质量过程管理成效

通过全过程护理质量管理流程结合闭环管理信息系统,全院病区质量检查合格率明显上升,非计划性拔管率明显下降(表 2-1)。

表 2-1 护理质量管理指标

年份	质控合格(例)		非计划性拔管(例)		压力性损伤(例)		跌倒(例)	
	合格	不合格	发生	未发生	发生	未发生	发生	未发生
2021 年	30	73	165	156 070	78	156 157	217	156 018
2022 年	50	55	112	145 804	71	145 845	192	145 724
卡方值	7.513		6.858		0.025		0.298	
P 值	0.006		0.009		0.875		0.585	

综合上述,我们发现通过质量管理模块的设计及应用,达到了护理质量数据录入标准化、护理质量监控实时化、护理质量数据准确化、护理质量分析数据化、护理质量管理全程化、护理质量改进持续化、护理质量风险防范化的目的。依托护理信息化支持的护理质量管理,有效提升医院护理质量,保障护理工作安全。护理质量的"智慧"来源于海量的数据,对

数据资源进行全面感知、全面整合、全面挖掘、全面分析、全面共享和全面协同,才能促进护理质量提升。

(倪雪萍)

┃二、护理不良事件闭环管理

1. 护理不良事件概述

护理不良事件是指在临床护理活动中以及医院运行过程中,任何可能影响患者诊疗结果、增加患者痛苦和负担,并可能引发医疗纠纷或医疗事故、影响医疗工作正常运行和医务人员人身安全的因素和事件。凡患者在住院期间发生跌倒、用药错误、走失、误吸或窒息、烫伤,以及其他与患者安全相关的且非正常的护理意外事件,均属于护理不良事件。中国医院协会的"医疗安全(不良)事件报告系统"将医疗不良事件严重程度分为Ⅰ、Ⅱ、Ⅲ、Ⅳ级;级别越低,不良事件的后果越严重(表2-2)。

表2-2 医疗安全(不良)事件分级分类标准

严重程度分类	给患者造成损害的程度
Ⅳ类事件(隐患事件):未发生不良事件	A级:环境或条件可能引发不良事件
Ⅲ类事件(无后果事件):发生不良事件,但未造成患者伤害	B级:不良事件发生但未累及患者 C级:不良事件累及患者但没有造成伤害 D级:不良事件累及患者,需要进行监测以确保患者不被伤害,或需要通过干预阻止伤害发生
Ⅱ类事件(有后果事件):发生不良事件,且造成患者伤害	E级:不良事件造成患者暂时性伤害并需要进行治疗或干预 F级:不良事件造成患者暂时性伤害并需要住院或延长住院时间 G级:不良事件造成患者永久性伤害 H级:不良事件发生并导致患者需要治疗以挽救生命
Ⅰ类事件(警告事件):发生不良事件,造成患者死亡	I级:不良事件发生并导致患者死亡

目前,瑞金医院将护理不良事件分为护理缺点、护理差错、医疗事故和意外事件。

(1)护理缺点:指在临床工作中虽有某一环节的错误,但被发现后得到及时纠正或尚未实施即被发现的事件。

(2)护理差错:凡在护理工作中因责任心不强、粗心大意、不按规章制度办事或技术水平低而发生差错,对患者产生影响,但未造成严重不良后果的错误。①一般差错:是指未对患者造成影响,或对患者有轻度影响,但未造成不良后果者。②严重差错:是指护理人员的失职行为或技术过失,给患者造成一定的痛苦,延长了治疗时间。凡涉及青霉素注射错误、输血错误、抱错婴儿、手术部位错误等,均属于严重差错。

(3)医疗事故:指医疗机构及其医务人员在医疗活动中,违反医疗卫生管理法律、行政法规、部门规章和诊疗护理规范、常规,出现过失造成患者人身损害的事故。

根据国务院 2002 年颁布的《医疗事故处理条例》，将医疗事故分为四级。

一级医疗事故：造成患者死亡、重度残疾。

二级医疗事故：造成患者中度残疾、器官组织损伤导致严重功能障碍。

三级医疗事故：造成患者轻度残疾、器官组织损伤导致一般功能障碍。

四级医疗事故：造成患者明显人身损害而出现其他后果的事故。

（4）意外事件：指非护理人员之故意、过失、不当作为或不作为所致的不可预见的事故或不幸，可以伴随/不伴随不良后果，包括跌倒/坠床、灼伤、自杀/自杀未遂、出走、导管滑脱等。

2. 护理不良事件闭环管理流程（图 2‑10）

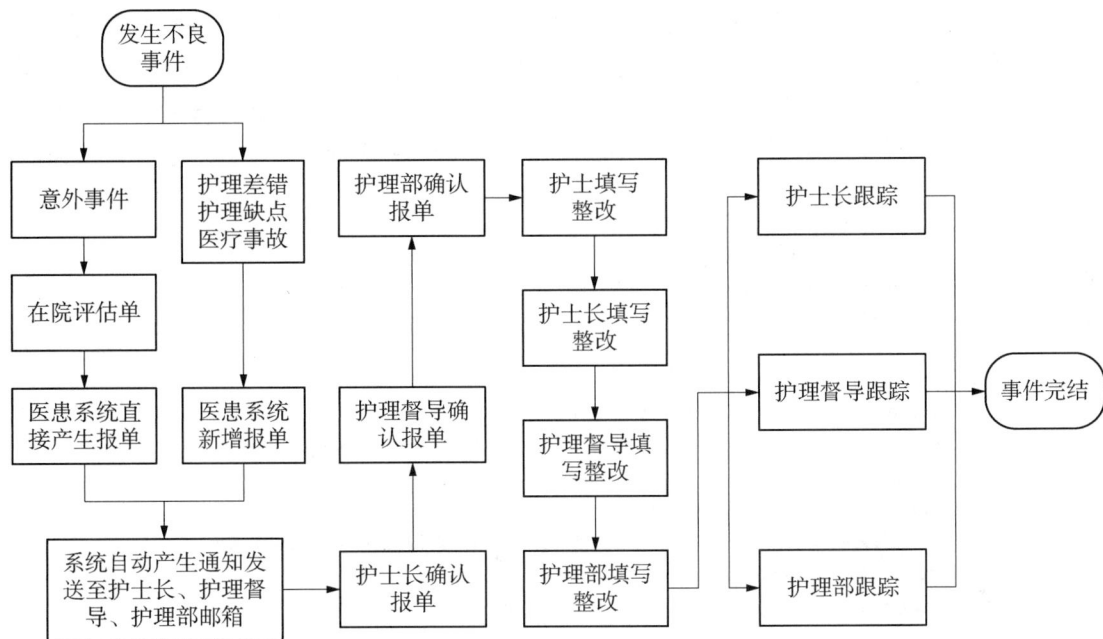

图 2‑10　护理不良事件闭环管理流程图

1）护理不良事件风险评估

瑞金医院护理不良事件风险评估已纳入住院患者护理评估系统，通过责任护士的动态评估，信息系统的汇总分析，帮助临床护理人员及时发现高危人群，落实相关护理措施，避免不良事件的发生，保障患者安全。

评估人员：护理单元的责任护士。

评估工具：

（1）压力性损伤：Braden 评估量表适用于对压力性损伤高危人群进行筛查，共分为感知能力、潮湿程度、活动能力、移动能力、营养状况及摩擦力和剪切力等几个维度。总分范围 6～24 分，得分≤12 分确认为高危患者。

责任护士完成当日评估后，后台自动计算得分后填入汇总栏，如为高危患者，产生高危标识，提醒责任护士落实相关预防监测。图 2‑11 所示为 Braden 评估量表评估界面。

（2）跌倒：用约翰霍普金斯跌倒风险评估量表评估跌倒风险。约翰霍普金斯跌倒风险

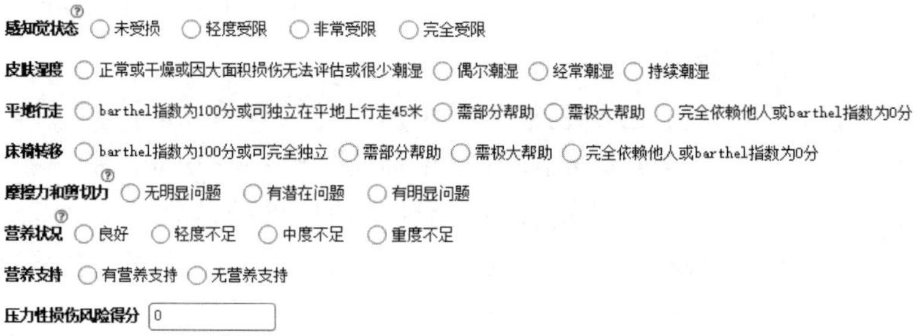

感知觉状态 ○未受损 ○轻度受限 ○非常受限 ○完全受限

皮肤湿度 ○正常或干燥或因大面积损伤无法评估或很少潮湿 ○偶尔潮湿 ○经常潮湿 ○持续潮湿

平地行走 ○barthel指数为100分或可独立在平地上行走45米 ○需部分帮助 ○需极大帮助 ○完全依赖他人或barthel指数为0分

床椅转移 ○barthel指数为100分或可完全独立 ○需部分帮助 ○需极大帮助 ○完全依赖他人或barthel指数为0分

摩擦力和剪切力 ○无明显问题 ○有潜在问题 ○有明显问题

营养状况 ○良好 ○轻度不足 ○中度不足 ○重度不足

营养支持 ○有营养支持 ○无营养支持

压力性损伤风险得分 0

图 2-11 Braden 评估量表评估界面

评估量表由两部分组成。当患者需要进行跌倒风险分类时,首先进行第一部分的评估,该部分共 2 个条目,无需计分,根据患者是否满足跌倒相关因素分类至高风险或低风险组。其中,若住院期间发生跌倒事件,则后台自动评估为高危,不需要责任护士评估。如患者目前状况不符合第一部分的任何条目,则按步骤进行第二部分评定。该量表总分 35 分,总分>13 分提示高风险。图 2-12 所示为约翰霍普金斯跌倒风险评估界面。

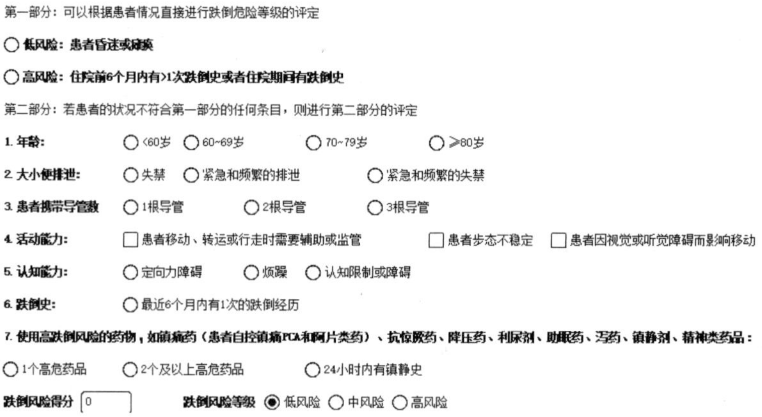

第一部分:可以根据患者情况直接进行跌倒危险等级的评定

○低风险:患者昏迷或瘫痪

○高风险:住院前6个月内有>1次跌倒史或者住院期间有跌倒史

第二部分:若患者的状况不符合第一部分的任何条目,则进行第二部分的评定

1. 年龄: ○<60岁 ○60~69岁 ○70~79岁 ○≥80岁

2. 大小便排泄: ○失禁 ○紧急和频繁的排泄 ○紧急和频繁的失禁

3. 患者携带导管数 ○1根导管 ○2根导管 ○3根导管

4. 活动能力: □患者移动、转运或行走时需要辅助或监管 □患者步态不稳定 □患者因视觉或听觉障碍而影响移动

5. 认知能力: ○定向力障碍 ○烦躁 ○认知限制或障碍

6. 跌倒史: ○最近6个月内有1次的跌倒经历

7. 使用高跌倒风险的药物,如镇痛药(患者自控镇痛PCA和阿片类药)、抗惊厥药、降压药、利尿剂、助眠药、泻药、镇静剂、精神类药品:

○1个高危药品 ○2个及以上高危药品 ○24小时内有镇静史

跌倒风险得分 0 跌倒风险等级 ◉低风险 ○中风险 ○高风险

图 2-12 约翰霍普金斯跌倒风险评估界面

(3) 非计划性拔管:评估工具为瑞金医院住院患者非计划性拔管风险评估表(图 2-13)。该量表通过回顾非计划性拔管事件,提取相关高危因素,组成专家组进行失效模式和效应分析,确认非计划性拔管的评估条目,得分≥7 分为高风险患者。

评估流程及频次。①压力性损伤、跌倒:入院评估和在院评估完成后,系统根据评估结果自动评判。对在院评估为特级、一级护理的患者每班实施评估,对二、三级护理患者每日实施评估。患者病情有变化时应及时评估。②非计划性拔管:对有导管的患者进行评估,对在院评估为特级、一级护理的患者每班实施评估,对二、三级护理患者每日实施评估。患者病情有变化时应及时评估。

2) 护理不良事件上报

(1) 报告原则:主动性、真实性。鼓励科室、部门和个人积极参与对护理不良事件的防范,主动上报个人或科室的护理不良事件,并确保信息的可靠性。

(2) 报告方式:包括口头及网上报告两种形式。①口头报告:采取逐级报告制(发生/发

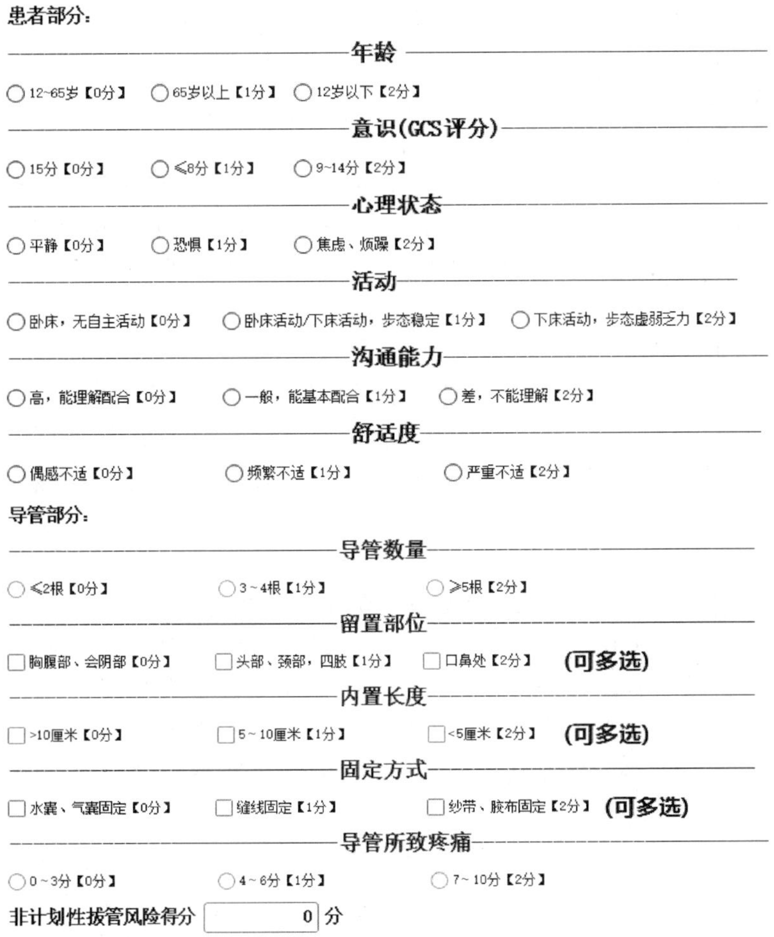

患者部分：

──────────────── **年龄** ────────────────

○ 12~65岁【0分】　　○ 65岁以上【1分】　　○ 12岁以下【2分】

──────────────── **意识(GCS评分)** ────────────────

○ 15分【0分】　　○ ≤8分【1分】　　○ 9~14分【2分】

──────────────── **心理状态** ────────────────

○ 平静【0分】　　○ 恐惧【1分】　　○ 焦虑、烦躁【2分】

──────────────── **活动** ────────────────

○ 卧床，无自主活动【0分】　　○ 卧床活动/下床活动，步态稳定【1分】　　○ 下床活动，步态虚弱乏力【2分】

──────────────── **沟通能力** ────────────────

○ 高，能理解配合【0分】　　○ 一般，能基本配合【1分】　　○ 差，不能理解【2分】

──────────────── **舒适度** ────────────────

○ 偶感不适【0分】　　○ 频繁不适【1分】　　○ 严重不适【2分】

导管部分：

──────────────── **导管数量** ────────────────

○ ≤2根【0分】　　○ 3~4根【1分】　　○ ≥5根【2分】

──────────────── **留置部位** ────────────────

□ 胸腹部、会阴部【0分】　　□ 头部、颈部，四肢【1分】　　□ 口鼻处【2分】　**(可多选)**

──────────────── **内置长度** ────────────────

□ >10厘米【0分】　　□ 5~10厘米【1分】　　□ <5厘米【2分】　**(可多选)**

──────────────── **固定方式** ────────────────

□ 水囊、气囊固定【0分】　　□ 缝线固定【1分】　　□ 纱带、胶布固定【2分】　**(可多选)**

──────────────── **导管所致疼痛** ────────────────

○ 0~3分【0分】　　○ 4~6分【1分】　　○ 7~10分【2分】

非计划性拔管风险得分 ▢ 0 分

图 2-13　住院患者非计划性拔管风险评估界面

现事件的护士→护士长或当班主管护士、相关医生→护理督导→护理部)。凡发生下列重大医疗过失行为时,部门护士长及护理督导应即刻向科主任、护理部报告,并组织相关人员予以应急处理:导致患者死亡或可能为二级以上的医疗事故;导致3人以上人身损害后果;国务院卫生行政部门和省、自治区、直辖市人民政府卫生行政部门规定的其他情形。②网上报告:采取逐级报告制(发生/发现事件的护士→护士长→护理督导→护理部)。内网上填写《住院患者护理不良事件报告单》(涉及事件的当事人或发现者),护士长、护理督导在接到《住院患者护理不良事件报告单》后逐级审核,分别落实调查和完善填写,提交护理部。

(3)报告时间。①口头报告时间:护理事故即刻汇报;严重差错在1h内报告;一般差错在8h内报告;意外事件在2~8h内报告(若出现严重创伤、病情危重者须在2h内报告)。②网上报告时间:护理事故、严重差错在1个工作日内报告;一般差错在3个工作日内报告;护理缺点在5个工作日内报告;意外事件在2个工作日内报告。

3)护理不良事件分析

(1)护理不良事件处理要求:落实"二超、三预、四抓、五不放过"。①二超:超前教育、超前监督。②三预:预想、预查、预防。③四抓:人、时间、环节、部门。④五不放过:原因不明不放过、事情经过不清楚不放过、没有处理结果不放过、没有整改措施不放过、没有吸取经验教训不放过。

(2)参加人员:护理部主任、护理督导、发生不良事件的病区的护士长、护理部质量监控办专职人员及科级护理质量评价员。

(3)分析工具:采用根因分析法,使用流程图、因果树及鱼骨图进行原因分析。

(4)开展流程:病区组织开展不良事件讨论,次月护士长将病区内讨论的事件经过、原因分析、经验教训、整改措施、处理意见等内容在护理部组织的剖析会上进行汇报,由护理质量与安全管理委员会成员共同讨论通过后尽快落实。

4)护理不良事件整改与跟踪

(1)负责人。①整改负责人员:责任护士、护士长、护理督导、护理部。②跟踪负责人员:护士长、护理督导、护理部。

(2)要求时限与频率。①护理差错、护理缺点:连续跟踪 3 个月,跟踪频率同整改措施。②跌倒、压力性损伤、非计划性拔管及其他意外事件:连续跟踪 1~3 个月,跟踪频率同整改措施。

3. 护理不良事件信息平台(展示数据均为测试模拟数据)

(1)护理不良事件上报:病区发生护理不良事件,当班责任护士登录在院评估系统进行录入(护理差错、缺点直接登录医惠护理管理系统填报),护理管理系统将自动产生不良事件报告单。评估后责任护士登录医惠护理管理系统→护理质量控制→不良事件上报界面对未自动读取到的数据进行补充完善。护理不良事件护理评估界面见图 2-14,护理不良事件上报界面见图 2-15。

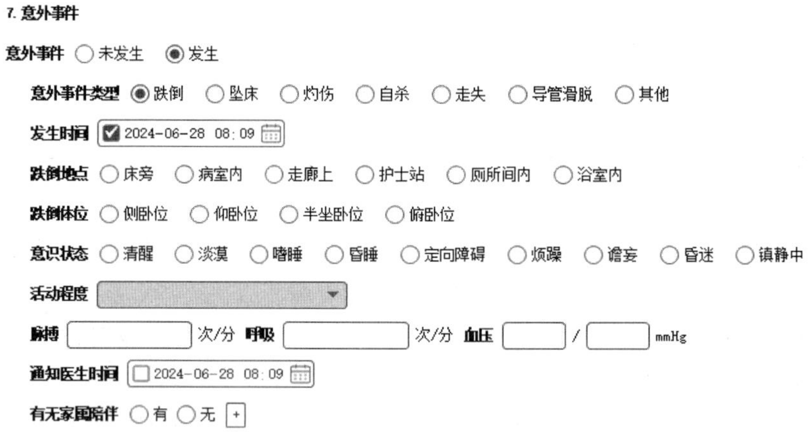

图 2-14 护理不良事件护理评估界面

(2)护理不良事件自动预警平台:责任护士完成护理不良事件评估后,系统自动产生通知同步发送至护士长、护理督导、护理部邮箱(图 2-16)。

(3)护理不良事件分析整改平台:对护理不良事件完成三级上报,在护士长、护理督导、护理部确认后,护士、护士长、护理督导、护理部逐级填写整改措施并上传原因分析文档。

(4)护理不良事件跟踪、反馈平台:对护理不良事件完成分析及整改措施确定后,护士长、护理督导、护理部落实整改措施后进行逐级跟踪、反馈。

护理不良事件-跌倒

报告日期：2024-06-26 08:39:54　　　　护理单元：医疗护理质量监测办　　　　报告者：季蕾

报告者信息

工作年限：　　　　　职称：主管护师　　　　学历：本科毕业

能级级别：N3a　　　　职务：

发现者信息

发现者信息：□报告者 □其他护士 □护士长 □护生 □进修护士 □医生 □家属 □护工 □其他

事件报告信息

发生时间：　　　　　□不详　　　　发现时间：

发生地点：○护理单元内 ○护理单元外

当班护士人数：　　　　　在院患者人数：

通知医生时间：

患者基本信息

编号：　　　　　输入号码：　　　　　疾病属性：

姓名：　　　　　床号：　　　　　诊断：

性别：　　　　　年龄：　　　　　文化程度：

入院时间：　　　　　医保类型：

事件发生原因/过程
（有病人的行为/表现时必须注明）：

患者评估（跌倒前）

生活自理能力评分：　　　　　　　　跌倒趋势图

跌倒风险：○有 ○无

跌倒史：○有 ○无　　　　　是否有高危标识：○需要有落实 ○需要无落实 ○不需要 ○不详

疼痛评分：

意识状态：　　　　　血压、脉搏状况：BP：　　mmHg P：　　次/分

特殊用药：□无 □泻剂 □麻醉剂 □镇静剂 □降压剂 □利尿剂 □解痉剂 □降血糖剂 □精神类药物
　　　　　□不详 □其他

排泄状况：○正常 ○尿失禁 ○尿频尿急 ○腹泻 ○便秘 ○不详 ○其他

行走能力：○正常 ○有肢体感觉障碍 ○有偏瘫或肢体共济失调 ○肢体活动受限 ○不详 ○其他

沟通能力：○正常 ○视觉障碍 ○听觉障碍 ○言语障碍 ○不详 ○其他

援助需求：○未呼叫 ○呼叫 ○不详

是否手术：○是 ○否

本次住院跌倒第几次：○第1次 ○第2次 ○第3次 ○>3次

最近一次：血红蛋白　　g/L　　白细胞　　×10⁹/L　　血小板　　×10⁹/L
　　　　　血钾　　mmol/L　　血钠　　mmol/L

患者活动能力：○活动自如 ○卧床不起 ○需要手杖辅具 ○需要轮椅辅具 ○需要助行器辅具 ○需要假肢辅具

跌倒前有无跌倒风险评估：○有 ○无

跌倒时有无约束：○是 ○否

跌倒发生时当值责任护士工作年限：○小于1年 ○1≤y<2 ○2≤y<5 ○5≤y<10 ○10≤y<20 ○≥20年

患者评估（跌倒时）

出现症状：□无 □阿-斯综合征 □癫痫发作 □心律失常 □低血糖 □头痛 □呕吐 □头晕 □眩晕 □晕厥 □黑蒙 □体位性低血压
　　　　　□不详 □其他

跌倒姿势：○仰卧位 ○俯卧位 ○侧卧位 ○半坐卧位 ○不详 ○其他

活动状态：○行走中 ○站立中 ○上下床 ○上下平车 ○坐床旁椅 ○坐轮椅 ○沐浴中 ○如厕中 ○不详 ○其他

活动原因：○下床活动 ○如厕 ○外出 ○沐浴 ○取物 ○不详 ○其他

患者评估（跌倒后）

意识状况：　　　跌倒后：　　　○正常 ○烦躁 ○意识不清 ○不详 ○其他

血压、脉搏状况：　　跌倒后：　　　BP：　　mmHg P：　　次/分

伤情情况：○有 ○无 ○不详

伤口护理：○有 ○无 ○不详

处理：○有 ○无 ○不详

其他：

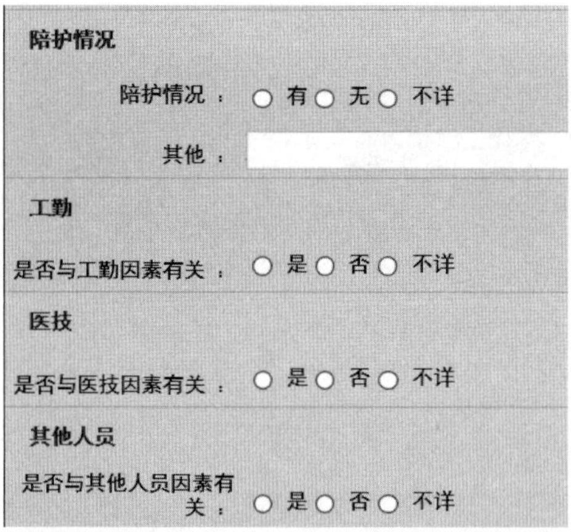

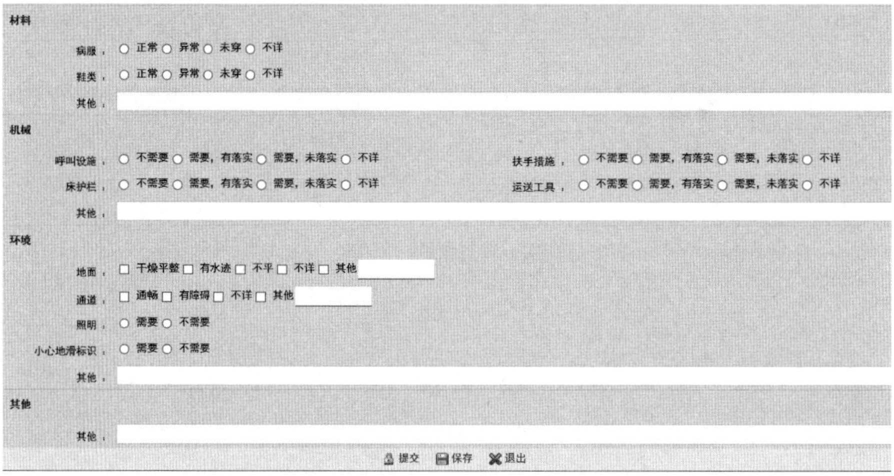

图 2-15　护理不良事件上报界面

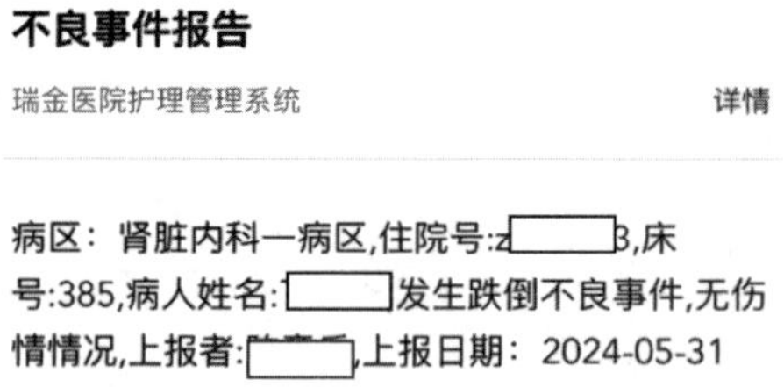

不良事件报告

瑞金医院护理管理系统　　　　　　　　　　　　　　　详情

病区：肾脏内科一病区,住院号:z＿＿＿3,床
号:385,病人姓名:＿＿＿发生跌倒不良事件,无伤
情情况,上报者:＿＿＿上报日期: 2024-05-31

图 2-16　护理不良事件通知邮件

（5）不良事件汇总分析平台:信息平台对所有护理不良事件的数据均进行记录,护理
管理者可根据需求,对不同类型不良事件的高危因素、患者基本信息及统计时间段进行汇
总分析,信息平台可自动产生图表展示汇总结果(图 2-17),节约自行汇总时间,提升工
作效率。

低钾血症	合计	占比
无	96	85.71%
有	16	14.29%
合计	112	100%

低钾血症

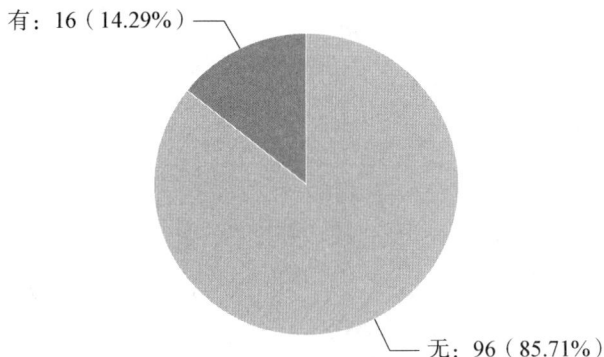

有：16（14.29%）

无：96（85.71%）

图 2-17　护理不良事件分类分析界面

4. 护理不良事件闭环管理成效

瑞金医院护理不良事件质控管理体系是在医院分管副院长的领导下,由护理部主任-护理督导-护士长,以及护理质量与安全管理委员会-护理部质量监控办专职人员-科级护理质量评价员-病区护理质量评价员共同组成,对护理不良事件的管理实行分层次检查、循环监控、全面管理。督促各病区对护理不良事件进行主动管理,主动发现护理不良事件的薄弱、重点环节及护理安全管理的关键点。对重点患者、重点护士、重点工作时段,各病区加强自我管理监控,护士主动提高风险防范意识,并扎实做好患者基础护理,预防各类导管滑脱,落实对压疮、坠床、跌倒、烫伤、药液外渗等的防范措施,有效防范护理不良事件的发生。

通过对护理人员的多元化知识培训及安全教育,提高了全体护理人员的安全意识,加强其对护理不良事件的认识和防范。护士对高风险环节、关键流程的评估和预控能力明显提高,促进了护理质量持续改进,保证了患者安全。护理部特别注重优质护理服务教育,增强护士的沟通交流能力,培养护士掌握护理安全防范技能,在护理实践中提升患者及家属对住院安全知识的认知水平,从而较好地减少了护理不良事件的发生。

实践证明,医疗差错和不良事件报告系统能促进医疗质量和医疗安全管理。护理不良事件信息化管理系统的应用对健全护理风险防范制度、保障患者生命安全、减少或避免护理不良事件的发生、提高护士对护理不良事件的应对处理能力有着极其重要的作用,该系统上报简便、流程规范、数据客观,实现从护理不良事件上报、处理、整改、跟踪到护理部完结关闭的闭环管理,有助于最大限度地减少不良事件的发生。

以压力性损伤为例,通过规范化培训,让护士能及时、正确地进行护理评估,落实相应防护措施,并加强三级督查和随访跟踪,结果显示压力性损伤不良事件的发生率在整体变化趋势上有明显的下降。2023 年 1 月至 2024 年 5 月统计的压力性损伤不良事件的发生例数如图 2-18 所示。

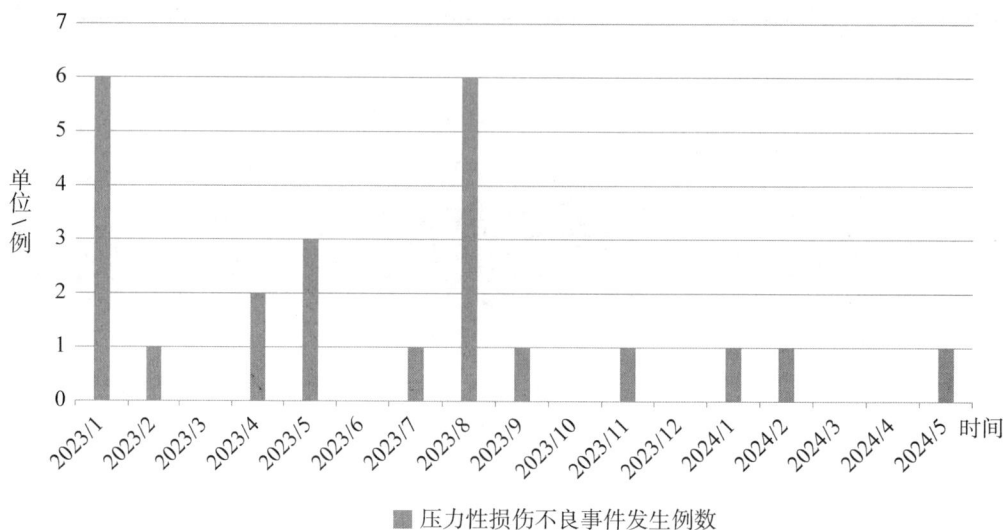

图 2-18　压力性损伤不良事件发生例数(2023 年 1 月至 2024 年 5 月)

(李芸)

三、患者满意度管理

患者满意度是患者对医疗服务提供者所提供的医疗服务的评价。它是衡量医疗服务质量的重要指标之一,也是评估医疗机构和医护人员工作表现的重要依据。患者满意度不仅关乎医疗服务提供者的声誉和信誉,也关系到患者的就医体验和疾病治疗效果。

1. 患者满意度管理流程

1) 患者满意度督查分类

瑞金医院患者满意度调查表分为门诊患者满意度调查表、急诊患者满意度调查表和住院患者满意度调查表三类,三类调查表各有侧重(见表 2-3、表 2-4、表 2-5)。①门诊患者满意度调查表:侧重于调查整个就医的流程体会,包括就诊过程中所接触的门诊工作人员的服务态度、环境设施、隐私保护和便民措施。②急诊患者满意度调查表:侧重于调查急诊服务,主要是就诊过程中接触的各个部门的工作人员的服务态度。③住院患者满意度调查表:包括两部分,一部分是了解医院整体状况,全面调查患者对住院期间接触到的各个服务部门的满意度;另一部分是重点了解护理服务情况,侧重于调查住院期间患者对护士和护士长的服务态度的评价,对护士的操作技能水平、沟通交流能力、关心与关爱程度等的评价。

表2-3　门诊患者满意度调查表(护士相关部分)

问题	满意度评价					
1. 您对就诊科室护士台服务是否满意？	□未接触	□满意	□较满意	□一般	□不太满意	□很不满意
2. 您对门诊注射/补液护士的服务态度是否满意？	□未接触	□满意	□较满意	□一般	□不太满意	□很不满意
3. 您对门诊注射/补液护士的操作技能是否满意？	□未接触	□满意	□较满意	□一般	□不太满意	□很不满意
4. 您对门诊便民服务中心人员的服务态度是否满意？	□未接触	□满意	□较满意	□一般	□不太满意	□很不满意
5. 您对门诊大厅预检台人员的服务态度是否满意？	□未接触	□满意	□较满意	□一般	□不太满意	□很不满意
6. 您有没有想要表扬的工作人员？						
□无　□有　您想表扬的工作人员及原因：						
7. 您有没有想要批评的工作人员？您是否对我院医疗服务工作有建议或意见？						
□无　□有　您想批评的工作人员及原因： 您的建议或意见是：						

表2-4　急诊患者满意度调查表(护士相关部分)

问题	满意度评价					
1. 您对预检护士的服务态度是否满意？	□未接触	□满意	□较满意	□一般	□不太满意	□很不满意
2. 您对注射/补液护士的服务态度是否满意？	□未接触	□满意	□较满意	□一般	□不太满意	□很不满意
3. 您对注射/补液护士的操作技能是否满意？	□未接触	□满意	□较满意	□一般	□不太满意	□很不满意
4. 您在此次就诊过程中，是否去过以下科室：	□没去过	□抢救室	□临时观察室			
4-1(1)您对抢救室护士的服务态度是否满意？		□满意	□较满意	□一般	□不太满意	□很不满意
4-1(2)您对抢救室护士的操作技能是否满意？		□满意	□较满意	□一般	□不太满意	□很不满意
4-2(1)您对临时观察室护士的服务态度是否满意？		□满意	□较满意	□一般	□不太满意	□很不满意
4-2(2)您对临时观察室护士的操作技能是否满意？		□满意	□较满意	□一般	□不太满意	□很不满意

(续表)

问题	满意度评价
5. 您有没有想要表扬的工作人员?	□无
	□有 您想表扬的工作人员及原因:
6. 您有没有想要批评的工作人员? 您是否对我院医疗服务工作有建议或意见?	□无
	□有 您想批评的工作人员及原因: 您的建议或意见是:

表 2-5 住院患者满意度调查表(护士相关部分)

问题	满意度评价			
1. 住院期间,是否有照顾您的责任护士?	□是(有)	□否(没有)		
2. 入院时,病房护士是否给您介绍过病房的环境设施(如火灾疏通的安全通道、呼叫器的位置和使用方法等)?	□是(有)	□否(没有)		
3. 当您的疾病使您不能自理时,护士能否对您进行生活照顾?	□会	□有时会,有时不会	□从来没有帮助过	□不需要该服务
4. 护士在照顾您时,能体谅您的病情,让您尽量舒适无痛吗?	□会	□有时会,有时不会	□完全不会	□不需要该服务
5. 在您不使用呼叫器时,护士也能及时巡视病房,察觉您的需求?	□会	□有时会,有时不会	□完全不会	□不需要该服务
6. 您觉得护士的操作技术熟练吗?	□很熟练	□还可以	□不熟练	□不需要该服务
7. 在进行护理操作前,护士会与您交流为什么要进行此项操作,应注意什么吗?	□会	□有时会,有时不会	□完全不会	□不需要该服务
8. 在进行护理时,护士会不会使用拉帘、遮挡等方式保护您的隐私?	□会	□有时会,有时不会	□完全不会	□不需要该服务
9. 护士对您讲过与您疾病相关的健康知识吗?	□主动讲过	□询问后才讲	□完全没有讲过	□不需要该服务
10. 在您有任何疑问时,护士会不会耐心解答?	□会	□有时会,有时不会	□完全不会	□不需要该服务
11. 住院期间,您觉得护士尊重您,对您有礼貌吗?	□会	□有时会,有时不会	□完全不会	□不确定
12. 在您悲伤、焦虑时,护士会不会安慰、帮助您?	□会	□有时会,有时不会	□完全不会	□不需要该服务

（续表）

问题	满意度评价			
13. 您入院时护士长是否向您做过自我介绍？	□是(有)	□否(没有)		
14. 您住院期间,护士长是否每日关心您或巡视病区？	□是	□有时是,有时不是	□完全不是	
15. 您住院期间需要帮助时,护士长是否给予协助？	□是	□有时是,有时不是	□完全不是	□不需要该服务
16. 总体来说,您对住院期间护理服务的满意度打多少分？（满分为100分）	分数:			

2）患者满意度督查形式

满意度督查均采用信息化平台发送,门急诊患者由微信公众号手机端推送,住院患者可通过出院小结二维码、微信公众号或短信推送完成填写。

（1）门诊患者:在患者门诊就诊后7天内于微信公众号推送《门诊患者满意度调查表》,随机发放给50%的绑定过瑞金医院公众号的门诊就诊患者。

（2）急诊患者:在患者急诊就诊后次日于微信公众号推送《急诊患者满意度调查表》,发放给全部的绑定过瑞金医院公众号的急诊就诊患者。

（3）住院患者:除去死亡、住院未满24 h、烧伤科5岁以下的患者外,其余住院患者均可通过扫描出院小结左下角的二维码填写《出院患者满意度调查表》,对于未扫码填写的患者,系统会在24 h后通过微信公众号及手机短信推送此调查表。

3）患者满意度督查分析

每月汇总患者满意度调查问卷,获取三项数据,包括:满意度得分、院外表扬、院外意见与建议。

（1）满意度得分:护理部在每月护士长参加的质量分析例会上展示每个护理单元的满意度成绩、护士长满意度成绩、各督导管辖病房的满意度成绩波动,以及每个调查条目的同比(同比是以上年同期即上一年的同一月份为基础进行比较,如今年6月的满意度成绩与去年6月的满意度成绩相比较就是同比)与环比(环比是以上一个相邻的统计周期为基础进行比较,如今年6月的满意度成绩与今年5月的满意度成绩相比较就是环比)结果。以此促进满意度成绩不理想的护士长改进服务、提升患者满意度。

（2）院外表扬:护理部派专人将患者提交的表扬文本和表扬信摘录汇总,上传到满意度调研信息化平台,方便护理管理者查阅。对表扬名单进行分析,在质控分析例会上展示,起到激励的作用。

（3）院外意见与建议:在调查表的最后征询患者的意见或建议,护理部把患者提交的文本每个月进行汇总、整理,一对一进行实情了解,提出针对性整改建议,督促相关病区护士长改进。

2. 患者满意度信息化平台（展示数据均为测试模拟数据）

1）门诊患者满意度调查(图2-19、图2-20)

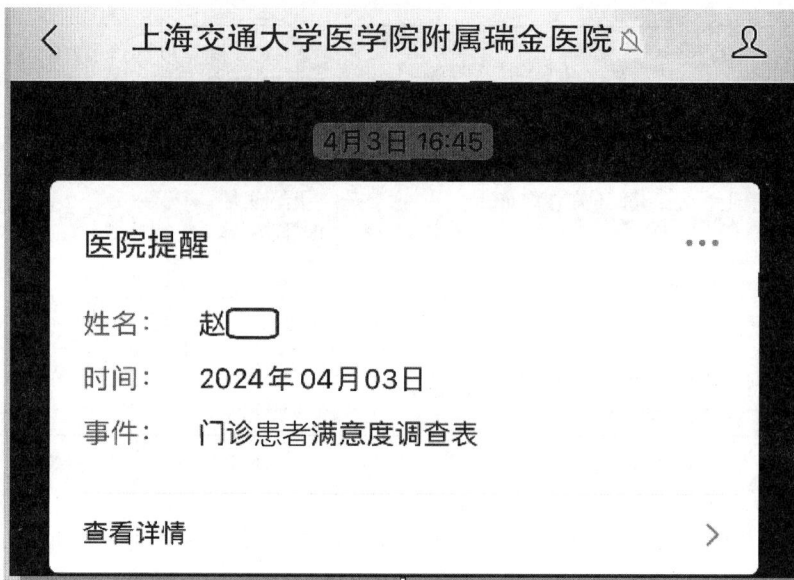

图 2-19 门诊患者满意度调查表推送界面

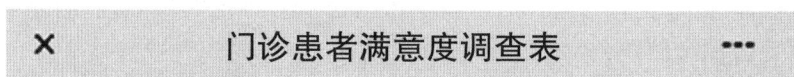

图 2-20 门诊患者满意度调查表填写界面

2）住院/出院患者满意度调查（图 2－21 至图 2－25）

上海交通大学医学院附属瑞金医院
Rui Jin Hospital Affiliated to Shanghai Jiao Tong University School of Medicine

姓名：▆▆　科别：伤科一　病舍床号：239　住院号：▆▆

入院后完善相关检查，予立普妥调脂，阿司匹林抗血小板聚集，代文控制血压，倍他乐克稳定心率，泮托拉唑钠护胃。并予中药外用熏洗、透药及手法保守治疗。经治疗，患者目前症情好转，经上级医师查房后准予出院。

◆ 治疗结果：
好转

◆ 出院时情况：
患者左腰腿痛好转。查体：双侧直腿抬高试验左侧70°，右侧70°，L_3~S_1棘突上棘旁压痛减轻，双下肢伸屈跚肌力V级。

◆ 出院后用药及建议：
1. 伤科门诊随访。
2. 出院带回： 弥可保片×1盒 每日三次每次一粒 口服；立普妥×3盒 每日一次每次一粒 口服；拜阿司匹林×1盒 每日一次每次一粒 口服；泮托拉唑钠×2盒 每日一次每次一粒 口服；氟比洛芬凝胶贴膏×5盒 每日一次每次一张 外用。

副主任/主任医师：李中伟　主治医师：刘涛　住院医师：万世元　实习医师：　　填写日期：2024-08-03

上海交通大学医学院附属瑞金医院
上海市瑞金二路197号
邮政编码：200025
电话：64370045转分机

Rui Jin Hospital Affiliated to
Shanghai Jiao Tong University School of Medicine
No. 197 Rui Jin Er Road Shanghai 200025 China
Telephone:64370045

图 2－21　住院患者满意度调查表扫码界面

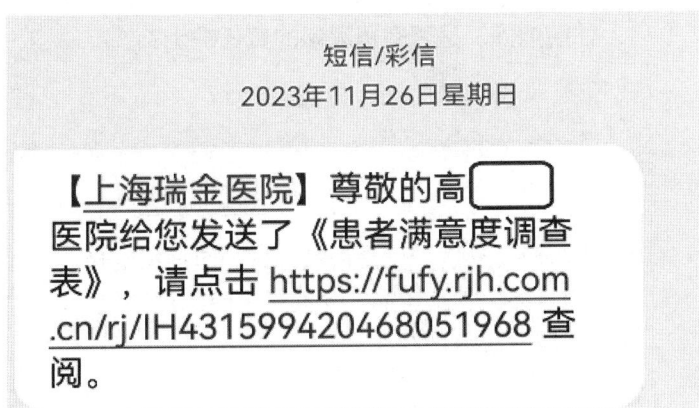

短信/彩信
2023年11月26日星期日

【上海瑞金医院】尊敬的高▢ 医院给您发送了《患者满意度调查表》，请点击 https://fufy.rjh.com.cn/rj/IH431599420468051968 查阅。

图 2－22　短信推送的患者满意度调查表链接

出院患者满意度调查表

亲爱的病友，您好！非常感谢您选择瑞金医院！为持续改善医疗服务质量，增强患者就医获得感，我院开展出院患者线上满意度调查工作，真诚地邀请您参与调查，给予真实评价，提出宝贵意见。我们将严格保护您的信息和个人资料。完成调查约需1~2分钟，感谢您的大力支持和配合，您的满意是我们永远的追求！

1、您对主管医生的服务态度是否满意？ *

- ✓ 满意
- ○ 较满意
- ○ 一般
- ○ 不太满意
- ○ 很不满意

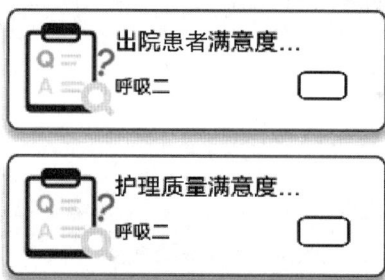

图 2‑23　出院患者满意度调查表推送界面

图 2‑24　出院患者满意度调查表填写界面

护理质量满意度问卷

亲爱的病友，您好！我们是上海交通大学医学院附属瑞金医院，为了解您对我院病区护理工作满意度情况，现对您进行相关回访。请您对以下问题进行实事求是评价后，提出真诚的批评与建议，以便我们改进护理服务质量，提升护理服务满意度。衷心期盼您对我们工作的大力配合！

1、住院期间，是否有照顾您的责任护士？ *

- ✓ 是（有）
- ○ 否（没有）

2、入院时，病房护士是否给您介绍过病房的环境设施（如火灾疏通的安全通道、呼叫器的位置和使用方法等）？ *

- ✓ 是（有）
- ○ 否（没有）

图 2‑25　护理质量满意度问卷填写界面

3）满意度的数据汇总

每月患者填写满意度调查表后，信息平台自动汇总数据并进行分析，绘制各类图表（图2-26～图2-29），方便护理管理者使用，迅速发现护理工作的薄弱环节，提升护理服务。

瑞金医院（总院）门诊患者满意度调查统计表

调查人数：6782人次　　　　　　　2024年5月

窗口	满意度
医生服务	96.03%
就诊护士台服务	95.61%
厕所卫生	81.79%
检验窗口人员服务	94.78%
心电图人员服务	95.00%
心超室人员服务	97.50%
B超室人员服务	95.28%
放射人员服务	95.65%
口腔射片人员服务	93.78%
消化内镜人员服务	97.58%
病患中心窗口人员服务	95.15%
门诊二楼以上挂号/收费人员服务	94.90%
发药窗口人员服务	95.44%
注射/补液护士服务	95.94%
注射/补液护士操作技能	97.92%
康复理疗师服务	97.52%
便民服务中心人员服务	95.24%
大厅预检台人员服务	95.04%
保安人员的服务	92.82%
电梯操作员服务	95.33%
总体满意度	**93.78%**

附注：敬请查询原始满意度调查表。　　　　　　2024.6.6

图 2-26　门诊患者满意度调查统计界面

瑞金医院（总院）急诊患者满意度调查统计表

调查人数：767人次　　　　　　　2024年5月

窗口	满意度
预检护士服务	97.01%
接诊医生服务	95.90%
检验人员服务	96.38%
心电图人员服务	98.12%
放射人员服务	95.93%
B超人员服务	98.10%
挂号/收费人员服务	97.23%
药房人员服务	96.08%
注射/补液护士服务	97.58%
注射/补液护士操作技能	96.90%
抢救室护士服务	98.46%
抢救室护士操作技能	94.62%
临观室护士服务	
临观室护士操作技能	
运送人员服务	97.21%
急诊保安人员服务	94.74%
急诊电梯操作员服务	98.05%
急诊厕所卫生	85.27%
总体满意度	**95.58%**

附注：敬请查询原始满意度调查表。　　　　　　2024.6.6

图 2-27　急诊患者满意度调查统计界面

瑞金医院（总院）住院患者满意度　2024年4月

科室	责任护士	卫生情况	病区安静	配餐员	护工	伙食	电梯	保安	病区满意度	发信数	回信数	回信率
重症医学科	100%		94.55%	100%	97.50%	100%	91.43%	91.11%	97.27%	35	11	31.43%
眼科	99.32%	99.66%	98.98%	98.98%	99.22%	95.93%	98.31%	97.54%	99.36%	263	59	22.43%
中医科	96.73%	93.47%	94.69%	95.32%	96.09%	94.47%	97.39%	94.04%	95.62%	278	49	17.63%
肿瘤科	99.24%	98.99%	96.96%	99.48%	98.92%	98.46%	99.19%	98.46%	98.93%	245	79	32.24%
灼伤整形科	100%	98.29%	96.00%	99.43%	100%	93.71%	98.75%	98.82%	99.10%	124	35	28.23%
乳腺中心	97.32%	95.26%	94.85%	96.84%	96.09%	91.28%	96.67%	96.04%	96.55%	576	97	16.84%
创面修复专科	100%	100%	95.00%	95.00%	100%	95.00%	100%	100%	98.52%	11	4	36.36%
转化大楼I期临床	95.79%	97.89%	94.74%	91.11%	94.67%	86.67%	95.29%	90.00%	94.84%	151	19	12.58%
综合外科	100%	100%	95.71%	100%	100%	96.67%	98.46%	96.67%	99.35%	63	14	22.22%
腹部器官移植中心	100%	95.00%	98.33%	100%	100%	96.36%	100%	100%	98.99%	46	12	26.09%
总计	98.71%	97.47%	96.26%	97.02%	97.59%	93.60%	97.73%	95.57%	97.68%	12354	2931	23.73%

图 2-28　住院患者满意度调查统计结果界面

病区	时间	满意度分值	排名
老年病科七病区	2024-4	100.00	1
血液内科四病区及血液内科五病区	2024-4	100.00	1
呼吸与危重症医学科重症监护病区	2024-4	100.00	1
老年病科六病区	2024-4	100.00	1
护理ICU病区(北)	2024-4	100.00	1
内分泌五远	2024-4	100.00	1
重症医学科二病区	2024-4	100.00	1
神经外科二病区（功能神外）	2024-4	100.00	1
急诊重症二北	2024-4	100.00	1
产房	2024-4	100.00	1
血液内科九病区	2024-4	100.00	1
重症医学科一病区	2024-4	100.00	1
放射治疗科二病区（北部）	2024-4	99.91	13
血液内科三病区	2024-4	99.91	13
血液内科十一病区	2024-4	99.77	15
儿内病区	2024-4	99.72	16
全科医学科三(特需)	2024-4	99.65	17
血液内科十病区	2024-4	99.61	18

图 2-29　护理质量满意度病区排名界面

4）满意度月度质控简报（图2-30）

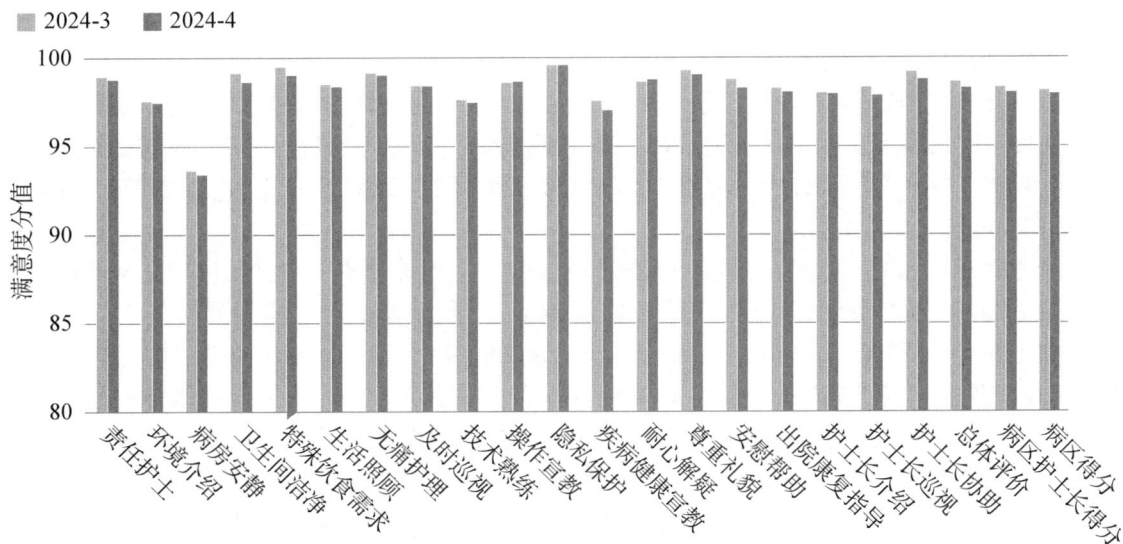

■ 2024-3　■ 2024-4

图2-30　满意度各条目比较界面

3. 患者满意度管理成效

患者满意度已成为评价服务质量的一项重要指标。患者满意度调查能获取患者对医疗服务质量的主观感受，从而帮助更有效地改进服务，提高患者满意度。瑞金医院通过电子问卷的方式对门急诊、住院患者进行调查，调查就医体验、征询意见和建议、收集表扬名单，通过采取有效的干预措施，不断提高护理服务质量，促进满意度节节攀升。

随着每个护理人员对满意度的重视，并将这种重视落实到平时工作的点点滴滴中，目前瑞金医院的满意度成绩逐年上升。从2021年病区满意度总成绩96.36%，提升到2023年病区满意度总成绩96.73%。护士通过不断巩固自己的专科理论知识，为患者提供多种形式的健康指导；通过不断提升自己的操作技能水平，为患者提供优质的护理服务；通过不断改善医院的硬件设施，为患者提供舒适的就医环境。

目前回信率逐渐提高。在2021年之前一直是通过寄信方式邮寄满意度调查表，以此来完成患者满意度调查。因为患者所留地址并非居住地址、老年患者不方便外出寄信、患者居住地附近没有邮筒等因素，所以回信率一直比较低，会错过不少有用的宝贵意见和值得表扬的护士名单。2021年医院开始启用信息化方式进行满意度问卷调查，患者在手机上轻轻一点就可以完成问卷，回信率从2020年度的13.97%上升至2023年度的22.87%，2024年的回信率也在稳步地逐月提升。

另外，由于信息化平台的使用，因而对临床患者的建议收集得更多、更全。通过对每条建议进行调查、处理、整改，切实做到站在患者的角度解决临床护理服务的薄弱点。

（赵宏容）

四、护理敏感质量指标体系

1. 护理敏感质量指标概述

20 世纪 60 年代末,美国学者 Donabedian 提出了"结构-过程-结果"的理论模型,即"三维质量结构模式",旨在用于评价医疗保健服务的质量。目前,三维质量结构模式已被广泛应用于国内外各种医疗服务质量评价中。Donabedian 所提出的"结构-过程-结果"三个维度相辅相成,是彼此相连的整体。

护理敏感质量指标作为评价护理质量的重要方法,美国医疗机构评审联合委员会将其定义为护理质量的管理方法,用于监测临床护理活动和护理质量结果。1998 年,美国护士协会(American Nurses Association,ANA)基于 Donabedian 的"结构-过程-结果"模式率先提出了"护理敏感质量指标"的概念,并将其定义为:评估护理服务的过程和结局,定量评价和监测影响患者结局的护理管理、临床实践等各项功能的质量的指标。其主要包括结构指标、过程指标、结果指标。客观、科学、敏感的护理质量评价指标不仅可以有效评价护理质量,真实地反映护理工作中存在的问题,而且能有效地帮助与指导临床护理工作,有针对性地对护理工作进行持续质量改进。

2004 年,美国国家质量论坛(National Quality Forum,NQF)颁布了 15 项护理敏感质量指标(NQF - 15),从国家层面对护理质量进行了标准化规范,极大地促进了护理事业的发展,同时也开启了今后对护理质量评价体系的深入探索。2009 年,NQF 根据临床实践将此修订为 12 项护理敏感质量指标,包含护士周转率、每住院患者 24 h 平均护理时数、跌倒、跌倒损伤、约束具使用率、护理人员结构、外科患者住院病死率、注册护士实践环境调查、导尿管相关性感染、呼吸机相关性肺炎发生率、院内获得性压疮发生率、中心静脉导管相关性感染。美国护理质量指标国家数据库(National Database of Nursing Quality Indicators,NDNQI)于 2014 年对包括医院获得性感染、护理人员技术组成结构等在内的 12 项护理敏感质量指标进行诠释,验证其与 Donabedian 质量管理中的结构、过程和结果质量的内涵相契合,且其部分敏感指标与 NQF 设定的指标一致。

2016 年,我国国家卫计委医院管理研究所确立了含 13 个条目的护理敏感质量指标,并对其名称、定义、公式、测量方法、使用方法及具体案例进行了阐述。2018 年,又在此版本上增加两项内容,极大地推动了我国西医护理质量的持续改进工作。

2. 护理敏感质量指标构建

1)通用护理敏感质量指标

依据护理要素质量指标、护理环节质量指标、护理终末质量指标组成的护理敏感质量指标评价体系,国家卫计委医院管理研究所甄选出 15 项护理敏感质量评价指标:床护比、护患比、每住院患者 24 h 平均护理时数、不同级别护士配置、护士离职率、护士执业环境、非计划拔管率、导尿管相关尿路感染发病率、呼吸机相关肺炎发生率、中心血管导管相关血流感染发生率、住院患者身体约束率、住院患者跌倒发生率、住院患者跌倒伤害率、住院患者院内压力性损伤发生率、住院患者压力性损伤现患率。

2）专科护理敏感质量指标

近年来，国内外针对不同专科、不同疾病护理敏感质量指标的研究日益丰富，护理敏感质量指标的专科化趋势日益明显，但目前国内专科护理敏感质量指标的研究仍处于起步阶段，主要的研究领域仍比较有限，多集中在手术室、ICU、产科、儿科等。确立专科护理敏感质量指标评价体系，对于专科护理质量改进、优化专科管理方案具有促进作用。我院通过检索国内外文献，以"结构-过程-结果"三维质量结构为理论基础，采用德尔菲法构建各专科护理敏感质量指标体系，以期为护理质量管理提供科学依据。院内专科护理敏感质量指标体系涉及住院、门诊、急诊、急救患者，内容涵盖各细分学科共 60 余条。现以"脑卒中患者沉默性误吸发生率"举例说明。

【指标名称】脑卒中患者沉默性误吸发生率。

【指标类型】结果指标。

【指标定义】

（1）脑卒中：一组急性脑循环障碍所致的局限或全面性脑功能缺损综合征，包括缺血性和出血性脑卒中两大类。在本专科护理敏感质量指标中脑卒中的类别包含既往有脑卒中史的患者以及脑卒中后吞咽功能障碍的患者。

（2）误吸：指进食（或非进食）时，有数量不一的食物、口腔内分泌物或胃食管反流物等进入到声门以下的气道，可引起呛咳。

（3）沉默性误吸：根据误吸时表现的不同，可将其分为有明显呛咳的显性误吸和无明显呛咳的非显性误吸。非显性误吸亦被称为沉默性误吸。

（4）脑卒中患者沉默性误吸发生率：是指统计周期内住院脑卒中患者沉默性误吸发生人数与统计周期内住院脑卒中患者总人数的百分率。

【指标意义】吞咽障碍是脑卒中等疾病常见的并发症，主要表现为进食吞咽困难、饮水呛咳甚至误咽、误吸。通过创建神经内科沉默性误吸专科评估法，加强专科护士对评估的执行力、建立标准化流程、筛查出高危人群。通过早期干预降低住院脑卒中患者沉默性误吸的发生率、减少患者肺炎的发生、减轻患者痛苦、减少患者住院天数、降低住院总费用，从而提高住院脑卒中患者的住院安全性，提高专科护理质量。

【指标公式】

$$住院脑卒中患者沉默性误吸发生率 = \frac{住院脑卒中患者发生沉默性误吸的人数}{住院脑卒中患者总人数} \times 100\%$$

【计算细则】

分子：统计周期内住院脑卒中患者中发生沉默性误吸的人数。

分母：统计周期内住院患者中脑卒中患者的总人数。

【数据收集方法】

（1）采集频度：每月一次。

（2）评估工具：神经内科创建沉默性误吸专科评估法（饮水试验＋氧饱和度测定）。

(3) 评估流程:见图2-31。

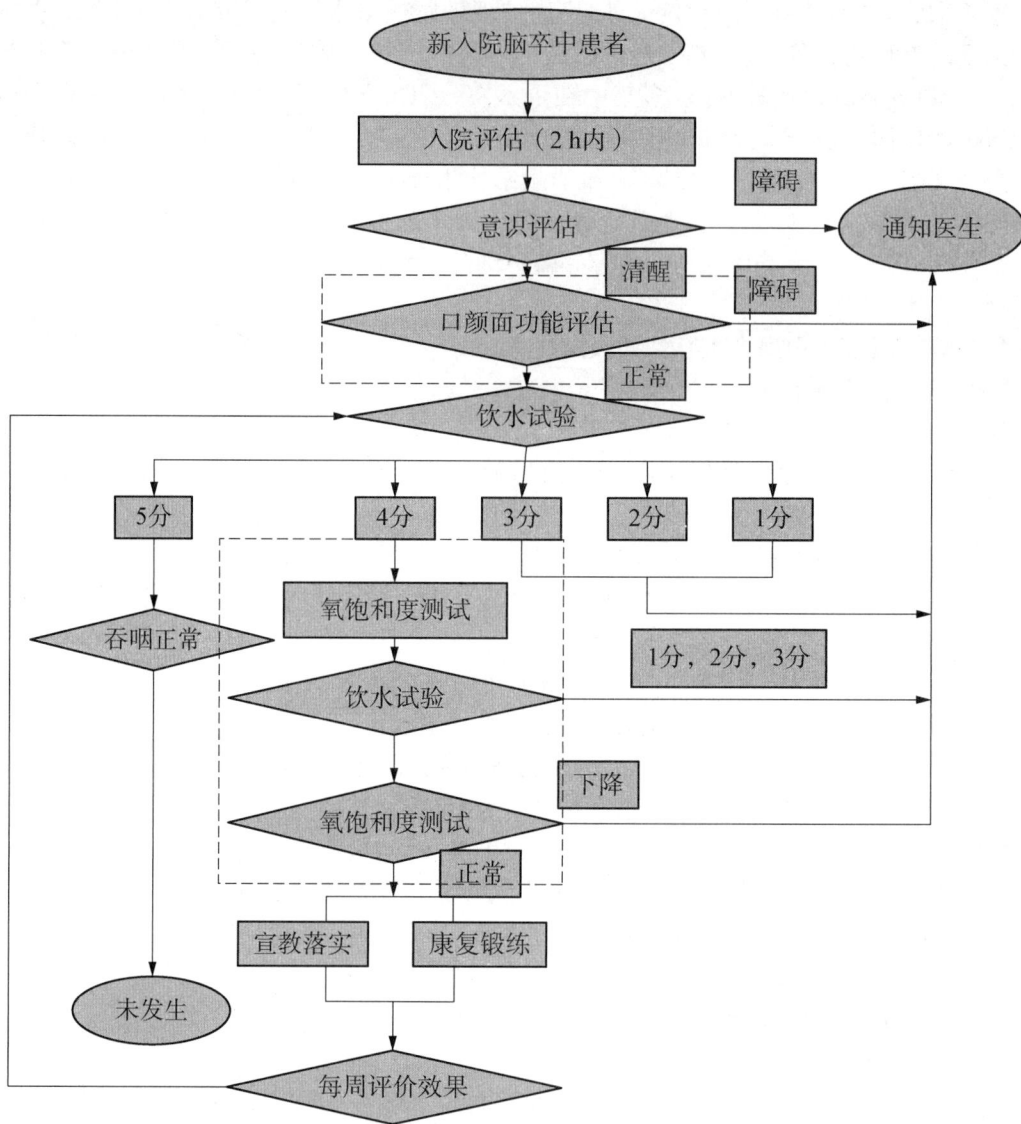

图2-31 脑卒中患者沉默性误吸专科评估流程

(4) 评估量表:见表2-6。

(5) 统计方法:使用评估工具筛查出住院脑卒中患者中发生沉默性误吸的人数;根据住院患者信息系统汇总统计周期内所有住院脑卒中患者的总人数。

床号_____　　诊断_____　　神志_____

姓名_____　年龄_____　住院号_____

入院日期_____

出院日期_____

表2-6　住院脑卒中患者吞咽功能评估表

口颜面功能评估				日期	年 月 日	年 月 日	年 月 日	年 月 日
唇运动	□配合	□不配合						
	流涎	□正常	□流涎（轻度/中度/重度）					
	闭唇	□正常	□不充分（轻度/中度/重度）					
	唇拢	□正常	□不充分（轻度/中度/重度）					
	呲牙	□正常	□不充分（轻度/中度/重度）					
	鼓腮	□正常	□不充分（轻度/中度/重度）					
舌运动	□配合	□不配合						
	伸舌	□正常	□偏歪（左/右）	□无				
	速度	□正常	□减慢	□无				
	向左	□正常	□不充分（轻度/中度/重度）					
	向右	□正常	□不充分（轻度/中度/重度）					
	向上	□正常	□不充分（轻度/中度/重度）					
	向下	□正常	□不充分（轻度/中度/重度）					
下颌运动	□配合	□不配合						
	张开	□正常	□不充分（轻度/中度/重度）					
	闭合	□正常	□不充分（轻度/中度/重度）					

饮水试验			年 月 日	年 月 日	年 月 日	年 月 日
1分						
2分						
3分						
4分	氧饱和度	<2%				
		>2%				
5分						
评估人						

【考核指标】见表 2-7。

表 2-7　专科护理敏感质量指标(沉默性误吸发生率)考核体系

一级目录	二级目录	三级目录	考核点			
健康教育与病情掌握	健康教育	安全喂养指导	未指导卧位要求	未指导进食/喂养速度	未指导吞咽技巧	患者或家属未掌握
操作技能	吞咽评估	吞咽评估流程	未评估意识	未做洼田饮水实验	未测氧饱和度	未做口颜面功能评估
护理文书	专科评估单	吞咽功能评估表	未评估	评估分值不符	记录缺项	

3) 单病种护理敏感质量指标

随着单病种临床路径和延续性护理服务的不断发展,特异性、敏感性的专科单病种护理质量评价指标的完善迫在眉睫。单病种护理敏感质量指标一方面可全面反映某一病种的整体护理质量水平;另一方面因指标极具针对性,可精准指导护理质量的改进,满足精细化护理质量管理的需求。瑞金医院单病种护理敏感质量指标体系涉及消化道疾病、心脏病学、神经病学、内分泌学、各器官实体肿瘤的围手术期处理、慢性疾病的保守治疗等。客观的数据呈现能够帮助护理管理者从质量管理的角度发现需要解决的质量问题,避免主观评价差异,从而更好地促进专业的发展。如妇科构建卵巢癌围手术期护理敏感质量指标体系,为卵巢癌围手术期护理质量的评价与监测提供依据。最终构建 50 项卵巢癌围手术期护理敏感质量指标,其中一级指标 3 项,二级指标 14 项,三级指标 50 项(表 2-8)。各维度卵巢癌围手术期护理敏感质量指标对临床护理工作的指导意义具有精准性、特异性和闭环管理特性。

表 2-8　卵巢癌围手术期护理敏感质量指标

一级指标	二级指标	三级指标
结构指标	护理人力资源配置	护患比。
	病区环境	① 空气培养合格率; ② 物体表面培养合格率; ③ 围手术期患者固定探陪合格率。
	护理教育培训	① 卵巢癌围手术期理论知识与操作技术定期培训覆盖率; ② 护士卵巢癌围手术期理论与操作考核合格率。
	病情掌握	责任护士对卵巢癌围手术期患者相关病情的掌握率。
过程指标	病情评估	① 患者围手术期水肿评估率; ② 患者围手术期阴道出血评估率; ③ 患者体重减轻评估率; ④ 患者围手术期排尿情况评估率; ⑤ 患者术前心理焦虑水平评估率; ⑥ 患者围手术期睡眠质量评估率; ⑦ 患者围手术期疼痛评估准确率; ⑧ 患者围手术期护理不良事件(跌倒、非计划性拔管等)评估准确率。

（续表）

一级指标	二级指标	三级指标
	护理措施	① 护理人员手卫生执行率； ② 患者术前阴道擦洗规范执行率； ③ 患者皮肤准备合格率； ④ 患者手术交接转运规范执行率； ⑤ 卵巢癌合并水肿(腹水、下肢水肿等)患者护理达标率； ⑥ 患者盆腔引流管护理规范率； ⑦ 患者术后早期活动执行率； ⑧ 患者围手术期盆底肌训练执行率； ⑨ 患者行深呼吸锻炼(腹式呼吸)正确执行率； ⑩ 围手术期静脉血栓栓塞高危患者预防措施落实率。
	病情观察	① 护理文书书写的合格率； ② 病情观察巡视的规范率。
	并发症预防、识别及护理	① 护士对妇科子宫全切术后相关并发症(出血、感染、尿潴留等)的预防、识别及护理知晓率； ② 护士对涉及肠道手术的卵巢癌术后相关并发症(肠梗阻、肠瘘、腹膜炎等)的预防、识别及护理知晓率； ③ 护士对涉及淋巴结切除术的卵巢癌术后相关并发症(淋巴漏、下肢淋巴水肿、淋巴囊肿等)的预防、识别及护理知晓率。
	健康教育	① 患者术前肠道准备方法指导执行率； ② 患者围手术期全程营养教育落实率； ③ 新确诊卵巢癌患者肿瘤分子检测健康教育落实率； ④ 患者围手术期健康教育掌握率。
结果指标	患者并发症管理	① 患者围手术期静脉血栓栓塞发生率； ② 患者术后盆底功能障碍发生率； ③ 患者导管相关性感染(导管相关性尿路感染、导管相关性血流感染等)发生率； ④ 患者术后切口相关并发症(切口感染、切口裂开、切口脂肪液化等)发生率； ⑤ 患者子宫全切术后相关并发症(阴道/腹腔内出血、尿潴留、肺部感染)发生率； ⑥ 患者涉及肠道手术的并发症(肠梗阻、肠瘘、腹膜炎等)发生率； ⑦ 患者涉及淋巴结切除术的并发症(淋巴漏、下肢淋巴水肿、淋巴囊肿等)发生率。
	护理安全管理	护理不良事件(包括意外事件、护理差错、护理缺点等)发生率。
	患者症状与体征	① 患者营养状况改善率； ② 患者术后 48 h 恶心、呕吐缓解率； ③ 患者术后首次排气时间； ④ 患者术后首次排便时间。
	满意度	① 患者住院满意度； ② 患者镇痛满意度。
	综合性结局指标	① 住院天数； ② 术后再入院率。

3. 护理敏感质量指标的信息化平台(展示数据均为测试模拟数据)

收集护理敏感质量指标中的护理时数、例数、次数等大数据时,需要依托完善的信息化平台,以降低时间成本,确保数据收集的及时性和准确性;非计划性拔管、导管相关性血流感染、导尿管相关性尿路感染等指标数据的准确获取亦需要信息系统的支持。信息化平台的应用为数据的储存与提取带来便利。通过借助信息化平台收集、汇总和分析护理敏感质量指标数据,可有效提高护理敏感质量指标统计的及时性和准确性,不仅有利于加强对护理质量的过程控制,同时还便于护理管理者对指标进行回顾分析,降低管理时间成本,促进护理质量的改善。瑞金医院自 2016 年起,结合本院的实际情况和护理人员习惯使用的模式,护理部和信息工程师合作开发在医院内部安全网络环境下的护理敏感质量指标管理平台,充分利用医院现有 HIS、医惠护理、OA 办公系统等系统中丰富的信息资源,进行护理敏感质量指标原始数据的采集,并自动统计、分析、反馈,实现网络环境下数据实时查询和再利用。

1)护理敏感质量指标填报界面

各临床护理单元自行拟定本专业相关护理敏感质量指标,包含指标名称、定义、意义、相关变量解释、公式、分子和分母的统计方法等。系统自行采集相应数据后,由护士长按频次进行填报(图 2-32)。填报后可按照时间节点查询相应汇总条目(图 2-33)。

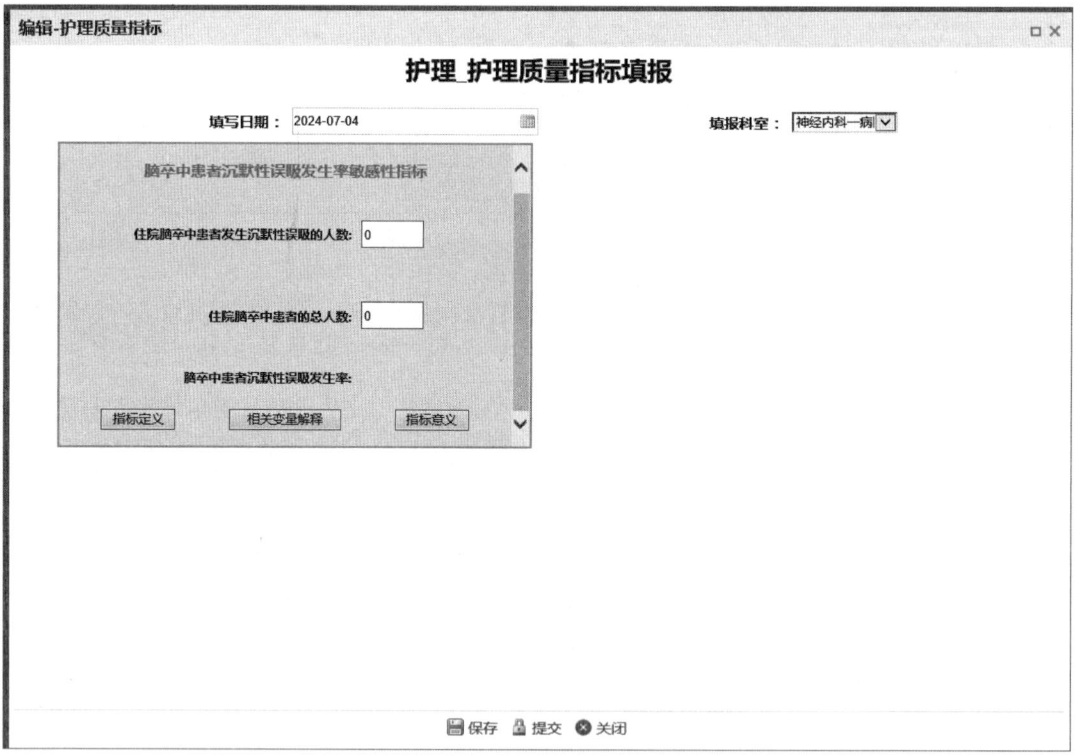

图 2-32　护理敏感质量指标填报界面

2)护理敏感质量指标维护界面

各学科综合考虑自身护理特点,以 Donabedian 的"结构-过程-结果"质量评价模型为基础,在构建本学科化的、科学、可靠的专科护理敏感质量指标体系后,护理部在信息平台中将

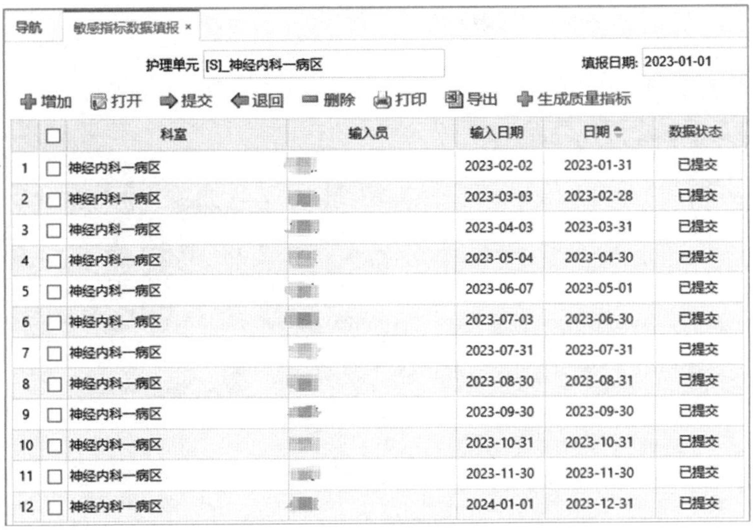

		科室	输入员	输入日期	日期	数据状态
1	☐	神经内科一病区		2023-02-02	2023-01-31	已提交
2	☐	神经内科一病区		2023-03-03	2023-02-28	已提交
3	☐	神经内科一病区		2023-04-03	2023-03-31	已提交
4	☐	神经内科一病区		2023-05-04	2023-04-30	已提交
5	☐	神经内科一病区		2023-06-07	2023-05-01	已提交
6	☐	神经内科一病区		2023-07-03	2023-06-30	已提交
7	☐	神经内科一病区		2023-07-31	2023-07-31	已提交
8	☐	神经内科一病区		2023-08-30	2023-08-31	已提交
9	☐	神经内科一病区		2023-09-30	2023-09-30	已提交
10	☐	神经内科一病区		2023-10-31	2023-10-31	已提交
11	☐	神经内科一病区		2023-11-30	2023-11-30	已提交
12	☐	神经内科一病区		2024-01-01	2023-12-31	已提交

图 2－33　护理敏感质量指标汇总界面

敏感指标的相应要素进行维护，同时开展实证研究，从实践层面评价其临床适用性、可操作性与敏感性，为实现护理质量的横向和纵向对比提供标准化工具，为其他学科构建本专科化的护理敏感质量指标体系提供理论参考。护理敏感质量指标维护界面见图 2－34。

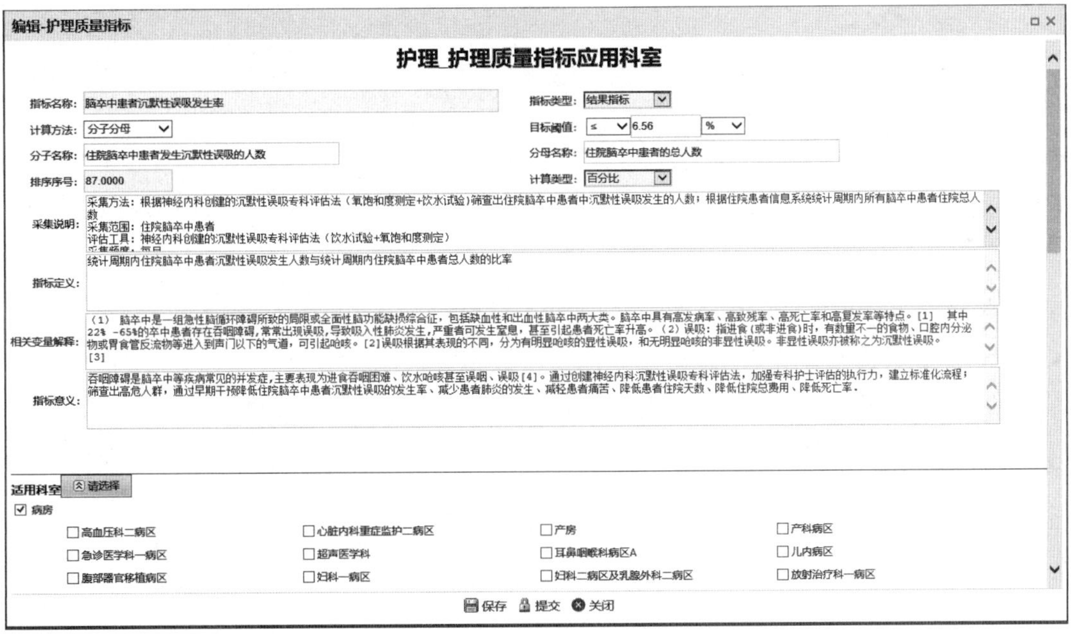

图 2－34　护理敏感质量指标维护界面

3）护理敏感质量指标数据汇总

各护理单元在护理敏感质量指标数据平台填报数据后，系统自动对数据进行分析归纳，临床各单元可按照相应条目进行检索(图 2－35)。

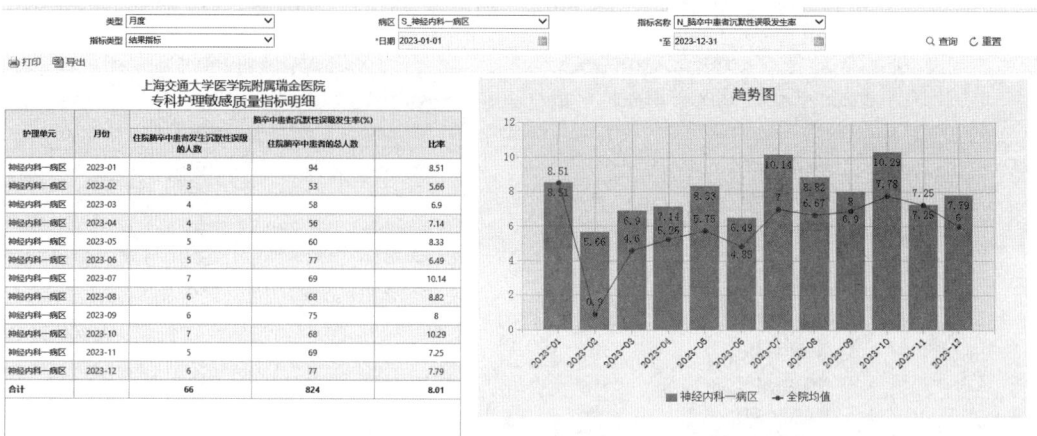

图 2-35　护理单元护理敏感质量指标数据汇总查询界面

4) 护理敏感质量指标月度质控简报分析

在以月度为周期发布在信息平台上的网络版《质控反馈简报》中,各护理单元可以检索本专科通用敏感指标、专科敏感指标及单病种敏感指标,并与全院背景数据进行比对(图 2-36)。

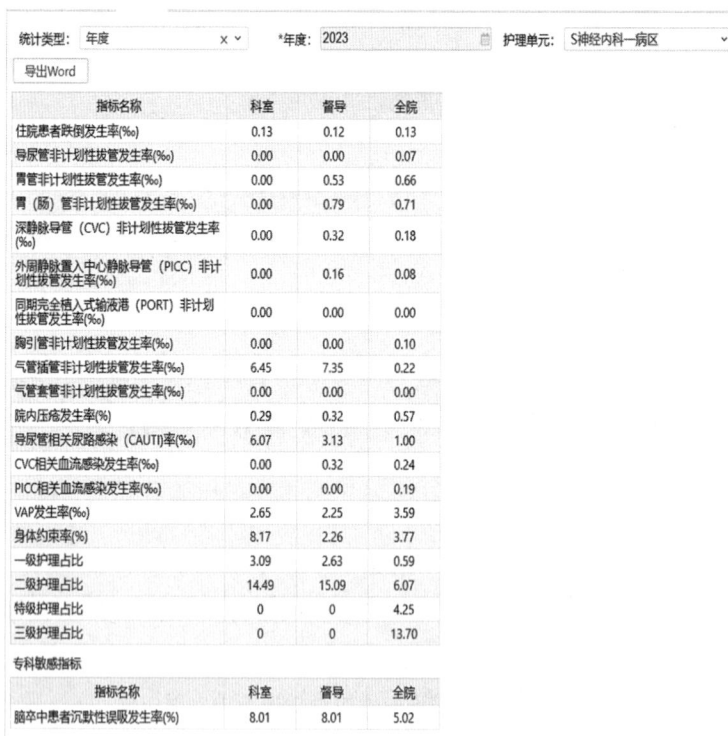

指标名称	科室	督导	全院
住院患者跌倒发生率(‰)	0.13	0.12	0.13
导尿管非计划性拔管发生率(‰)	0.00	0.00	0.07
胃管非计划性拔管发生率(‰)	0.00	0.53	0.66
胃(肠)管非计划性拔管发生率(‰)	0.00	0.79	0.71
深静脉导管(CVC)非计划性拔管发生率(‰)	0.00	0.32	0.18
外周静脉置入中心静脉导管(PICC)非计划性拔管发生率(‰)	0.00	0.16	0.08
同期完全植入式输液港(PORT)非计划性拔管发生率(‰)	0.00	0.00	0.00
胸引管非计划性拔管发生率(‰)	0.00	0.00	0.10
气管插管非计划性拔管发生率(‰)	6.45	7.35	0.22
气管套管非计划性拔管发生率(‰)	0.00	0.00	0.00
院内压疮发生率(%)	0.29	0.32	0.57
导尿管相关尿路感染(CAUTI)率(‰)	6.07	3.13	1.00
CVC相关血流感染发生率(‰)	0.00	0.32	0.24
PICC相关血流感染发生率(‰)	0.00	0.00	0.19
VAP发生率(‰)	2.65	2.25	3.59
身体约束率(%)	8.17	2.26	3.77
一级护理占比	3.09	2.63	0.59
二级护理占比	14.49	15.09	6.07
特级护理占比	0	0	4.25
三级护理占比	0	0	13.70
专科敏感指标			
指标名称	科室	督导	全院
脑卒中患者沉默性误吸发生率(%)	8.01	8.01	5.02

图 2-36　护理单元质控简报敏感指标界面

4. 护理敏感质量指标使用成效

护理敏感质量指标的建立有助于促进护理服务的规范化和标准化,促进护理质量持续提升。实施护理敏感质量指标,不仅能提高各级护士的临床护理质量,也能为患者安全提供保障。护理敏感质量指标的建立,将为护理质量评价与监测提供依据,也为我国医院护理质量数据库的建立提供理论依据。应用信息化管理系统对护理敏感质量指标进行监测,展开对全院护理敏感质量指标的梳理分析与总结,通过客观的数据信息了解护理质量状况和动态变化,进而发现问题,将问题反馈给相应的责任人并督促其改善,从而使每一位护理人员都参与到护理管理中来,做到全员参与、全过程管理护理质量,最终实现目标管理与持续质量改进。从图 2-37 和图 2-38 可见,在护理敏感质量指标应用后,部分专科疾病并发症的发生率持续下降、部分专科敏感指标数据在持续改善中。

专科敏感指标名称	2021年	2022年	2023年
膀胱冲洗术后膀胱痉挛的发生率(%)	9.95	3.9	2.55
老年住院患者沉默性误吸发生率(%)	13.24	9.19	7.89
射频消融术后穿刺部位血肿的发生率(%)	0.64	0.08	0.00
冠状动脉造影术后穿刺部位血肿的发生率(%)	3.53	2.56	1.82
胰腺术后患者体重丢失率(%)	/	16.42	14.50

图 2-37　持续下降且卓有成效的部分专科敏感指标数据

专科敏感指标名称	2021年	2022年	2023年
胃肠择期手术患者术后早期下床活动执行率(%)	58.26	37.52	41.94
慢性阻塞性肺疾病患者吸入制剂的使用正确率（%）	81.23	78.08	87.44
连续性肾脏替代治疗（CRRT）非计划下机率（%）	4.14	3.48	4.02
多发性骨髓瘤（MM）患者化疗致周围神经病变（CIPN）的改善率(%)	36.64	34.58	44.10
帕金森病术后早期谵妄发生率(%)	5.13	3.45	3.98

图 2-38　数据有波动、可持续发展的专科敏感指标数据

（蔡雁）

第三章
瑞金医院护理教学模式

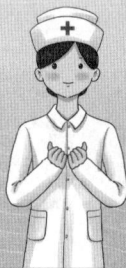

第一节　护理教育发展背景

一、职前教育（临床实习护生的教育）

中共中央、国务院颁发的《"健康中国 2030"规划纲要》中指出，健康是促进人的全面发展的必然要求，是经济社会发展的基础条件。实现国民健康长寿，是国家富强、民族振兴的重要标志，而全民健康需求对护理事业发展提出了更高的要求，培养与之适应的合格护理人才，提高护理人才培养质量是我国护理教育必须认真思考的问题。实践教学作为护理教学的重要组成部分，是培养高素质护理人才的关键，也是临床护理质量提升的保证。

中华人民共和国成立以来，我国护理教育发展迅速，为护士队伍整体素质的提高奠定了基础。护理教育从单一层次的中等护理教育逐步转向中专、大专、本科、硕士及博士研究生等多层次护理教育体系。在护理教育不断发展的进程中，教育目标、课程设置、教学内容、教学方法等方面也在逐步调整，突出护理专业的特点，以满足医疗卫生工作对护理人才的需求。护理教育的理念发生了深刻的变化，从"以疾病为中心"转变为"以人为中心"，更加注重患者的整体和个体需求。护理教育的师资队伍也在不断壮大，且随着高等护理教育的发展，为护理教育注入了专业的护理教学人才，逐渐改变过去"医师教护理"的局面，将医学知识更好地与护理学内容相融合，并运用到教学过程中。护理教育开始引入新的教学技术和方法，如模拟实训、远程教育等，使护理教育的质量和效率得到了显著提高。

虽然护理教育不断在发展，但学生理论联系实践的过程也就是临床实践阶段尤其重要，是护理教学的关键环节，也是培养护生核心能力的重要阶段。临床实践教学对于提高实习护生的理论知识水平、技术水平、职业素养具有重要作用。因此，护理教育应重视临床实践教学的开展，并且在教学过程中通过多元化的教学方法，培养护生综合运用各科知识解决实践问题的能力，为其成长和发展提供有力支持。然而，仅知识和技能的传授已不能满足"生物—心理—社会"模式的转变，护理学拓展到以"关怀整体人的生命健康"为本的人性关怀的发展阶段，这就要求将人文关怀护理教育融入临床护理教学中，是以人为中心，将护理文化融入临床护理工作中，从而满足患者的健康需求及自身的综合发展。

二、职后教育（新入职护士的教育）

2016 年国家卫生计生委印发了《新入职护士培训大纲（试行）》，以指导各地医疗机构规范开展新入职护士培训工作，提高培训质量，提升护理服务能力，满足群众健康需求。该大纲详细规定了新入职护士的基本理论知识培训和专业培训的内容、时间、要求和评估方法，涵盖了法律法规、规范标准、规章制度、临床护理实践指南等方面的知识，为新入职护士提供了一个标准化的培训框架，确保他们能够更好地融入临床实践中，提供高质量的护理服务。《新入职护士培训大纲（试行）》的实施，对于规范新入职护士培训工作，提升护士队伍的整体素质和服务能力具有重要意义。

同时随着护理学科的发展，专业领域在不断细化，对专科护士的需求量在逐渐增加。《全国护理事业发展规划（2016—2020 年）》提出"发展专科护士队伍""建立专科护士管理制度""完善并推进医院护理岗位管理制度"要求。因此，我院基于护士核心能力发展，在能级管理的基础上，构建了符合临床护理发展需求的护理培训体系。通过科学、合理的培训计划和方法，以及完善的考核机制，促进护士快速成长，提高临床护理质量、保障医疗安全，为广大患者提供更加专业、优质的护理服务。

（赫洋）

第二节　临床护理教学组织管理构架和体系

一、临床护理教学组织管理结构

建立临床教学组织管理结构，是临床教学体系的首要内容，以明确教学管理的层级和职责分工，保障临床教学工作的顺利进行。

临床护理教学组织管理结构包括分管院长、护理部、护理教学管理办公室、科护理教学干事、病区护理教学干事等层级。但临床教学也离不开临床护理管理体系，包括：护理部、护理督导（科护士长）和护士长对教学质量的监管和教学绩效的评估，提升教学质量（详见图3-1）。

二、各级护理教学干事及带教老师的聘任和考核

1. 科护理教学干事和病区护理教学干事

（1）采用个人申报、护士长（科护士长）推荐和护理部公开竞聘的方式聘任科护理教学干事和病区护理教学干事。一般每三年（护士长换届聘任后）进行教学干事聘任工作，遇特殊情况可由护士长、科护士长推荐、护理部认定后试用 6 个月，经考核合格后方可聘用。

（2）申报护理教学干事的护士应具备以下基本条件：热爱护理专业、热爱教学工作，具有奉献精神；遵守院规院纪，以身作则，为人师表；熟练掌握专业理论和技能，了解本专科新

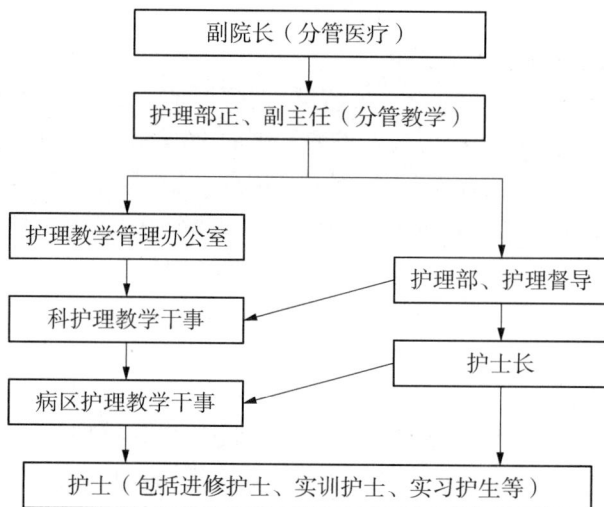

图 3-1　临床护理教学组织管理结构

理论、新技术;具有一定的组织协调和表达能力;具有大专及以上学历,临床护理工作经验应大于 5 年,具有相关专科工作经验至少 2 年,并具备护师及以上职称;具有上海市高校教师资格证者优先。

(3) 教学干事的考核管理:教学干事的考核参照医院护士职业规划中《病区(科)教学干事能力提升方案》的规定,每年、每聘期开展考核;教学干事发生护理一般差错,原则上应暂停教学干事岗位 6 个月;发生严重差错,原则上应取消聘任 1 年。期限已满后,由其本人再次申请,护士长同意,并经考核合格后方可恢复教学干事资格。

2. 临床护理带教老师

(1) 瑞金医院护理部采用个人申报、资格认定、护士长和护理督导审核、护理部认定的方式来确定临床护理带教老师;每年申报和重新认定一次。

(2) 申报临床护理带教老师的护士应具备:热爱护理专业、热爱带教工作,具有奉献精神;遵守院规院纪,以身作则,为人师表;熟练掌握专业理论和技能;申报者护理能级为 N2a 及以上。

(3) 临床护理带教老师的考核管理:临床护理带教老师的考核参照医院护士职业规划中《相应能级护理人员能力提升方案》的规定,每年开展考核;临床带教老师发生护理一般差错,原则上应暂停实习护生带教 3 个月,经考核合格后方可恢复带教资格;发生严重差错,原则上应暂停实习护生带教 1 年,期限已满后由其本人再次提出申请,经考核合格后方可恢复带教资格。

三、各层级护理教学干事的岗位职责

1. 护理部职责

在院长领导下,负责全院临床护理教学的计划、组织、管理和实施,包括职前教育和职后教育,前者是指对各护理院校临床实习护生的教育;后者包括各层级的培训、考核,以及进修护士和实训护士的教育等。

2. 护理教学管理办公室职责

在护理部领导下完成以下工作：

（1）负责拟定、修改和完善教学相关的制度及各项基础操作流程。

（2）组织和管理各大院校护生的临床实习，按要求制订轮转计划，落实教学工作的检查和督导，保证临床教学质量。听取学生的实习反馈，评价带教师资的教学质量。组织安排各项教学活动，如组织一对一导师指导等。

（3）制订并落实新入职护士岗前培训计划和各能级护理人员培训计划，以及继续教育计划，加强基础理论、基础护理技能培训和考核。

（4）加强师资培训，定期召开科护理教学干事和病区护理教学干事会议，组织学习教学理论、教学方法等，以及分享和交流教学经验。

（5）落实各项教学评比和评优工作，推选优秀的项目、课程参加各类教学比赛。

（6）组织教学相关课题的申报，运用科学的方法提升教学效果。

（7）做好教学相关的信息化建设。

3. 科护理教学干事岗位职责

科护理教学干事（N3b2能级护士）主要承担辖区内教学工作的开展和管理学生临床实习及带教工作。

（1）根据学校的教学任务和实习大纲，制订本科室的教学计划，并保证临床教学、实习的正常实施。

（2）组织科内教学干事集体备课。

（3）深入临床教学第一线，及时发现并解决教学中存在的问题，提出改进意见。

（4）定期组织科内的评教活动，听取学生对教学工作的意见和要求，并及时给予反馈。

（5）安排护生实习，组织好科室内的多项教学活动，例如：出科理论、操作考试等。

（6）每轮实习结束后，审阅实习生手册，将学生出科考试成绩存档并及时交给学校老师。

（7）保存科内教学资料。

（8）协助所属护理督导组织科内的业务学习、教学查房、操作示教和考核。

（9）每年进行工作总结及制订次年的工作计划，持续改进教学方法和提高教学质量。

4. 病区护理教学干事岗位职责

病区护理教学干事（N3b1能级护士）主要承担病区内教学工作的开展和管理学生的临床实习及带教工作

（1）负责制订和实施本病区内各类学生的实习计划，并定期与科护理教学干事联系。

（2）按照各级学生教学计划和大纲的要求，组织实施各类教学活动，例如：入科教育、小讲课、操作示教、个案讨论、教学查房等。

（3）针对不同的实习学生，安排有相应资质的护士带教，并定期检查教学计划的落实情况，及时给予评价和反馈。

（4）关心学生的学习和工作，帮助她们尽早适应临床环境。

（5）负责病房带教护士的培训，与护士长一起定期对带教护士进行考核。

（6）落实评教、评学活动，及时分析存在的不足，及时整改。

（7）协助护士长落实好护理单元的部分管理工作，如组织病区的教学查房、业务学习、疑难病例讨论、基础和专科操作的示教及考核等。

（8）每年进行工作总结及制订次年的工作计划，持续改进教学方法和提高教学质量。

四、临床护理教学质量督查

对临床护理教学过程的督查主要围绕教和学两个主体开展，目的是保障临床教学质量，提高临床教学效果。临床护理教学质量督查分病区、科室和护理部三级督查。

1. 病区护理教学过程督查

（1）病区带教老师负责对实习生的临床表现和实习效果进行考核。

（2）病区护士长负责本病区教学活动的质量督查，保障每次的教学活动有序、高质量开展。

（3）在学生出科前，组织护理单元内的实习护生进行评教、评学，并对评教中提出的问题组织整改和跟踪。

2. 科室护理教学过程督查

（1）科护理教学干事及时了解本科室学生在临床实习中的表现；若有特殊情况，及时了解并处理，必要时上报护理部。

（2）科护理教学干事每季度定期抽查至少 3 次临床教学活动开展情况，并对其进行质量评价。

（3）科教学干事和护理督导根据学生临床实习情况，每季度至少参加一次实习护生的评教、评学，并对评教中提出的问题组织整改和跟踪。

3. 护理部护理教学过程督查

（1）护理部对学生临床实习情况和教学活动开展现场督查，每季度至少抽查每个科护理教学干事辖区内其中一个病区的教学活动或学生学习情况，并对其质量进行评价、记录，在季度全院教学干事会议上进行公示。

（2）护理部每季度组织学生对所在病区的临床教学环境进行评价，并在季度全院教学干事会议上进行公示。

（3）在每学年期中、期末，护理部组织学生面对面座谈式评教、评学，收集学生对教学过程的评价、意见等。

五、护理培训教学体系

瑞金医院护理培训教学体系包括职前教育（临床实习护生教育）和职后教育（在职护士的教育）。

职前教育主要是对护理院校的临床实习或见习学生开展基础知识和技能的培训，是连接学校教育和临床工作的桥梁。在这个阶段，护理部根据学校的实习大纲，制订实习计划。使用多元化教学方法开展临床教学，同时还关注学生的生活，注重道德思想教育和人文护理教育，为学生能顺利进入未来的护理工作岗位奠定基础。

在职后教育方面，瑞金医院基于《卫生部关于实施医院护士岗位管理的指导意见》制订《瑞金医院护士职业生涯发展规划》，根据护士的工作年限、学历、专科工作年限、上岗资质等实际情况,设定五个不同职业发展阶段。在此基础上,制定不同岗位所应具备的核心能力与能级标准,并以岗位胜任力为主线,建立和实施融护士培训—考核—使用-绩效管理在内的四位为一体的《各能级护士能力提升方案》,包括各能级护士的培训和专科护士的培训等(图3-2)。具体培训方法和内容在以下各节中进行具体描述,其中职后教育以新入职护士的培训作为重点进行介绍。

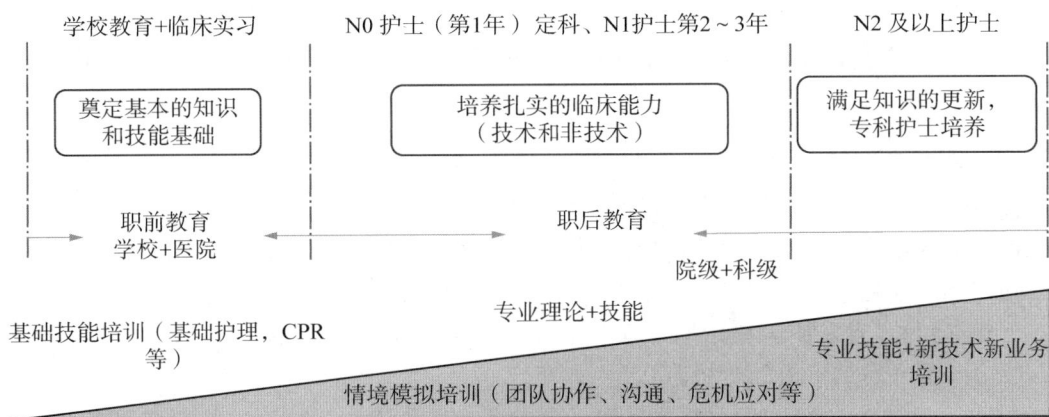

图3-2 护士培训内容模式图

(张寅)

第三节 职前教育(临床实习护生教育)

瑞金医院作为上海交通大学医学院附属医院,是一所集医、教、研于一体的综合性三甲医院。医院的护理队伍除了承担着救治患者的职责以外,还肩负着教书育人的重担。医院护理教学工作的职前教育环节主要是指与附属院校或合作院校共同完成对护理专业学生在临床实践环节的教学,包括临床见习、临床实习等;其中以临床实习最为集中。

一、临床实践的理论基础

临床实践是护理专业学生培养中重要和关键的阶段,临床实践教学的质量直接关系着护理专业学生毕业后能否成为一名合格的临床护士。瑞金医院护理职前教育工作的开展,以人本主义学习理论作为核心价值,以泰勒的目标模式、社会学习理论作为临床实践教学环节要素设置及学习环境构建的理论依据。

(一)临床实践教学始终以人本主义学习理论作为核心价值

人本主义学习理论是20世纪五六十年代在美国兴起的人本主义心理学在教育领域的直接应用与体现,是当代西方国家较具代表性的一种教育学说。人本主义学习理论的核心在于以人为本,其认为教育的目的是促进人的完善;学生是教育的中心,学习活动的主体,强调学生的主观能动性,充分挖掘其发展潜能;课程必须是情感、认知和学生行动的整合。

瑞金医院在临床实践教学过程中,充分借鉴该理论的相关观点,并倡导:①实习护生临床实践教学内容和教学计划的构建需与临床实际工作紧密结合,体现学生的情感、认知及行为的综合发展;②在教学方式上,采用更多促进学生自由学习的方法,如使用同伴教学、小组讨论、反思教学、自我评价等多种方式,为学生提供主动探索的机会;③提倡在临床教学中,老师要扮演好学生的鼓励者和指导者的角色,建立平等、良好的师生关系,使学生在和谐的学习氛围中,充分发挥潜能,并持久地深入学习下去。

(二) 临床实践教学以泰勒的目标模式、社会学习理论等作为构建临床学习环境的理论依据

1. 泰勒的目标模式

目标模式是以目标为课程设置的基础和核心,围绕课程目标的确定及其实施、评价而进行课程设置的模式,也被称为"课程研究的范式"。该理论的创始人,即美国著名的课程理论家泰勒(Tyler),在 1949 年出版的《课程与教学的基本原理》一书中首次提出了课程与教学的 4 个基本问题,后来被学者 Schubert 归纳为 4 个关键词——"目标"、"内容"、"组织"和"评价",成为课程开发的永恒的分析范式。

在目标模式中,确定教育目标是课程设置的核心与出发点,并认为教育目标的确定应考虑三个来源(学习者、当代校外社会生活和学科专家的建议)。选择教育经验和组织教育经验是课程设置的主题环节,教师要安排环境和创造情景向学生传授教育经验,并将学生的行为与所接触的经验统一起来,共同指向教育目标的实现。评价教育计划则是课程设置的整个系统运行的基本保证。

瑞金医院临床实践教学的开展,主要围绕目标模式中课程编制的四个步骤以及目标确定的三个来源,针对不同层次(包括大专、本科及研究生等层级)的护理专业学生,在教学设计中,围绕"要达到什么样的实践教学目标?""需提供哪些教育经验?""如何组织这些教育经验?""如何确定教育目标被实现?"四个问题展开。特别是在教育目标的确定方面,要充分考虑学生(培养院校)、现实环境(用人单位)等的建议,从而构建有意义的、可行的教育目标。

2. 社会学习理论

社会学习理论是在行为主义和认知心理学两大主要流派的基础上发展起来的独特的学习理论,因其结合两大流派的主要观点,相互补充,从认知和行为联合起作用的视角来看待和解释学习的过程,也可被理解为是认知行为学习理论。该理论的创始人是学者阿尔伯特·班杜拉(Albert Bandura),他于 1977 年发表了《社会学习理论》一书,并在书中系统阐述了该理论。社会学习理论主要聚焦于发生在社会背景下的学习过程,以及阐释人们是如何向别人学习的。该理论的主要假设和观点有:①所构建的交互决定论模型认为,行为、环境及个人因素(包括认知等),是环环相扣的操作性决定因素;同时指出了人作为主体因素所具有的认知能力、观察学习能力、自我调节能力等,并通过这些能力对环境和自己的行为进行调节和控制。②人类的大多数行为是通过观察习得的。其中,大部分社会行为是被以观察到的方式所执行,然而观察又不同于模仿,有些行为也会被以不同的方式表达。③自我效能感,即认为对自己实现目标的信念将会对个人行为产生影响。具有高效能期待的学生在完成学习任务时更自信,在面对困难任务时更能坚持不懈。

护理教育的临床实践环节,与社会化有着紧密的联系。学者 Dolores B 认为在医院中,

教师、医生和管理者都具有十分强大的地位,学生必须要适应这个社会系统,因此用社会学习理论来指导护理临床实践教育是合适的。姜安丽也指出,社会学习理论可用于指导护理学专业的各种示范教学,如操作示教等。

临床实践教学的开展,应该清晰地认识到这一点,即能够对人的思想、情感和行为产生影响的因素,不仅包括直接的生活、工作经验,还包括通过观察别人行为表现而进行的模仿与学习。因此,在临床实践过程中,必须重视临床学习环境的构建,包括有必要的教学制度的保障,临床科室带教老师及其他工作人员带教意识等的构建,主要体现在以下几个方面:①临床教师作为学生学习、观察的专业角色榜样,必须具备高尚的职业情操和娴熟的专业技能;②临床的所有工作人员都应共同为学生创建良好的观察学习环境,以使学生能通过观察不同的榜样,树立积极的学科态度,掌握规范的专业操作;③临床教师应适当给予学生反馈和评价,帮助学生建立恰当的自我效能感,强化学习效果,以促进其不断进步。

二、职前教育模式

瑞金医院职前教育对象包括了大专、本科和研究生。其中,大专和本科护理专业的学生是目前瑞金医院职前教育的主体。早在2011年《教育部关于推进高等职业教育改革创新引领职业教育科学发展的若干意见》中明确提出:"深化工学结合、校企合作、顶岗实习的人才培养模式改革";在《国务院关于大力发展职业教育的决定》中提出:"大力推行工学结合、校企合作的培养模式。"因此,瑞金医院除了和上海交通大学护理学院合作外,还与6所本科院校和7所专科院校实施校企(院)合作,每年承担250~300名护生的临床实习。

如何做好护生求学过程中最后一站的教育,让学校和医院的教育能进行无缝衔接?目前有下三种职前教育模式:①普通实习模式(指2年或3年校内学习和1年临床实习,在实习前进行2周临床见习);②瑞金订单班模式(通过校企合作签订学校、医院、学生三方协议,在实习模式上由医院安排一对一的老师带教,实现在一个病区全程由一位老师带教);③"2.5+1.5"瑞金启航班模式(指2.5年校内学习+1.5年临床见习和实习,其中半年见习期间每周有1天在临床见习)。不管哪种教育模式,在临床见习期间均由学校与医院共同管理学生。

(一) 相关定义

校企合作是"校企合作教育"的简称,国际上某些国家和地区又称之为"合作教育",是利用学校与企业两种不同的教学环境和教学资源,实现理论教学和实践教学的无缝衔接,真正做到理论教学与实践相结合,培养高素质技能人才。

护理订单班模式是一种创新的基于校企合作的教育和人才培养方式,以实际需求为导向,通过医院与护理院校的紧密合作,旨在提高护理专业学生的实践能力和就业竞争力,同时也为医院提供了优质的护理人才。这种模式可实现护理教学与临床实践的更好对接,对于解决护理教育与实践之间的脱节问题,以及缓解医院护理人才短缺的状况,具有重要的现实意义。

(二) 主要内容

(1) 医院选择教学质量优秀、师资力量雄厚的专业院校进行合作,不断深化产教融合的深度。临床的带教老师均为上一年度在病区内综合成绩排名前列的老师。

（2）确定培养目标、课程体系：院校结合专业领域的最新发展及医院的实际需求共同制定护理教学订单班的培养目标、相应的教学计划和课程设置，医院积极参与其中并给出行业及用人单位需求等意见。

（3）师资队伍及带教模式：选拔具有丰富的教学及临床护理经验的教师并组建教学团队，双方加强互动交流，更新专业知识，提高教师团队的教学能力、带教能力。

（4）教学方法与手段：采用多种教学方法和手段，如问题导向教学法、案例教学法、小组讨论、情境模拟培训等，激发学生的学习积极性。同时，充分利用网络资源和信息技术，开展线上线下相结合的混合式教学。

（5）实践教学环节：实践教学是订单班培养模式的重点环节。临床护理实践教学安排基本同上述方式。实习期间的临床带教采用"一对一"带教模式（学生在进科室后全程由一名老师带教），旨在让学生快速适应临床节奏，重点培养学生的专业素养和临床思维能力。同时，在临床带教老师的指导和带领下，开展护理科创科普、健康宣教、志愿服务等活动；在护理实践中嵌入人文、思政教学，开阔学生眼界，培养学生德、智、体全面发展。

（6）持续改进与优化：根据教学评估和行业发展趋势，不断调整和优化教学计划、课程设置、教学方法及临床带教模式，持续改进教学和带教质量。对订单班培养模式的学生进行长期的跟踪调查，了解他们在职业生涯中的发展情况及反馈，根据调查结果对订单班模式的培养计划、方式进行调整。

(三)临床护理实践教学安排

临床实习对于护理专业学生尤其重要，是理论和实践相结合的重要的环节，在整个实习生涯中她们除了学习基础知识和技能外，还能提升沟通能力和团队合作能力。

1. 实践时间

根据学校的教学计划和要求确定临床护理实践时间，通常为36～44周。

2. 实践前准备

校方应让学生在实习前大致了解临床工作环境和可能碰到的事情，院方应提前根据学校的实习大纲安排实习轮转计划。学生要在进临床前了解实习的目标、任务、时间和实习成绩的评估标准。

3. 实践阶段

各病区在学校给出的实习大纲的指引下制订本病区的教学计划，安排实习带教老师，指导学生学习和实践，在带教期间做到放手不放眼，给予学生实践的机会，但也要注意临床安全。学生和带教老师之间应保持良好的沟通和合作关系。

（1）入科要有入科宣教：让学生在入科时就能了解病区的特点，了解学习任务和学习计划，以及病区的教学特色。

（2）教学清单的应用：在入科时教学干事给每个学生一份教学清单，让学生明确学习任务和学习计划，并按时间节点完成，带教老师在每周最后一个工作日查看学生是否完成了计划，或了解其未完成计划的原因，并修正下周的计划。

（3）根据病区的教学计划完成相应的小讲课，小讲课的内容应符合临床实际，补充和更新教学知识。

（4）参观和观摩：瑞金医院对临床实习的学生均安排其到院士陈列馆进行参观，让学生了解医院的文化传承以及未来的发展,通过参观也让学生们认识名医大家,了解医学发展永无止境。此外,在各科室实习时,病区带教老师也会根据学习需求安排相应的部门观摩,如在消化科实习时可安排至消化内镜室观摩,让学生更直观地了解人体消化系统的病变。

(5)护理查房、个案讨论:学生在学习期间根据学校的要求完成相应的护理查房和个案讨论,有助于了解和掌握护理诊断、护理干预和护理评估等知识,通过个案讨论也有助于深入了解患者病情和护理过程,提升评判性思维的能力。

(6)总结和反思:学生应每天对当天的实习过程进行记录和总结,并和老师一起交流和讨论,以便提升学习的效果。带教老师对于学生做得好的笔记,也会将其发布在瑞金医院的护理官网上,以资鼓励。

(7)评估和反馈:每个病区实习结束后护士长和教学干事应组织学生进行评教、评学。评教是指学生对带教老师的教学能力、教学方式以及教学环境等进行评估;评学包括学生对自己的自我评价,以及带教老师对学生在实习期间的表现和能力进行评价。

三、临床护理实践教学方法和内容的探索

(一)"一对一导师"教学活动

实习护生"一对一导师"教学项目是通过导师带教的形式帮助实习护生尽快适应临床环境,为实习护生各展所长提供充足的支持和保障。教学相长,既帮助学生们顺利度过临床实习阶段,也促进导师们形成关心学生、言行雅正、深耕专业的良好师风。该教学活动以"关爱学生、立德树人"为出发点与落脚点,旨在引导学生热爱护理、传递关爱,培养学生养成创新发展的意识与思维;促进临床老师形成潜心教学、言行雅正的师德师风。

1. "一对一导师"教学活动开展前——做好前期调研

具体内容为:①实习护生的学习表现,包括实习态度、实习效果、技能掌握程度等。②导师的指导方法,包括知识传授方式、职业发展规划指导、人文关怀等。③特色专项执行情况,包括项目内容的掌握情况、实习目标的实现情况等,以评估教学活动的质量和有效性。④实习护生遇到的问题和挑战,包括实习难点、个人情绪等,以识别和解决存在的困难和问题。⑤双方的沟通与互动,包括交流方式、沟通效果、问题反馈等,以评估沟通和互动的质量和效果。通过"一对一导师"教学活动的开展,更好地促进实习护生专业的职业发展,提高其在实践工作中的能力。

2. "一对一导师"教学活动开展过程中——规范教学工作

具体内容为:①目标设定,导师与实习护生初次见面时,介绍教学活动的目的和重要性,明确双方的期望和目标。②需求分析,导师与实习护生共同分析实习护生的实习需求和目标,确定个性化的指导计划。③制订计划,根据实习护生的需求和目标,共同制订学习计划,包括内容、方法、计划进度等。④知识传授,导师根据学习计划向实习护生传授相关知识和技能,可以通过讲解、示范等形式进行。⑤实践操作,导师引导实习护生进行沉浸式训练,如模拟科普宣讲情景等,帮助实习护生掌握演讲技巧等,提升相关技能。⑥反馈和指导,导师定期对实习护生的学习情况进行评估和反馈,指导其在实践中发现和解决问题,提出改进意见和建议。⑦跟踪和评估,导师持续跟踪实习护生的活动进展进度,定期评估,及时调整计划和指导方法。⑧总结和反思,导师和实习护生共同总结教学成果,反思学习过程中的收获

和不足,为下一阶段活动的开展提供指导和建议。通过"一对一导师"教学活动的开展,为今后教学工作内容的完善提供参考和改进方向。

3. "一对一导师"教学活动开展过程后——多维度评教评学

具体内容为:①学习效果,评价实习护生在教学活动中所取得的学习效果,包括专业知识的掌握程度、技能水平的提升、职业素养的培养等。②学习态度,评价实习护生的实习态度和行为表现,包括学习的积极性、主动性、责任感等,以及对导师指导的接受程度和反馈。③教师评价,评价导师在教学活动中所提供的指导和支持,包括指导方法的灵活性和适用性、对实习护生学习需求的理解和满足程度等。④计划执行,评价学习计划的执行情况,包括学习计划的科学性和合理性、学习进度情况、学习目标的实现程度等。⑤沟通与互动,评价导师与实习护生之间的沟通和互动情况,包括沟通方式的畅通性、信息传递的准确性、问题反馈的及时性等。⑥问题解决能力,评价实习护生和导师在学习过程中遇到问题时的解决能力,包括问题识别的准确性、解决方案的有效性和实施情况等。⑦持续改进,评价教学活动中存在的问题和不足,以及对今后教学工作改进的建议。通过对教学活动进行效果评价,可全面了解实习护生"一对一导师"教学活动的质量和效果,为今后的教学工作提供优化的方向。

4. 案例分享

以瑞金医院"一对一导师"教学活动为案例,工作开展包括三个阶段,具体如下:

1) 第一阶段(师生准备阶段)

(1) 导师招聘:遵循老师自主自愿原则。申请流程包括:个人申报、护士长评价及遴选、护理督导评价及遴选。最终完成导师招聘,建立导师库,并在院内网站公示。

A. 个人申报:导师递交自荐表,包括姓名、年龄、工龄、科室、学历、职称等个人信息。此外,对个人的护理工作态度、教学工作态度及能力等进行自我评价,以及对自身擅长或喜欢的领域做简介,如护理专科科研、护理科普、志愿者服务、医学人文实践、瑞金文化追寻等领域,还需要介绍已取得的成就和拟开展的活动等。

B. 导师遴选:包括素质要求和基本要求。素质要求:①热爱护理事业,具有较高的职业忠诚度和职业认同感;②热爱教学工作,能够以身作则,为人师表,对学生高度负责;③具有扎实的理论知识和丰富的临床经验;④具有严谨务实的工作作风和积极的生活态度;⑤具有一定的教学能力及良好的沟通表达能力。基本要求:①学历为本科及以上;②职称资格为中级及以上;③工龄为5年及以上;④能级在N2b及以上;⑤具有教师资格证书者优先。

(2) 学生意向调研:通过发放问卷开展意向调研,调查学生是否愿意参加"一对一导师"教学活动,遵循学生自主自愿原则。

(3) 导师和学生的匹配:学生在入院的一个月内通过导师宣传册或实地了解等,选择中意的导师人选及导师备选,经护理部统计汇总后,请导师进行确认。

2) 第二阶段(活动开展阶段)

学生和导师自行开展相关活动。

(1) 工作职责:"一对一导师"工作以"指导规划、立德树人、关心关爱、促进发展"为基本内容,导师通过单独对学生进行个性化的指导,持续关注学生在实习过程中的心理状态及学习状态,检验其学习效果等。加强学生对瑞金医院文化的了解,培养学生形成护理职业归属感和认同感,引导学生对医院、对实习形成积极正向的认识。

（2）具体要求：①帮助学生树立正确的职业价值观,培养学生对护理专业产生职业认同感;②每月至少组织一次见面指导会,关心学生在实习过程中的学习情况,帮助学生解决在实习中遇到的学习问题,提醒学生完成评价手册的书写;③结合学生的兴趣爱好和能力水平等,在整个实习阶段开展至少一项师生共同参与的项目,包括但不限于:

A. 医学人文实践活动:如师生共读一本书、人文演讲比赛等。

B. 瑞金文化追寻活动:如多途径了解医院文化、追寻名医、名护足迹,凝练瑞金精神。

C. 志愿服务活动:如医院层面、科室层面组织的各项志愿服务,分享心得,践行南丁格尔精神。

D. 科创项目:一起完成科普宣传、科研课题、小发明、小创造等项目。创新、科普内容可围绕提升临床工作效率、传播健康知识等方面展开。

3）第三阶段（成果汇报阶段）

护理部陆续开展成果汇报系列活动。

以瑞金医院“一对一导师”教学活动开展情况为例,通过将“同研共学聚成长,同心共创赢未来”作为主题,开展两期共四个模块的项目成果汇报。每个模块评选出一等奖1名、二等奖2名和三等奖3名。在“人文演讲”环节,学生从护理实习生的视角,分享自己的亲身经历或身边发生的温暖、感人故事,表达出他们矢志不渝选择护理事业、初心不改守护患者健康的心声。在“共读一本书”环节,学生带领大家遨游书海,重温文学作品中触动心弦的故事情节,感悟医学人文的崇高境界。每一次的交流都是一次次的心灵撞击和知识盛宴,带领大家共同感触临床护理的人文魅力。在“创新发明”环节,学生立足临床护理实践,巧思妙想,通过独具匠心的设计解决临床中遇到的小问题,例如,漏液报警装置、安全座椅、鼻腔渗液吸附装置、引流管固定器等,一个个小成果都展现了他们立足临床、善于思考、勇于创新的精神。在“护理科普”环节,学生多角度、全方位汇集专业知识,并通过视频、图片等方式予以展示,引领大家走出“健康误区”,形成良好的生活习惯,提升健康素养。

瑞金医院采用双向、多维度评价方式,对导师制工作进行评价。①对学生的评价:客观评价学生的出勤率、理论与操作考核成绩、毕业后留院率;主观评价学生的职业价值观、平时工作表现等;导师在指导过程中对学生的整体主观评价（主动性、沟通能力、团队合作意识、人文精神等）。②对导师的评价:评价导师制工作开展的频率、内容,同时收集学生对导师的评价,以及对导师制工作的满意度评价等。

在护理实习生的实习阶段,通过“一对一导师”教学活动的开展,可有效提升实习护生的临床实习效果。在传授知识、经验、技能的基础上,导师能够有效指导学生的职业选择,以及关心学生的职业生涯发展及社会支持情况,帮助学生提升职业素养,为今后职业转型奠定良好基础。未来,职前教育工作将紧紧围绕护理实习生的培养需求,在现有“一对一导师”项目活动的基础上持续优化和拓展,加大探索和创新力度,不断提升临床教师的教学能力,为实习生提供更为全面的支持和保障,培育更多专业素质与技能兼具的新生护理力量!

（二）人文教育

1. 概述

现代护理学的目标是培养具有良好的职业素养、高度的责任心、精湛的技术和优良的心理素质等综合素质的护理人才。人文教育是现代护理教育不可缺少的组成部分,是培养人文精神的重要途径,是提高护生人文素养的关键。因此,加强护理学专业人文关怀教育意义重大。

　　我国的人文关怀教育起步于20世纪50年代,并在80年代得到了迅速发展。20世纪90年代中期,我国政府开始关注护理领域中的人文关怀问题,并出台了一系列文件指导护理专业教学与实践工作。人文关怀教育逐渐被我国学者所重视,并在护生培养过程中被广泛应用。经过一段时间的研究与发展,确定了护理专业人文关怀教育的总体目标是:以学生为中心,培养护生高尚的道德品质与职业道德。

　　护理人文教育是一种将人文关怀与护理技能相结合的教育模式。人文关怀是指关注人的生存状态,尊重人的价值,维护人的尊严,促进人的全面发展。它是一种与生命价值有关的情感体验和行为取向,其核心在于尊重人、理解人、关心人。护理人文教育强调在护理实践中,除了关注患者的身体健康外,更要注重患者的心理健康、社会功能状态以及个体的尊严和价值。这种教育模式旨在培养护士具备人文关怀精神,使护士能够发自内心地给予患者情感付出,关心、理解和尊重每一位患者。护理人文教育的核心是培养护士以患者为中心,关心患者、帮助患者,给患者更多的宽容、理解和温暖。这不仅仅体现在护理技能的传授上,更体现在对护士人格、品质以及社会责任感的培养上。通过人文教育,护士们能够更好地理解患者的需求,为他们提供更加贴心、人性化的护理服务。总的来说,护理人文教育是一种注重人文关怀和以患者中心的教育模式,它旨在培养护士具备人文关怀精神,使其能够为患者提供更加优质、人性化的护理服务。

　　在传统的护理学专业教育模式中,由于忽略了护生的个体差异性,在教学过程中出现了千篇一律的教学模式,培养出来的护生缺乏社会实践经验,与患者之间缺少交流,导致护生不能把理论知识与实践操作相结合。在传统的护理学专业教育模式中,由于在教学过程中缺乏人文关怀教育,因而护生在毕业进入医院工作后,无法将人文关怀的内涵和方法在临床中应用,使得护理工作变得冰冷而缺少温度,与现代护理的理念背道而驰。因此,如何在护理教育中融入人文关怀教育是临床护理教学的重要课题。

2. 培养护士人文关怀的途径

　　护理人文教育在培养护士的人文关怀方面发挥着至关重要的作用。这一教育过程旨在深化护士对患者的理解,提高他们的情感交流能力,并培养他们尊重、同情和关爱患者的品质。通常培养护士的人文关怀可以通过以下几种途径:

　　首先,护理人文教育强调理论学习。护士需要学习关于人文关怀的理论知识,包括患者的心理需求、社会文化背景以及如何通过言语和行为表达关怀等。这些理论知识为护士提供了人文关怀的框架和基础。

　　其次,实践教学是培养人文关怀的重要途径。护士通过参与临床实习、模拟情境演练等方式,将人文关怀的理论知识应用到实际护理工作中。在实践中,护士学会了如何倾听患者的声音,理解他们的需求,提供个性化的护理方案,并在护理过程中传递温暖和关怀。

　　此外,护理人文教育还注重培养护士的同理心。通过参与同理心培训课程、阅读相关书籍和文章等方式,护士学会了站在患者的角度思考问题,感受他们的痛苦和困扰。这种同理心让护士能够更深入地理解患者,为他们提供更贴心的护理。同时,护理人文教育也强调护士的自我修养。护士需要不断提升自己的道德品质、文化素养和审美能力,以更好地展现人文关怀。通过参加文化讲座、艺术展览等活动,护士可以丰富自己的内心世界,提升人文素养。

最后,反思与总结也是培养人文关怀的重要环节。护士需要定期对自己的护理实践进行反思和总结,分析自己在人文关怀方面的不足和进步,以便不断提升自己的护理技能和服务水平。

综上所述,护理人文教育通过理论学习、实践教学、培养同理心、提升自我修养以及反思与总结等多种方式,全面培养护士的人文关怀能力。这种关怀能力不仅有助于提升患者的满意度和康复效果,也体现了护理工作的本质和价值。

3. 护理人文教育的常用方法

1) 叙事教育

"叙事医学"是由美国内科医师丽塔·卡伦(Rita Charon)于2001年首次提出。叙事医学由于其自身人文性与科学性相融合的特质,弥补了现代医学课程价值取向中的"人性"缺乏以及"人情"缺失,对医学生人生观和价值观的形成以及人文精神和时代精神的培养具有十分重要的意义。随着整体护理观的兴起,叙事逐渐成为护理领域新的研究热点。虽然国内的护理学者已经开始尝试在护理教育中融入叙事医学,但是相应的教学模式和教学理念仍未发展成熟,如何将叙事医学有效应用于护理专业课程教学,是值得护理教育工作者持续关注和探究的问题。为了培养护士的叙事能力,帮助护士提升共情能力、亲和力和对自我行为的反思能力,瑞金医院自2021年起每年开展"医学人文叙事大赛",鼓励护理人员围绕临床的亲身经历,通过对一件件真实案例的讲述,传播医学和护理的温度,践行"广博慈爱、追求卓越"的瑞金精神。这样一种教育方式能够提升护理人员的反思及共情能力,增强其对职业素养的认知,同时也将叙事教育融入护理教学中,是护理人文教育的重要方法之一。

2) 思政教育

2016年全国高校思想政治工作会议及2020年教育部印发的《高等学校课程思政建设指导纲要》均明确了思政教育的重要性,提出了课程思政建设的目标和要求。通过在非思政课程中将专业知识传授和思政教育有机结合,在课程中贯穿思想价值引领主线,课程思政充分发挥专业课程的育人作用。护理思政教育是以护理专业知识为载体,将护理职业精神、社会主义核心价值观、大国工匠精神等思政元素融入护理专业教学,落实立德树人的根本任务,促进学生全面发展和提升核心竞争力,培养满足社会需求的德才兼备的护理人才,进一步推动护理教育及护理行业的发展。

瑞金医院每年组织护理精品课程的遴选,其中非常重要的一部分就是护理思政课程的开展,通过这样一种形式,鼓励临床带教老师将护理专业知识与思政教育理念相融合,在专业课程中培养学生的职业精神与人文素养,旨在结合临床案例自然而然地植入思想政治教育内容,体现"潜移默化"和"润物无声",在知识传授中加强价值引领,从而实现护理人文教育的目标。目前在全院开展的思政课程包括:死亡教育、情绪管理、沟通技巧等,同时一些优秀的教案在上海市护理学会护理教育专委会组织的思政教学能力比赛中多次获得优胜奖。由此可见,开展护理思政课程已成为提升临床教师教学能力的重要途径之一。

3) 与新媒体相结合的护理人文教育

新媒体是利用数字技术,通过计算机网络、无线通信网、卫星等渠道,以及电脑、手机等终端,向用户提供信息和服务的传播形态。新媒体由于其获取信息更为方便、快捷等优势,已成为当今社会信息传播的主要形式。随着新媒体的发展,教学模式也在走向多样化,虚拟仿真教学、翻转课堂等创新教学方法被越来越多地应用于护理临床实践课程中。瑞金医院通过创立"瑞金守护"微信公众号,定期向患者及医护人员推送专业科普知识、护患之间的感人故事等,依托瑞金医院的平台,开展健康科普的宣传工作,展现瑞金医院护理人员的专业与风采。同时,这样一种与新媒体相结合的方式让更多人看到了护理人文关怀的重要意义,有利于正能量的传播,起到了一种很好的"榜样"作用。

4) 公益活动

除了传统的护理人文教育方式以外,瑞金医院还定期开展形式多样的公益活动,例如,"南丁格尔志愿者"和"蓝小医青年志愿服务队"等团队,通过科普宣传、儿童福利院帮扶、义诊等多种方式,培养护理人员的人文素养。在这些公益活动中,瑞金人秉承"广博慈爱"的院训,也践行了医务工作者"敬佑生命、救死扶伤、甘于奉献、大爱无疆"的职业精神,在传递爱心与温暖的同时也收获了"赠人玫瑰,手有余香"的喜悦。瑞金医院手术室自2009年与上海广慈残疾儿童福利院结对,定期组织志愿者到福利院提供服务,关心该福利院残疾儿童的生活和健康,帮助他们走向社会,该志愿者服务项目获得首届上海市卫生计生行业青年志愿服务项目金奖。每年的实习护生、新职工都会加入这项志愿者活动,通过与孩子们的交流、沟通,年轻的护士们学会了如何去关心别人、表达善意,这是一种独有的护理人文教育方式。

5) 医学人文教研室

人文关怀需要一种情怀,更需要医院的整体氛围。瑞金医院临床医学院设立人文教研室,教学团队融合医院各条线的一线工作人员,从多视角出发,以医学人文理论、医护患沟通、医学礼仪、临床困境的思考与处理为基础,并融合对各专科真实案例的人文思考,为医学生在未来临床工作中践行人文关怀提供指导。通过定期开展理论授课,开展医学体验营活动,邀请高中生走进医院感受医学人文,并举办国家级继续教育学习班《基于临床医学人文精神的医患沟通和案例分析演练培训》等多种形式的教学活动,提升医护人员的职业素养,培养其树立人文关怀理念,共同打造有"温度"的医院。

护理人文关怀是社会发展和学科进步的产物,自南丁格尔开创近代护理事业起,护理工作就与人道主义精神紧密结合在一起。人文关怀是护理学的精髓,是贯穿于护理工作全程的爱的体验和行为,以帮助患者达到生理、精神、灵性及社会文化的健康。同时人文关怀也是护理事业发展的内在动力,是专业价值和职业形象的外在体现。在护理教学中培养护理人员的人文关怀意识,需要护理管理者、护理研究者、护理教育者和临床护理人员的共同努力。

▌四、临床护理师资的培训

临床教学作为护理教育的重要组成部分,提供给护生在专业的现实情境下获得专业技能和实践知识的机会,是护理教学的特殊组织形式和重要组成要素。在临床教学中,临床护理教师能够有效地促进学生积极主动学习,引导学生在专业方向上持续发展,其所扮演的角色至关重要。因此,构建服务于护生临床实践以及护士在职教育的临床师资培养体系,是当前全国护理高校、教学医院在临床护理教学和管理中的重要内容和目标。

瑞金医院临床护理师资的培训内容,主要围绕教学基本理论、教学实践技巧、专项教学能力及教学新进展等几个方面展开;教学培训形式采用短期集中培训、定期培训及工作坊等形式开展。

1. 短期集中培训

针对新聘任的临床师资队伍,特别是病区教学干事,护理部组织集中培训,培训内容分为四个模块,具体包括:

(1) 模块一:临床教学管理,包括临床教学管理的规范化实施,以及临床教学大纲和计划的制订与落实。

(2) 模块二:临床教学活动的开展,包括临床教学沟通技巧、临床小讲课、教学查房等。

(3) 模块三:教学方法的提升,包括临床护理教学课件的制作、临床思政教育的开展、临床教学个案的撰写与评价等。

(4) 模块四:教学评价,包括客观结构化临床考试(objective structured clinical examination,OSCE)的应用、临床护理技能操作规范化考核与评分、临床实习生的多维度考核等。

2. 定期组织教学经验分享

瑞金医院常规每季度组织至少一次全院教学干事会议,选取本季度在教学质量督查过程中的优秀教学活动或是校级、市级及以上的优秀获奖教学项目进行公开展示,请相关老师分享在教学任务筹备、设计等过程中的心得与体会,为全院教学师资提供宝贵的教学经验。

以瑞金医院2023年组织的教学经验分享为例,第一季度的主题是关于"思政教学",相关护理教师分享了两个在临床教学中开展的,且获评校级和上海市护理学会优秀项目的教学项目,具体为课程一《Mile's术后会阴切口护理——"肛"化"玻璃"修复人》和课程二《以"护士街头跪地救人"案例在心搏骤停与心肺脑复苏章节教学中的思政融合》。第二季度的主题是关于"教学科研开展",除邀请优秀护士进行关于《青年护士科研之路分享》的主题授课外,还分别进行了优秀教学文章的导读。第三、四季度的主题分别围绕"临床小讲课"和"教学技能大赛"等开展,邀请经验丰富的老师为大家传授经验,为进一步提高临床护理教学质量奠定基础。

3. 个性化专项培训

为不断适应新的教学模式和教学方法,针对性地提升个人的临床教学能力,瑞金医院不定期组织教学专项培训。

2021年7月,瑞金医院在临床护理师资中举办了标准化病人(standardized patient,SP)志愿者的专项培训班;培训班课程由专业团队根据老师们的临床背景和专业基础而设置,包括SP角色分析、SP扮演和特效化妆、SP的教学应用及脚本设计等多个方面;除理论学习外,还涉及了工作坊环节,要求学员完成小组案例的脚本设计和教学应用,共培养了24名SP。

在此基础上,2022年护理部在医院模拟教学中心的支持下,开设了护理模拟师资课程,课程共分为理论授课和工作坊两个大部分:①理论课程,包括总论、医学模拟教师的"角色"定位、医学模拟课程概述、医学模拟技术,以及ADDIE之分析(A)、设计(D)、开发(D)、实施(I)和评价(E)等课程。②工作坊,围绕模拟教学的过程而实施,按照思维导读、教学书写、教学修订、角色扮演、教学诊断和讨论等环节进行开展,每次工作坊就参加的老师前期完成的案例进行讨论、分析和完善,在课程结束以后每组团队都完成了自己的模拟教学案例,这些教学案例在新入职护士培训中得到了广泛应用。

(薛美琴、陈燕、陈瑜、蒋琰、严彬)

第四节 职 后 教 育

一、理论基础

瑞金医院针对全院护士的职后教育培训体系,即护士分层次培训体系,其形成主要基于以下两个理论。

1. 职业生涯发展阶段理论为护士分层次培训体系的构建提供了风向标

职业生涯发展阶段理论是 20 世纪 50 年代,由美国职业管理学家萨柏提出,他在这一领域开展了长达 20 年的研究,基于人的生命周期,将人的职业生涯分为成长、探索、建立、维持和衰退五个阶段。该理论能够将人一生中所从事的职业与其职业生涯相互结合,主要归纳如下。

(1)成长阶段(0～14 岁):主要任务是认同自我,并建立起自我的概念。对不同职业存在好奇心理,这个好奇心在个体的心中占据主导地位,在不断地成长过程中,渐渐有意识地培养自身职业能力。

(2)探索阶段(15～24 岁):本阶段主要是通过在学校的学习来进行自我考察及自身职业探索,完成择业以及初步的就业任务。

(3)确立阶段(25～44 岁):该阶段主要是找到一个适合自己的工作领域,在这一领域中谋求职业的发展。这个阶段是职业生涯的核心,在多数人的职业生涯周期中占据主要地位。

(4)维持阶段(45～64 岁):主要任务是在工作中开发一些新的技能,用以维护自身已获得的成就及社会地位,处理好工作和家庭两者间的关系,寻找后备接替人选。

(5)衰退阶段(65 岁以上):该阶段主要是逐渐地退出自己所从事的职业、最后结束职业,开发、转变新的社会角色,减少在职业中承担的责任和享有的权利,逐渐适应退休生活。

在上述五个阶段中,每个阶段的工作任务均不一样,面临的问题也不同。如果一个人在每一个阶段,都能够扮演好自己的角色,顺利完成自己的工作任务,妥善解决好自己面临的问题,那么就会呈现出良好的生涯形态,事业也会获得成功。

根据该理论,新入职护士在进入医院工作以后,仍处于职业探索阶段后期,随着工作经验的丰富等,会逐步过渡到后面的阶段。这期间,医院应该通过规范护士职业发展路径、积极制定分层管理培训方案等,通过科学的管理策略帮助护士顺利过渡至每一个成长阶段,同时帮助护士尽早达到职业稳定期或成熟期,最大可能地延缓衰退期的出现,尽可能维持护士的临床工作能力。

2. Benner"从新手到专家"理论为护士职后教育培训提供了指导意义

美国 Benner 教授通过结合"技巧获得模式",于 1982 年提出了临床护士"从新手到专家"的成长模式。该理论将护士的专业成长过程分为新手(novice)、初学者(advanced beginner)、胜任者(competent)、熟练者(proficient)、专家(expert)五个循序渐进的阶段。该理论强调护理专业的实践性及应用性,护士的成长不仅包括对理论知识的掌握,还包括实践能力的提升。随着工作经验的不断丰富,护士的理论知识由浅入深,实践能力也得以提升。该模式对临床进阶制度(clinical ladder)的发展、推进有着深远意义,打破了护士晋升渠道仅有行政管理这条唯一通道的传统。

根据这一理论,医院对全院护士进行了客观分层,包括轮转护士(N0)、初级责任护士(N1)、中高级责任护士(N2)、专业组长(N3)和高级实践护士(N4),并对各能级护士进行了核心胜任力的设定,以及确定分层次培训内容。

二、新入职护士的规范化培训

1952 年,美国护理联盟提出护理专业的教育不仅仅是专业与能力的教育,也是护理核心能力的教育,其中包括评判性思维、观察与评估病情的能力以及人际沟通等。Massarweh教授提出护理理论知识学习和临床实践能力培养都至关重要。瑞金医院新入职护士培训包括对 N0 轮转护士和 N0 轮转定科护士进行培训(其中 N0 轮转护士 1 年,N0 轮转定科护士0.5 年),分为岗前理论集中培训、岗前胜任力分模块培训、基础理论和技能培训以及 N1 进阶前的培训。

(一) 培训大纲及计划的制订和实施

根据我国《护士条例》,医疗机构应当制订、实施护士培训计划并保障护士接受培训,以保障医疗安全和人体健康,促进护理服务的持续优质发展。规范化培训是新入职护士毕业后教育的重要组成部分,也是从新手成长为专家的关键性阶段。2016 年国家卫计委办公厅印发的《新入职护士培训大纲(试行)》中明确指出:各医疗机构要高度重视新入职护士培训工作。《全国护理事业发展规划(2021—2025 年)》提出:预计到 2025 年,所有三级综合医院健全新入职护士培训机制,参加培训人员比例不低于 95%。

1. 培训目标

通过培训使新入职护士掌握从事临床护理工作的基础理论、基本知识和基本技能;具备良好的职业道德素养、沟通交流能力和落实责任制整体护理所需的护理服务能力(例如,专业照顾、病情观察、协助治疗、心理护理、健康教育、康复指导等);增强人文关怀和责任意识,能够独立、规范地为患者提供护理服务。

2. 培训内容

1) 基本理论知识

(1) 法律法规:熟悉《护士条例》《侵权责任法》《医疗事故处理条例》《传染病防治法》《医疗废物管理条例》《医院感染管理办法》等相关法律法规。

(2) 规范标准:掌握《临床护理实践指南》《静脉输液操作技术规范》《护理分级标准》《临床输血操作技术规范》等规范标准。

(3) 规章制度:掌程护理工作相关规章制度、护理岗位职责及工作流程,如患者出入院管理制度、查对制度、分级护理制度、医嘱执行制度、交接班制度、危急值报告及处置制度、病历书写制度、药品管理制度、消毒隔离制度、职业防护制度、不良事件报告制度等。

(4) 安全管理:掌握患者风险(如压疮、跌倒、坠床、非计划拔管等)的评估观察要点及防范护理措施、特殊药物的管理与应用、各类应急风险预案、护患纠纷预防与处理方法、护理不良事件的预防与处理方法等。

(5) 护理文书:掌握体温单、医嘱单、护理记录单、手术清点记录单等护理文书的书写规范。

（6）健康教育：掌握患者入院介绍要点、出院指导内容、疾病康复知识、常用药物的作用与注意事项、常规检验或检查的准备与配合要点、常用临床护理操作技术的告知与配合要点、合理膳食、功能锻炼、起居安全、心理疏导等方面的健康教育内容。

（7）心理护理：掌握患者的心理特点，以及对常见心理问题（如应激反应、焦虑、情感障碍等）的识别和干预措施，为不同年龄阶段患者及特殊患者提供恰当的心理护理。

（8）沟通技巧：掌握沟通的方式、基本原则和沟通技巧，与患者、家属及其他医务人员之间进行有效沟通。

（9）职业素养：熟悉护理职业精神、医学伦理、护士职业道德和职业礼仪、医德医风、医学人文等方面的职业素养要求。

2）专业理论与实践能力培训

掌握内外科常见疾病的病因、症状、体征、处理原则，并熟练运用专业理论知识进行常见疾病的护理评估、病情观察及护理干预。

3）常见临床护理操作技术培训

掌握常见临床护理操作技术的目的、操作要点及规范流程，并熟练运用常用的临床护理操作技术为患者实施护理。

3. 培训周期

新入职护士规范化培训包括上岗培训、基本理论知识及常见临床护理操作技术培训、临床轮转，完整周期共计 24 个月。

4. 培训的实施

新入职护士规范化培训的实施分为集中培训、分模块培训、基础培训三个阶段，在实施形式上采取理论知识培训与临床实践能力培训相结合的方式，以帮助新职工完成理论知识向临床实践的转化，实现从学习者向实践者的身份转变。具体的培训方法包括课堂讲授、小组讨论、临床查房、情境模拟、个案护理等。

1）集中培训

集中培训是指在新护士入职的初期阶段，通过一系列集中的培训和教育活动，使得新职工能够快速了解组织文化、规章制度、工作流程和工作要求，以便新职工能够迅速适应工作环境和岗位要求。培训设置在新护士入职后的前两周进行。主要培训内容涉及医院及护理文化、职业素养、职业技能、职业规划等方面。培训要求：①确保培训内容的实用性和针对性，避免过度理论化；②考虑成人学习的特点，采用互动式、参与式教学方法；③定期更新培训内容，以反映最新的临床实践和行业标准。

2）分模块培训

分模块培训是指根据护理实践的范畴，将护理知识和技能划分为不同的模块进行基础和实践培训，使新职工能够系统地学习和掌握相关专业领域的知识，逐步建立起全面的护理服务能力，为临床实践做好准备。分模块培训的内容涉及信息化模块、基础护理操作模块、静脉管理模块、案例分析模块、护理制度模块。培训的实施采用自学、课题示教、分组汇报等多种形式相结合，调动新职工的自主学习能力，使其能够充分融入临床实践中的学习情境，逐步建立起护理服务相关的综合技能框架。

3）基础培训

基础培训是规范化培训的第三阶段，也是持续时间最长的阶段，旨在通过理论教学和实践应用不断强化新职工的护理学理论知识基础与护理技能,使其熟练掌握并运用相关知识和技能开展规范、合格的临床护理服务。基础培训主要分为理论培训和操作培训,培训任务分别由护理部和轮转病区承担,渗透于临床轮转的各个阶段。培训实现形式为课堂讲授、情境模拟、临床查房和个案护理等。理论培训的内容主要涉及内外科常见疾病的病因、症状、体征、处理原则,以及常见疾病的护理评估、病情观察及护理干预的实施。操作培训的内容则为常见临床护理操作技术的目的、操作要点及规范流程。

(二) 培训方法

瑞金医院对新入职护士的培训方法常用的有讲授法、演示法和练习法、VR 教学方法、情境模拟教学法等。

1. 讲授法

以语言传递为主,包括口头语言传递和书面语言传递。主要包括讲述、讲解、讲读和讲演四种形式。这种方法的特点是教师讲,学生听,能够在短时间内系统地传授知识,以教师为主导,使教学活动有目的、有计划地进行。讲授法可通过线上与线下相结合的方式进行。岗前理论集中培训的课程,如瑞金医院护理介绍、职业防护、安全警示教育等采用线下培训方法;而基础理论中的病情观察、休克期护理等可采用线上培训方法。

2. 演示法和练习法

演示法是以直接知觉为主,通过老师对直观教具的演示、学生对实物的参观,达到学习目的;练习法是以实际训练为主,让学生培养相关专业技能、行为习惯、理论运用能力的一种教学方法。如岗前胜任力培训中的护理急救技能模块和基础操作模块就采用教师演示和学生练习相结合的培训方式。

3. VR 教学方法

(1) 定义:VR 是虚拟现实技术(virtual reality)的简称,是指利用计算机技术,构成一个虚拟的、逼真的世界,用户通过一定的输入或输出设备,参与虚拟世界,形成交互,将自己真实的动作、行为等表达为虚拟世界中对物体的控制等行为。目前常将其用于医学生外科手术、心肺复苏及设备操作等技能培训中。三维重建是指对三维物体建立适合计算机表示和处理的数学模型,是在计算机环境下对其进行处理、操作和分析其性质的基础,也是在计算机中建立表达客观世界的关键技术。

(2) 背景:自 2003 年起 VR 技术被应用于护理领域,如护理的教育培训,有研究者设计和开发了关于"眼睛的结构和功能"的 VR 学习系统,学生可以更好地理解眼睛的结构和功能;也有研究者构建了全数字化的虚拟可视人体三维解剖模型,可清晰地显示解剖细微结构,促进了学生对人体解剖结构的理解和掌握。除此之外,VR 技术还能够提高医学影像的视觉性和健康教育的效果等。在传统的方法中医生往往是根据 X 片或者数字形式的二维图像,依靠"在头脑中进行三维对象重现"来进行分析和诊断。三维重建技术通过应用计算机图像处理技术,可将平面二维图像变为更加直观的三维虚拟模型。在临床教学中往往通过在影像学检查技术螺旋 CT 扫描的基础上,通过计算机将扫描采集到的图像、数据进行重建,从而产生直观、立体、高质量的三维图像。

(3) 方法:我们将血管影像三维重建和 VR 技术融合运用在新入职护士岗前胜任力培训中的静脉管理模块培训中。选取血管通路正常的患者的临床真实薄层 CT 序列,导入"医学影像智能实时重建及拓展视界交互平台",通过软件的实时 3D 重建功能形成静脉导管及人体相关三维图像;通过软件的 VR 重建功能,形成 3D 重建图像的 VR 图像,借助软件的放大、缩小、旋转、切割等一般功能,帮助新护士对人体血管及静脉血管通路进行全视角的观察;借助软件的教学辅助功能,对血管等人体组织的解剖结构进行高亮/半透明显示,有助于找到相应的解剖结构;根据常见静脉血管通路置入位置,在血管影像重建图像上绘制导管位置及走行,有助于理解静脉血管通路常见走行及异常变化。VR 课件主要内设 3 个功能模块:①输液工具选择,可选择不同的输液工具操作内容。②操作演示,可播放 3D 效果全景视频并讲解操作步骤。③异常静脉血管通路演示,可播放静脉血管通路的异常位置及走形。培训时,由软件工程师统一协助操作交互设备并进行实时投影播放,帮助学生进入预设场景进行学习。

(4)成效:培训后,采用 VR 教学培训的新护士的理论成绩均分略高于采用传统讲授法培训的新护士($P<0.05$)。运用定性研究结果进一步解释补充,VR 教学培训可以带来直观的学习体验,能够促进学习者对知识的理解与记忆等,因此 VR 教学培训在传授理论知识方面有积极意义。而在操作成绩方面,两种培训方法的培训效果差异不大($P>0.05$)。提示 VR 教学培训有助于静脉治疗工具的选择与使用,但目前 VR 教学培训缺乏沉浸式操作功能设计,互动性不强。在自我效能感方面,采用 VR 教学培训的新护士的相关得分均分略高于对照组($P<0.05$)。提示 VR 教学培训后新护士更加有信心进行临床操作,也更有自信跟患者沟通解释,因此 VR 教学培训对提高自我效能感有积极意义。在课程满意度评价方面,采用 VR 教学培训的新护士的相关得分均分略高于对照组($P<0.05$)。提示 VR 教学培训可提高新护士对课程的满意度。随着时间推移,采用上述不同方法进行培训的新护士在理论、操作及自我效能感方面是否有差异有待进一步研究和探讨。

4. 情境模拟教学法

1)定义

(1)情境认知理论:是继行为主义"刺激—反应"学习理论与认知心理学的"信息加工"学习理论之后出现的一个重要学习理论,充分考虑了社会文化因素对学习的影响,被认为是真正接近了人类学习的本质。

情境认知理论认为人类所有的知识都是人的活动和情境互动的产物,人的学习内在地依存于背景、情境之中,学生把学习的知识运用到社会和自然情境中时,才是有意义的学习,所获得的知识才是最有用和最完整的。同时该理论也强调学习的设计要以学习者为主体,学习内容要基于真实的情景,并要与人类社会的具体实践相联系,通过类似人类真实环境和实践的方式来组织教学,将知识的获得与学习者的发展、身份建构等结合在一起。情境认知理论的观点会影响教学系统设计与学习环境开发等多方面的教学理念,为情境模拟教学提供了理论依据。

(2)情境模拟教学法:情境模拟教学法是基于情境认知理论的一种教学方法。最早来源于罗伯特·利兹马等人研究的、当时被称为"模拟游戏"的一种方法。美国心理学家茨霍恩则首先提出了这个概念,其意指用于"实地"(intray)测试,即对人的心理或行为的测试。通过对工作环境及管理模式的设定,由被训练者按照设定要求完成单项或多项任务,从而锻炼或考查其某项技能水平或工作能力。国内学者根据自己的课程对情境模拟教学法给出不同的描述。有学者认为情境模拟教学法是一种将角色扮演、对话练习和情境教学融为一体的,能够将学习和兴趣结合起来的仿真模拟演习教学法。也有学者提出,情境模拟教学法是通过创设接近真实的临床情境,对事件或事物发生与发展的环境、过程进行模拟或虚拟再现,让学习者参与其中,进而获取知识、提高能力、增进情感体验的一种教学方法。

（3）医学情境模拟教学:通过创设接近于真实的临床情境,对事件或事物发生与发展的环境、过程进行模拟或虚拟再现,为学习者提供一个无风险的学习临床知识和技能的条件与环境。

（4）护理情境模拟教学:有学者认为"护理情境模拟教学法"是指教师围绕某一教学主题,创设情景并引导护生扮演角色,将事件的发生、发展过程进行模拟或虚拟再现出来。但从本质上来说,护理情境模拟教学是医学情境模拟教学在护理教学中的应用。

2）背景

情境模拟教学法可以让学生在模拟的工作场景中反复尝试、犯错并从错误中学习,从而为将来的职业生涯做好准备;也可以让护理人员通过模拟新的工作场景进行学习和实践,更新知识和技能。目前,情境模拟教学已被广泛应用于临床实习生的教学中。由带教老师根据实际情况和需求设置临床情景,采用案例分析与情境模拟相结合、高级模拟人的应用等方法让实习生尝试真实的临床工作,提高其对临床问题的应对能力。因此,情境模拟教学是连接理论教学和临床实践的桥梁,其作用是在理论学习的基础上提供实践机会而不是替代理论学习。情境模拟教学既可用在技术性技能模拟教学中,也可应用在非技术性技能模拟教学中。通过技术性技能模拟教学可规范化地将护理操作技能传授给学生,学生能够"身临其境"地表现出真实的工作状态,暴露真实存在的问题;针对问题进行讨论与分析,使学生对自身行为和临床思维产生反思,探寻解决问题和改进行为的策略;在今后的临床实践中持续改进,为患者提供安全的医疗环境,提高护理质量。非技术性技能包括情境感知、决策制定、沟通能力、团队协作、领导能力、压力管理等技能,培养学生的临床思维能力、人际沟通能力、团队协作能力、适应环境和自我调节能力。

3）情境模拟教学的优势和不足

（1）优势:可按需设计、过程可调控性高;难度可以保持一致;学习可重复性、对患者无风险性;可触发学生反思,使其从错误中改进自身行为;还可产生大量有效的数据,利于后期分析和研究。情境模拟教学的这些优势有助于促进学生主动探索知识、发现问题,建构所学知识的意义。运用自己原有认知结构中的相关经验去理解当前情境下所学的知识,从而增强对新知识的理解,梳理知识间的逻辑关系,形成可长期储存的认知结构。同时,情境模拟教学锻炼学生的动手、沟通、发现和解决问题的能力,培养评判性思维能力、临床决策能力及协作能力等综合能力。除此之外,在情境模拟教学过程中教师需综合分析教学目标和学生的能力,不断学习临床研究的最新进展,加强知识储备;教师还需正确引导学生自我反思、发现问题,并向其系统地传授分析和解决问题的方法,不断进行思维训练。因此,情境模拟教学也有助于教师综合素质的提升。

（2）不足:①和传统的灌输式教学相比,情境模拟教学法需要教师投入大量的时间和精力,教师需要预先根据案例创设各种情景,撰写相应的导师教案、SP 教案等。由于在情境模拟教学过程中缺少真实患者的反馈,因而需要与真实的临床工作相结合、相互补充。②缺乏标准化评价体系。目前,国内研究者大多是自行设计评价工具,缺少信效度检验,不能充分反映模拟教学的效果。而有效的评价体系既能客观、综合评价学生的学习效果,又能促进教师进行后期教学改进。③实施情境模拟教学对授课教师的专业知识水平和临床实践经验均提出较高要求,需要集理论教学能力和实践教学能力于一体的专业课教师,而目前临床的老师大多没接受过情境模拟教学专业的培训,缺乏一定的教学经验。

4)课程设计

情境模拟教学法可单独使用,也可和其他教学法联合使用,如 PDCA 法、案例学习法等,这里主要介绍瑞金医院情境模拟教学课程的设计方法——基于 ADDIE 教学设计模型的课程设计。

ADDIE 模型是 1975 年美国佛罗里达州立大学教育中心在著名教育学家罗伯特·加涅(Robert M. Gagné)的帮助下研发的。ADDIE 模型是一整套系统性的发展教学方法,包括分析(analysis)、设计(design)、开发(development)、实施(implementation)、评价(evaluation)五个阶段(表 3-1)。分析和设计是教学过程的基础,开发和实施是教学活动的核心,评价是教学结果的保障,各个阶段互为联系,又相对独立。

表 3-1 ADDIE 教学模型

阶段	教学相关内容
分析	(1) 教学目的:①解决知识和技能方面的缺陷;②课程期望达到的理想效果。 (2) 学生特征:当下的知识和技能水平、经验、语言能力、动机等,为之后的决策提供信息。 (3) 教学资源:①内容、技术、设备、人员;②可用的教学方法。
设计	(1) 学习目标:为实现教学目的而设定具体的、可测量的行为。 (2) 教学策略:①在课程内容和学习目标之间建立明确的联系;②以逻辑顺序推进学习内容和学习活动。 (3) 测试策略:为学习者的学习进展以及是否达到既定学习目标提供反馈。
开发	(1) 学习资源:为导师和学习者提供指导,将案例、教学策略与支撑的媒介进行整合的内容素材。 (2) 验证:通过相关各方的审核,以及后续的修订,对开发的资源进行验证。 (3) 试运行:通过试运行中的观察及之后的反馈,能够在正式运行前对教学方案进行最后的调整。
实施	(1) 学习者参加课程:通知→报名→预习必要的学习资料→参加课程。 (2) 教师的课前准备:导师(课程设计者)指导完成各项课前准备工作→安排合格的主讲教师→针对性开展课前师资培训会→正式授课。
评价	(1) 形成性评价:在课程运行中优先使用,以确定学习资源的质量是否符合设计要求。 (2) 终结性评价:在课程运行后进行,分为三个级别:1 级:感受——课程参与者的满意度;2 级:学习——知识和技能的收获度;3 级:成效——学会的知识和技能在实际工作中的转化度。

(1) 分析(analysis):指对教学目的、学生特征、教学资源进行分析,是决定能否开展培训的关键。

(2) 设计(design):是指设计学习目标、教学策略和测试策略,形成初步的培训课程。学习目标是为实现教学目的而设定具体的、可测量的行为。上述的教学目的是以"教"为中心,而没有体现以"学"为中心,因此在分析教学目的的基础上,形成一个或数个教学目标,针对教学目标设计一个或数个学生的学习目标,从而实现教学目标(详见图 3-3)。教学策略是在课程内容和学习目标之间建立明确的联系，以逻辑顺序推进学习活动。测试策略是为学习者的学习进展以及是否达到既定学习目标提供反馈。

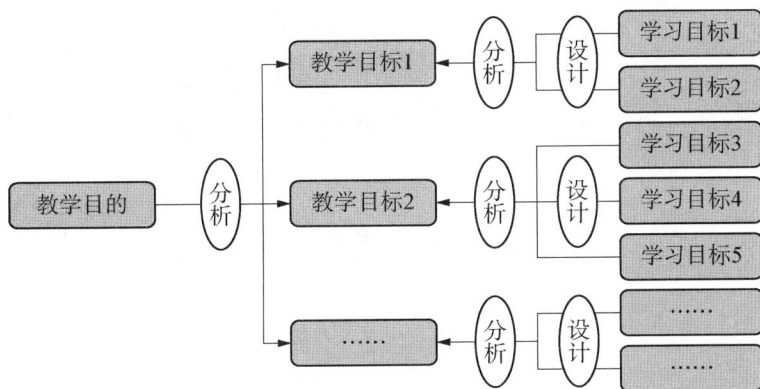

图 3-3　教学目标分析和设计

（3）开发（development）：是指开发学习资源、验证和试运行。其中学习资源是为导师和学习者提供指导，将案例、教学策略和支撑的媒介进行整合的内容素材。一般课程的教案包括人、事、景、物、课程环节五个方面。①人：包括教师、学生、演员等，若为技术性情境模拟课程，还应包括某项技术；②事：包括情境剧情发展、起止节点、预期行为、触发事件等；③景：包括模拟场景、布场要求、环境配置等；④物：包括模拟对象、模拟设备、医疗设备、消耗物品、评价工具、文印资料等；⑤课程环节：包括事前简介、案例运行、复盘反馈、布置还原等。最终开发形成完整的课程教案。验证是通过相关各方的审核以及后续的修订，对开发的资源进行验证，可以通过模拟教学专家、SP、教学管理者共同参与进行多次的集体备课，验证课程的可行性。试运行是通过观察和反馈，在正式运行前对教学方案进行最后的调整。也是在完成课程验证后的最后一次运用在水平相近的学员中进行最后一次集体备课。

（4）实施（implementation）：包括学生的准备和教师的课前准备。其中学生需要做的准备是先预习必要的学习资料；而教师在进行正式授课前需完成各项课前的准备工作（如资料、环境、物品等的准备，指导 SP 熟悉教案和现场演绎等），安排受过培训且合格的主讲教师，并且针对性开展课前师资培训会。

完整的情境模拟课程包含三个环节：任务简报环节、情境演绎（模拟实践）环节、反思讨论环节。在任务简报环节，教师是对整个情境进行介绍、发布任务，学生主要是接受任务，这个环节大约用时 5min。在情境演绎环节，教师主要进行多角度观察、发现并记录问题，而学生在这阶段是暴露问题，这个环节的用时占整个课时的 1/3 左右；在反思讨论环节，教师是引导反思、完成最终的教学目标，而学生主要是反思自身的行为、达到学习目标，该环节的用时占整个课时的 2/3 左右。

从上述情境模拟课程三个环节的用时上不难看出整个课程最重要和核心的部分是反思讨论环节，是学生自主学习的过程。何谓反思讨论？"反思讨论"作为名词是指模拟学习活动中一个正式的协作式反思过程，在模拟活动结束后由教师发起的讨论。其作为动词是指在模拟活动之后举行的环节，教育工作者/指导者/教师和学生重新审视模拟过程，以便达到共同目的。由于反思讨论过程能促进临床思维和审辩式思维的发展,故应鼓励学生对其在模拟活动中的各种表现和情况进行反思和反馈。在情境模拟教学中仅单纯的模拟体验不足以改变行为,而反思有助于学生审视自己的行为并进行自我更正,反思讨论的目标是发现并填补学生的表现差距。在学生的学习过程中,学习的结果和学生的行为是可以看见的,而学生的整个逻辑思维框架是看不见的,但是可以通过反思讨论推导出来。因此,需要针对现有的学习结果,通过教师引导学生反思,改变其今后的行为并产生新的逻辑框架。(详见图 3-4)

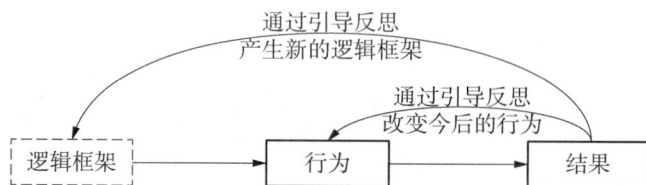

图 3-4　引导反思的目的

(5) 评价(evaluation):评价分为形成性评估和终结性评估,且贯穿于培训全程,上一阶段的评价反馈内容可作为下一阶段分析的关键依据,有利于持续改进培训项目。形成性评价是课程运行中优先使用的评估方法,在培训过程的每个阶段均可进行评估,以确定学习资源的质量是否符合设计要求。终结性评估是课程运行后进行的评估,可分为三个级别:1 级是课程参与者的感受,如满意度调查;2 级是学习者对知识和技能的收获度,如课后理论及技能考核;3 级为学习者学会的知识和技能在实际工作中的转化度,可纵向了解学习者在实际工作中应用知识和技能的情况。

5) 情境模拟教学法在新入职护士培训中的应用

(1) 师资培训:在全院招募临床教学干事和护理骨干共 27 人,进行 6 次理论课程和 6 次工作坊实践课程的培训。

(2) 课程设计:针对新入职护士的特点,设计护患沟通、胸腔闭式引流管滑脱处置、规范交接班、重症患者转运四项情境模拟课程。

(3) 实施对新入职护士的培训:每季度一次,在护士入职第 2 个月按以下流程进行培训:护患沟通培训——入院第 5 个月(规范交接班)——入院第 8 个月(胸腔闭式引流管滑脱处置)——入院 1 年(重症患者转运)。通过这些培训课程,提升新职工的沟通能力、危机识别和处置能力等。每批培训 10 位新入职护士,每次培训时间为 2 小时左右。

(4) 成效:以护患沟通课程为例,在培训后对新入职护士进行访谈,有新职工表示"能调动学习积极性,使我们百分百参与到教学中,不像以前传统理论授课那样,老师在上面讲,我们在下面听就行了""我很喜欢这种教学方式,在情境模拟课堂上,可以很好地融入其中,并将我真实的处理问题的方式显露出来,即便是存在问题的,老师也能在后续的复盘环节引导我发现问题存在的原因,引导我掌握解决问题的正确方式""症状护理中的病情判断对我来说是最难的,在情境模拟教学中,需要对症状进行判断,另外还需要用沟通技巧去合理解决问题,对我们评估患者病情、合理落实护理健康教育等有很大帮助""在情境参与方面,我们会反复思考整个过程以及下一步该怎么做,遇到问题该如何处理,提高了我们的思维能力和判断力""情境模拟教学时,每个成员都有自己的优点和不足之处,通过讨论如何更好地展示,我们的沟通能力得到了大幅度提升"。

从结果看新入职护士结合设置的情景独立实施健康教育、识别沟通障碍、在沟通中收集信息并提出合理建议,使其身临其境,独立思考和操作,促进知识转化,锻炼逻辑思维,提升团队协作能力,由此产生成就感,进而提升学习的主观能动性。此外,新入职护士通过在情境模拟教学中的沟通学习,提升了倾听、洞察、抚慰患者的沟通交流能力;在角色扮演中,新入职护士对患者的临床问题进行分析和演示,通过换位思考可以深刻感受患者及家属的心理状态,有助于他们提高对患者的共情能力,塑造职业精神。在模拟的场景处理纠纷和冲突,使新入职护士能够早期面对未来可能遇到的困难情景,锻炼他们用恰当的语言和沟通方式化解矛盾的能力,强化与患者沟通交流的策略、技巧,使其自行发现与患者沟通中存在的问题并主动寻找解决问题的方法。

(三)考核及评价

新职工考核与评价应紧扣规范化培训目标,全面评估护士的学习表现及成果,持续促进新入职护士专业知识和临床实践能力的提高。考核与评价的原则包括:①全面性:考核内容应涵盖新入职护士在培训过程中所学的全部知识和技能;②客观性:考核评价应基于客观的标准和数据,确保评价的公正性和准确性;③持续性:考核评价应贯穿整个培训过程,及时反馈新入职护士的学习进展;④激励性:考核评价应具有激励作用,鼓励新入职护士持续学习和提升自我。

考核与评价的内容分为平时考核和最终考核两大部分。平时考核包括理论考核、操作考核、实践评价3个方面。理论考核由护理部主持实施,对基础理论培训内容进行定期笔试,并对考核成绩予以公示和反馈。操作考核由护理部和轮转科室共同负责完成,护理部每月公布操作考核项目并组织考核,病区根据培训计划及专科特色确定每月考核的基础项目及专科项目,以标准化配比构成新入职护士的操作考核成绩。实践评价由轮转科室实施和完成,护士长依据能级评价标准对新入职护士的临床护理能力进行全面评价,评价分数作为新职工出科考试成绩的重要组成部分。

最终考核采用OSCE的形式进行,以全面评估新入职护士的临床实践能力及规范化培训的效果。OSCE,即客观结构化临床考试,是一种临床技能评估方法,被广泛应用于医学教育和临床实践评估中,旨在通过模拟临床场景,让考生在真实或模拟的医疗环境中展示其临床技能、知识、态度和行为。该考核的特点是结构化、标准化和客观性,能够全面评估考生的临床能力,包括沟通技巧、临床决策、操作技能等。该方法允许考生在不同的临床场景中展示其能力,从而更好地反映他们在实际工作中的表现,被认为是一种可靠的评估工具,能够有效地预测考生的临床实践能力。

三、基于能级的专科护士教育

《全国护理事业发展规划(2016—2020年)》明确指出应加强专科护士培养。明确专科护士培训要求、准入条件、工作职责及服务范畴,建立专科护士管理制度等。培养专科护士是护理事业发展的重要方向,在提高护理服务质量、提升护理发展水平方面具有重要作用。护理专科化是指在护理范围内某一特定临床领域的护理实践。1900年美国学者DeWitt首次在 *American Journal of Nursing* 上发表了专科护理的问题,被认为正式提出了"专科护理"的概念。20世纪五六十年代美国开始大规模的护理专科化发展,至20世纪80年代已发展成熟,并逐渐被各国接受和引入。专科护士是指具有护士职业资格,在某一护理专科领域能为患者提供系统、连续、专业护理服务的临床护理人员。

(一) 血液专科护士教育

血液病患者面临疾病诊疗耗时长、化疗不良反应多、极易发生感染和出血等困难,对疾病认知不够,出现心理焦虑、恐惧等,这些难题的解决需要护士具备丰富的血液病专科护理知识和技能。血液专科护士是指经过系统规范化培训,在血液病专业知识和实践技能方面具有较高水平,并具备一定的教学、科研及管理能力,能够承担对血液病患者的护理工作及血液科管理工作的护理工作者。

1. 培养目标

培养具备良好的政治思想素质和职业道德素养,热爱血液专科护理事业,具有爱心、同情心,具有慎独精神和团队协作精神,具有扎实的专业理论知识和熟练的护理操作技能,能独立解决本专科护理领域内的常见护理问题,具备较好的护理教学能力、临床护理研究能力和护理管理能力的血液专科护士。要求护士熟悉本专科领域的疾病护理特点和研究热点,能应用循证护理方法解决专科领域内的常见问题。

2. 培养方向

专业理论学习能力、临床实践能力、沟通交流能力、教育咨询能力、护理管理能力、科研创新能力、教学能力。

3. 培养模式

综合国外专科护士培养方案和本院层级模式,确定血液专科护士的培养层次。遴选的基本条件:能级为N2以上,本科及以上学历,护师及以上职称,专科工作年限≥5年,取得上海市护理学会肿瘤适任证、PICC穿刺/维护适任证、GCP证,有临床带教的经验。

培养时间:2年;培养形式:半脱产。每周理论学习7学时,临床实践12个月,覆盖血液科普通病房、干细胞采集中心、移植病房、CART病房;发表论文1篇。

基于能级的专科护士准入标准:①初级血液专科护士准入标准:达到N2b,获得血液专科护士培训;②中级血液专科护士准入标准:N2b能级以上,获得血液专科护士培训,能熟练掌握血液专科操作,进行PICC穿刺和干细胞采集;③高级血液专科护士准入标准:中级血液专科护士准入后,继续从事血液病临床护理工作,N3a能级以上,且具备本科及以上学历者;进阶到中级的血液专科护士可以独立出医护联合门诊。血液专科护士培训模式见表3-2。

表3-2 血液专科护士培训模式

项目	内容
培养机构	培训基地:学会和医院
	实习基地:亚专科血液科病区+多家医院联合
培训形式	开设专科护士培训班
	理论讲座与临床实践培训相结合

（续表）

项　目	内　　　容
理论知识培训	培训方法：面授＋网络集中理论授课
	培训时长：每周
	培训地点：学会和医院
操作实践培训	培训方法：采用集中培训＋临床实习方法培训
	培训时长：24个月
院内外交流学习	参加全国学术会议
	参观访问

4. 课程设置（见表3-3）

表3-3　血液专科护士培训内容

项　目	内　　　容
专科护士介绍	介绍专科护士角色及发展
血液病护理概论	血液病的概念、分类、病理诊断、分期
	血液病发展现状、发展趋势、专业领域新进展
	血液病前沿治疗方案、治疗理念、细胞免疫治疗
	血液病常用药物及药理知识
	血液病检验项目及分析
	血液病检查项目
	靶向药物应用及护理
	生物免疫治疗及护理
血液病护理知识	并发症护理：恶心、呕吐、便秘、疼痛、脱发、腹泻、发热、凝血功能障碍等
	癌痛的定义、分类方法、评估处理原则、评估工具
	化疗药物分类、给药途径、正确使用方法
	预防化疗药物的不良反应，如静脉炎、消化道反应、骨髓抑制、过敏反应
	化学治疗静脉血管评估及选择
	静脉药物配置中心及药物配制操作规程
	职业安全防护：抗肿瘤药物的危害途径、药物暴露、污染途径、药物配制操作规程、废弃物处理
	放射治疗的不良反应及防治原则
	放射介入治疗、生物靶向治疗、中医治疗的护理
	血液病患者居家护理和康复理疗

(续表)

项目	内容
	患者营养评估、营养支持
	血液病患者预见性护理和临终关怀
	血液病患者心理护理,识别发现期、确诊后、治疗期、康复期心理反应
	患者心理治疗方法:支持性心理治疗、认知行为治疗
	护士的心理应对
	家属及亲友的心理反应及情感支持
护理管理知识	护理管理方法
	沟通交流技巧
	护理信息化管理方法
	风险管理、人力资源管理、质量管理
	护理研究的基本步骤、伦理问题和学术道德
	临床带教方法
	护理绩效管理方法
	科研论文写作技巧
	专利申请、转化
专科护理技能	外周中心静脉导管的植入、维护流程
	静脉输液港的应用和护理
	血液病基础操作,如:骨髓穿刺术与护理、腰椎穿刺术与护理、骨髓采集术与护理
	自体造血干细胞采集技术护理
	输血及相关技术
	危重患者抢救技术
	介入治疗护理技术
	仪器设备应用及注意事项
	造口护理技术
	患者伤口及皮肤护理技术

5. 临床轮转安排

遵循能级培养安排,制定临床实践轮转方案。护士需要到核医学科、超声科、干细胞采集中心、移植病房、化疗病房、日间门诊进行轮转,共计3个月。

6. 临床实践内容

按照要求完成所管患者的护理工作。参与专科病区医疗实践,参加分管床位的医疗查房、病例讨论,撰写2份整体护理病历,主持护理教学查房,开展专科小讲座,参与见习、实习护士和低年资护士的临床带教工作。熟悉人力资源管理、病区环境管理和护理质量控制等内容。

7. 考核评价

(1) 课程考核:课程考核以形成性评价考核为主,考核形式在传统理论考核、实践操作考核的基础上,应用基于专科护理的临床病例讨论、专科发展前沿的综述撰写等方法,使护士熟悉专科领域,培养发现问题、分析问题和解决问题的能力。

(2) 临床能力考核:采用以疾病案例为主的护理理论知识和护理操作技能考核。对临床思维能力进行考核,根据专科培养方向,基于临床病例,考核 2 项基础护理技能和 4 项专科护理技能。

(3) 科研能力考核:在论文选题方面,要求选题应从临床实际出发,与临床专科护理实践紧密结合,具有科学性与实用性;研究结果应对提高专科护理质量、促进临床护理实践具有一定的价值。要求撰写 1 篇文章(临床论著、病例分析报告或文献综述)。

(二) 基于岗位胜任力的烧伤专科各层级护士培训

烧伤护理作为护理学科亚专业,集烧伤预防、康复护理、伤口护理、危重症护理、康复护理、心理护理等于一体,具有较强的专业特点,因而对护士提出更高的专业要求。在护理队伍中培养一专多能的烧伤专业护士,促进专科队伍的稳定和专科护理水平的发展,同时提高患者安全、深化优质护理服务内涵。

瑞金医院护理部自 2013 年起实施基于岗位胜任力的护士分层培养模式,根据护士的年资、学历、职称及核心能力等情况将其划分为不同能级,并通过定级、定岗、定责、定薪,针对不同能级的护士设置不同的护理管理目标,采取相应的考核、管理方式。而一名刚毕业的护士需要经过 3～5 年的培养才能成为一名能完全胜任烧伤科工作的护士,因而在不同阶段制定相应岗位胜任力培训方案尤为重要。

1. 不同层级烧伤专科护士的培训目标

包括专科知识、技能和应具备的能力。总体目标是在不同的能级状态下,护士通过培训掌握专科知识、技能以及具备相应的岗位胜任力。

(1) N0 护士(轮转定科):N0 护士为新入职护士经轮转后选科入烧伤整形科的护士。培训时间为 6 个月,在此阶段主要将烧伤护理的理论知识和实践相结合,能够掌握各项基础护理和基本专科操作护理,能独立完成辅助班工作和对轻病房二级、三级护理患者的护理工作。

(2) N1 护士:N0 护士按护理部要求完成各项培训、考核合格后晋升为 N1 护士。培训时间为 18 个月,在此阶段主要将烧伤专科护理、重症基础护理的相关理论知识和实践相结合,掌握各项烧伤专科护理、重症基础护理知识及操作技能,完成在烧伤门诊的轮转。能独立承担负责轻病房一级护理患者的责任护士的工作职责,并在高年资护士的带领下协助完成对特级护理的患者(危重患者)的护理,独立承担烧伤护理门诊工作。

(3) N2 护士:N1 护士按护理部要求完成各项培训、考核合格后晋升为 N2a 护士;N2a 护士按护理部要求完成各项培训、考核合格后晋升为 N2b 护士。N2a 护士培训时间为 2 年,N2b 护士培训时间至少为 2 年。在此阶段通过对复杂疑难知识和技能的学习,经烧伤手术室、烧伤急诊科轮转,掌握各项重症相关的理论和技能、烧伤手术和急救相关的理论和技能。能独立对烧伤危重患者进行护理,承担烧伤手术室辅助护士的工作职责及烧伤急诊科护士的工作职责,并具有一定的护理查房能力和护理教学能力。

(4) N3a 护士:N2b 护士按护理部要求完成各项培训、考核合格,自愿申报并通过竞聘后晋升为 N3a 护士。在此阶段掌握基本的护理科研方法、管理方法、教学方法,了解本专业的新知识和新技能;具有专科护理改进的能力;具有协调、组织与应急能力。

2. 不同层级烧伤专科护士的培训方案及具备的能力

(1) N0 护士(轮转定科):详见表 3-4。

表 3-4 烧伤科 N0 护士培训方案及具备的能力

项目	内 容
专科基础知识	换药制度、消毒隔离制度、探视陪护制度
	专科不良事件防范及专科差错
	烧伤患者的一般护理常规
	文件书写的规范性
	烧伤患者的各类评估方法
	健康宣教的方法和内容
	沟通技巧
	烧伤面积计算、深度判断、严重程度分类
	各类创面的护理
	翻身床相关理论
	休克期的护理
	头面部烧伤的护理
	各类导管护理
	烧伤科常见的检查与检验
	烧伤患者围手术期的护理
	烧伤患者静脉选择的途径
	小儿惊厥的护理
专科技能	无菌技术:使用后物品的清洗和初处理、各类待消毒物品的制备
	氧疗(单通道、双通道吸氧)
	辅助换药技术
	体位护理,如使用翻身床和人字形床、体位摆放等
	五官滴药
	雾化吸入
	各类静脉导管维护
	留置导尿管护理(置管、维护、固定)
	鼻胃管护理(置管、维护、固定)
	基础急救护理技能(心肺复苏、呼吸气囊、电动吸引)
	常用仪器设备(输液泵、注射泵等)的使用方法

（续表）

项目	内　　容
专科能力	一般病情观察和处置能力:生命体征、氧饱和度、意识、瞳孔评估;疼痛评估;睡眠评估;皮肤评估等
	岗位适应能力:独立完成辅助班的工作或在高年资护士的带领下完成对普通病房二、三级护理患者的护理工作
	应急管理能力:熟悉各项应急流程(如停电、停水、信息系统故障等的应急处理),并能及时应对
	评判性思维:能识别自身不足,自我学习和改进,对自己的工作进行评价和回顾性分析
	职业道德和慎独精神:在无人监督的情况下,做到自觉、自律;能满足患者的合理需求,善待患者
	人际交往能力:和患者、医护人员(包括医生、护理员、其他职能部门工作人员)和睦相处
	职业发展能力:完成所有培训,具备上述能力,晋升为 N1 层级

（2）N1 护士:详见表 3-5。

表 3-5　烧伤科 N1 护士培训方案及具备的能力

项目	内　　容
专科知识	不同原因烧伤(电击伤、化学伤、冻伤、热压伤等)的护理
	不同年龄患者烧伤的护理
	烧伤患者的营养护理
	吸入性损伤的护理
	常用药物的使用方法和注意事项
	常用的血管活性药物
	正常心电图和常见异常心电图
	烧伤重症患者的监护
	人工气道护理
	专科门诊护理知识:各类常见创面护理的知识;各类敷料的应用
	院感相关知识
专科技能	烧伤各部位创面的处理和包扎方法
	烧伤创面水疗法
	微小静脉注射
	体位护理(悬浮床护理)
	负压封闭引流护理

(续表)

项目	内 容
	院感防控相关技能(日常空气消毒和终末消毒方法、物体表面消毒方法、针刺伤处理方法、职业暴露处理方法等)
	有创血压和中心静脉压的监测
	动脉穿刺置管的护理
	口插管患者的口腔护理
	气道护理技能(吸痰、气管切开套管护理、气道湿化、更换气管纱带等)
	仪器(监护仪、心电图机、除颤仪、转运呼吸机、营养泵)使用方法
	休克期液体复苏技能(情境模拟教学)
专科能力	危重病情观察能力:能进行有创动脉压和中心静脉压的评估;判断患者的心电图变化;观察痰液的颜色、性质、量,以及气道湿化程度
	门诊岗位适应能力:在门诊协助医生和高年资护士换药;独立向门诊患者进行健康宣教
	责任护士岗位适应能力:能独立完成对普通病房一、二、三级护理患者的护理工作;能在高年资护士的带领下协助完成对特级护理患者(危重患者)的护理工作
	协调、组织、应急处理能力:熟悉烧伤科常见护理风险的预防与处理方法,如跌倒、坠床、压力性损伤、窒息、出血、导管脱落等。
	健康宣教能力:在诊疗护理过程中能独立完成对烧伤患者的健康宣教工作
	评判性思维:对自己的工作进行评价和回顾性分析,将护理程序思维应用到临床护理中
	职业发展能力:完成所有培训,具备上述能力,晋升为 N2 层级

(3) N2 护士:详见表 3 - 6。

表 3 - 6　烧伤科 N2 护士培训方案及具备的能力

项目	内 容
专科知识	各类复杂创面(糖尿病足、下肢静脉溃疡、各类皮肤软组织疾病等)的护理
	特殊原因损伤(爆震伤、撕脱伤等)的护理
	烧伤合并伤(胸外伤、腹外伤、颅脑外伤、骨折等)
	烧伤并发症(呼吸道感染、肾功能衰竭、脓毒症)
	疼痛护理
	专科常见危急值的观察及处理
	康复护理知识
	常用的镇静药、镇痛药、麻醉药在使用时的注意事项
	烧伤患者血流动力学监测
	急性呼吸窘迫综合征

（续表）

项目	内　容
	谵妄的护理
	专科手术护理知识：切削痂手术，以及各类植皮、皮瓣手术的围手术期护理
	专科急救护理知识：不同原因、不同部位烧伤患者的急诊处理原则；成批烧伤患者的应急救治流程
	烧伤后患者的心理护理
专科技能	氧疗（有创通气、无创通气、高流量吸氧等）
	肺部护理（排痰护理、呼吸功能锻炼等）
	烧伤患者血流动力学监测
	腹内压监测
	呼吸机的使用（自检、使用、报警判断和分析处理）
	俯卧位通气
	纤维支气管镜配合
	各类其他导管（胸腔引流管、腹腔引流管等）的护理
	危重患者的转运
	专科手术配合技能：切削痂手术及各类植皮手术术中的配合；术中翻身床翻身技术
	专科急救护理技能：床边人工气道建立、置管配合（口咽通气道、鼻咽通气道、气管切开、气管插管）；深静脉穿刺、动脉穿刺配合；床边焦痂切开配合
专科能力	手术配合能力：能独立配合完成对烧伤患者的各类手术
	急诊护理能力：能独立承担急诊患者的救治护理工作；能正确启动成批烧伤患者的应急处置流程
	责任护士岗位适应能力（组织抢救危重患者的能力）：能正确评估危重患者的病情变化；能独立完成对危重烧伤患者的护理；能正确判断烧伤患者心搏骤停并实施抢救措施
	能预见患者可能存在的护理风险
	护理查房能力：能运用各种方法分析患者的临床资料，运用正确的护理程序分析首要解决的问题，并合理制定护理方案
	临床教学能力：能规范带教低年资护士、护生、进修护士
	专科护理质量分析、整改能力：能协助护士长对每月病区的护理质量进行分析，能提出整改意见并跟踪落实
	基础的科研能力：具备文献检索能力，能将查阅的文献进行整理、分析
	职业发展能力：完成所有培训，具备上述能力，根据自身需求竞聘 N3 层级

（4）N3a 护士：详见表 3-7。

表 3-7　烧伤科 N3a 护士培训方案及具备的能力

项目	内容
专科知识	掌握本领域知识的新进展；参加相关的学习班
科研知识	科研选题、科研设计、统计方法、论文写作
	循证护理知识
专科技能	与本领域相关的技能：学习和本领域相关的护理技术，如 PICC 穿刺技术等
	危重护理进阶技能：连续性肾脏替代治疗护理；鼻肠管护理（置管、维护、固定）；重症超声评估技术；体外膜肺氧合护理
专科能力	承担对本专业特殊、疑难患者的病例讨论、护理工作：承担对本专业特殊、疑难患者的护理；参与或组织疑难危重患者病例讨论；能指导低年资护士护理本专业特殊、疑难患者
	提供心理护理的能力：能通过语言、非语言技能和患者沟通，发现患者的心理问题，给予积极的心理支持和鼓励
	协调、组织与应急处理能力：具备多团队协作能力，通过与其他学科人员协作，共同为患者提供服务；能快速、正确识别各类应急事件，并能合理处置
	科研能力：能发现临床问题，运用科学的方法构建专科建设项目，并运用恰当的方法针对问题进行护理改进；能积极申报课题和撰写论文，实施专利申报，并在临床中应用
	护理管理能力：护士长不在岗时能代理护士长进行人员、物资等管理
	职业发展能力：可获取一项专科相关的资格证书和获得专科护士证书

3. 考核与评价

各能级护士除了按要求完成护理部理论和操作考核外，还要完成科内的轮转、专科理论和操作考核，具体如下。

1）N0 轮转护士（轮转定科）

（1）第一阶段（入科第一个月），详见表 3-8。

表 3-8　N0 轮转护士（第一阶段）考核内容

项目	考核内容	考核成绩（分）	考核负责人
专科基础理论考核	消毒隔离相关内容	≥80	科护士长
专科基础技能考核	口腔护理	≥85	科护士长
	会阴护理		
	手卫生		
	约束护理		
	无菌技术		

（2）第二阶段（第2～6个月），详见表3-9。

表3-9　N0轮转护士（第二阶段）考核内容

项目	考核内容	考核成绩（分）	考核负责人
基础理论考核	"三基"理论考核	≥60	科护士长
专科理论考核	专科基础知识培训理论考核	≥60	护士长
专科基础技能考核	翻身床	≥85	科护士长
	五官滴药	≥85	护士长
	雾化吸入	≥85	护士长
	更换胃管纱带	≥85	护士长
	基础急救护理技能（心肺复苏、呼吸气囊、电动吸引）	≥85	护士长
	经创面穿刺中心静脉导管护理	≥85	护士长
工作业绩考核	每月工作业绩评价	≥60	护士长

维持该能级和/或降级至该能级的护士，在此能级年度完成专科理论考核，并抽考专科基础技能2项。

2）N1护士　承担N0护士专科知识的课程授课及相关操作的示教，组织病区教学查房至少1次。N1护士考核内容详见表3-10。

表3-10　N1护士考核内容

项目	考核内容	考核成绩（分）	考核负责人
专科理论考核	专科知识培训理论考核	≥60	护士长
专科技能考核	烧伤各部位创面处理和包扎（门诊）	≥85	护士长
	悬浮床	≥85	护士长
	负压封闭引流护理	≥85	护士长
	口插管患者的口腔护理	≥85	护士长
	气道护理技能（吸痰、气管切开套管护理等）	≥85	护士长
	仪器使用（如：监护仪、除颤仪、转运呼吸机、营养泵的使用）	≥85	护士长
	动脉穿刺置管的护理	≥85	护士长
	有创血压和中心静脉压的监测	≥85	护士长
工作业绩考核	每月工作业绩评价	≥60	护士长
轮转	完成烧伤门诊轮转≥3个月		科护士长

维持该能级和/或降级至该能级的护士，在此能级年度完成专科理论考核，并抽考专科技能2项及完成护理个案1份。

3) N2 护士 承担 N0 护士和 N1 护士专科知识的课程授课及相关操作的示教,组织病区教学查房和/或业务学习至少 1 次,规范带教新护士、进修护士、实习护士。N2 护士考核内容详见表 3-11。

表 3-11 N2 护士考核内容

项目	考核内容	考核成绩(分)	考核负责人
专科理论考核	专科知识培训理论考核	≥60	护士长
专科技能考核	烧伤手术室的专项技能考核:外科洗手、穿脱手术衣、戴手套	≥85	护士长
	床边人工气道建立、置管配合(口咽通气道、气管切开、气管插管);深静脉穿刺、动脉穿刺配合;床边焦痂切开配合(急诊或病房)	≥85	护士长
	呼吸机的使用(自检、报警判断和分析处理)	≥85	护士长
	高流量吸氧	≥85	护士长
	血流动力学监测	≥85	护士长
	仪器使用(如:监护仪、除颤仪、转运呼吸机、营养泵的使用)	≥85	护士长
	排痰仪使用	≥85	护士长
	腹内压监测(按需)	≥85	护士长
工作业绩考核	每月工作业绩评价	≥60	护士长
轮转	完成手术室轮转≥3 个月		科护士长
	烧伤急诊科轮转≥6 个月(按需)		科护士长
	重症监护室轮转≥3 个月(按需)		科护士长

维持该能级和/或降级至该能级的护士,在此能级年度完成专科理论考核,并抽考专科技能 2 项,完成护理个案 1 份,组织病区教学查房和/或业务学习至少 1 次。

4) N3 护士 承担 N0~N2 护士专科知识的课程授课及相关操作的示教,组织病区疑难危重病例讨论、本领域新知识业务学习至少各 1 次。规范带教新护士、进修护士、实习护士。带领低能级护士开展专科建设项目,积极申报护理部课题,3 年内完成相关论文 1~2 篇。N3 护士具体考核内容详见表 3-12。

表 3-12 N3 护士考核内容

项目	考核内容	考核成绩(分)	考核负责人
专科理论考核	专科知识培训理论考核	≥60	护士长
专科技能考核	N2 能级专科技能考核抽考 2 项	≥85	护士长

（续表）

项目	考核内容	考核成绩（分）	考核负责人
专科建设	完成专科建设项目2项或申报护理部课题1项或发表专业论文1篇	合格	科护士长
护理改进	完成专科护理改进项目1项	合格	科护士长
工作业绩考核	每月工作业绩评价	≥60	护士长

对烧伤专科护士进行基于岗位胜任力的分层级培训，让护士在烧伤门诊、急诊、病房、手术室、监护室轮转，使护士能胜任各岗位的工作，为突发事件护理人力资源调配奠定基础。

（薛美琴、倪娜、秦莉媛、张寅、赫洋）

第五节　临床教学的信息化建设

随着"互联网＋"时代的到来，为医院对实习生或在职护士进行教育管理带来了福音。瑞金医院护理部充分借助医院的综合管理信息化平台，与信息科技术人员等合作开发了多个用于护理教学的信息化平台，用于实习生或在职护士的在线学习、考核以及档案管理等，进一步提高临床护理教学管理的效果和管理效率。

（一）资源共享平台

新时代下，随着医学生及在职护士们综合能力的提升，尤其是自主学习能力的提升，因而对学习内容的需求也逐步提升；以往的灌输式教育模式不再能完全适合每一位培训对象，加之在疫情的影响下线上学习平台应运而生，丰富多样的学习资料也更能满足不同层次、不同能级的护士的学习需求。

目前瑞金医院开放的在线资源共享平台主要包括科级的公众号平台（如图3-5、图3-6），以及院级的线上学习平台（如图3-7）。

（二）教学管理平台

信息化手段有助于将烦琐的日常管理工作条理化、自动化；更能通过公开的平台，让管理者、培训者等不同人员及时更新和查看信息，达到信息公开、沟通顺畅等目的，显著提高管理效能。

1. 实习生教学管理平台

实习生教学管理信息化平台作为一种现代化的教学与管理手段，逐渐成为了实习生教育与管理的基础。瑞金医院目前的实习生教学管理平台，主要包括学生档案管理、学生轮转管理、学生学习管理及实习生评价这四个一级指标（图3-8）；其中各个一级指标下又包含相关二级指标（图3-9、图3-10）。

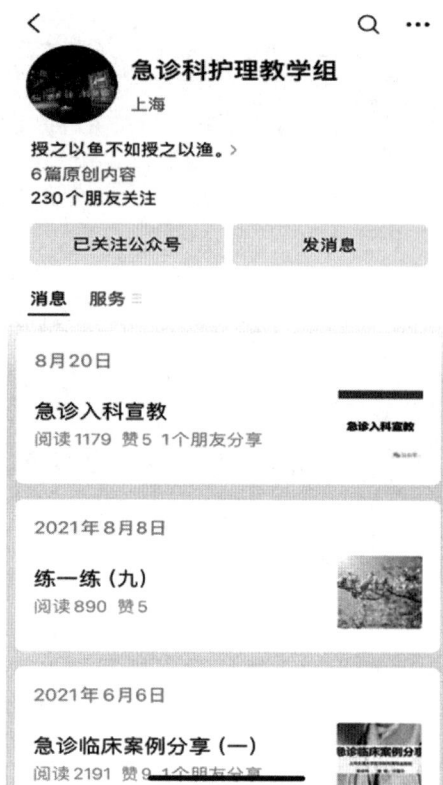

图 3-5 科级教学公众号

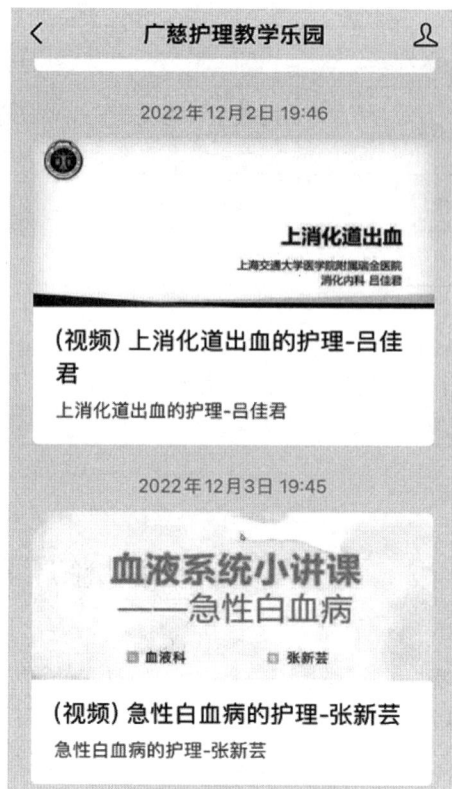

图 3-6 科级教学公众号

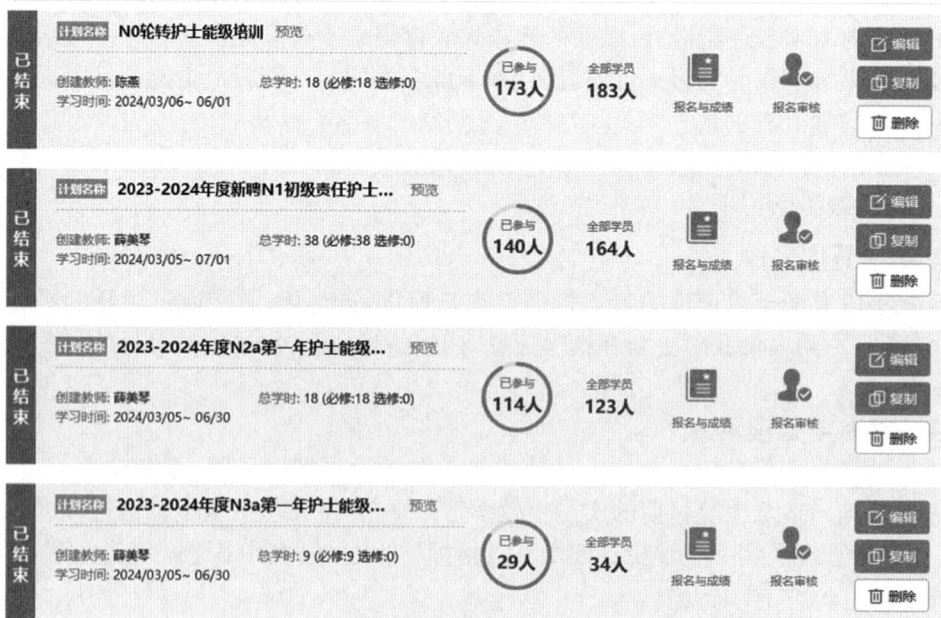

图 3-7 院级线上学习平台-学习计划

基于这一平台的创建模板及思路,瑞金医院还建设了进修护士、实训护士等的教学管理平台,便于相关人员管理。

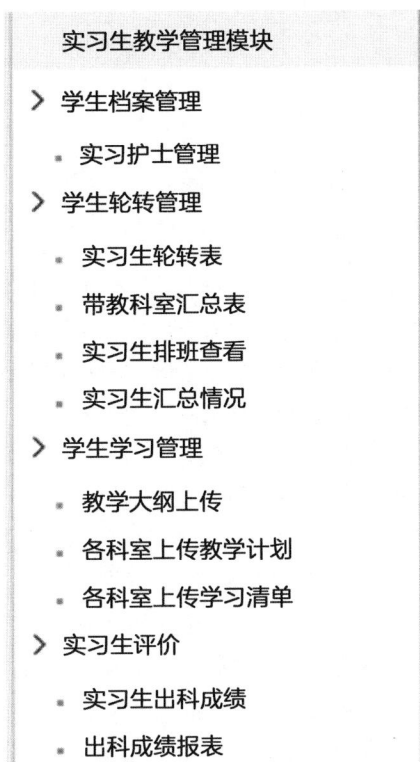

实习生教学管理模块

> 学生档案管理
  ▪ 实习护士管理
> 学生轮转管理
  ▪ 实习生轮转表
  ▪ 带教科室汇总表
  ▪ 实习生排班查看
  ▪ 实习生汇总情况
> 学生学习管理
  ▪ 教学大纲上传
  ▪ 各科室上传教学计划
  ▪ 各科室上传学习清单
> 实习生评价
  ▪ 实习生出科成绩
  ▪ 出科成绩报表

图 3-8 实习生教学管理模块

	实习生学历	姓名	工号	到院日期	职工性质	护理单元	实习生毕业学校	性别
1	大学本科		JDB-24-01	2024-03-11	实习护士	儿内病区		女
2	大学本科		JDB-24-02	2024-03-11	实习护士	儿内病区	上海交通	女
3	大学本科		JDB-24-03	2024-03-11	实习护士	儿内病区	上海交通	女
4	大学本科		JDB-24-04	2024-03-11	实习护士	儿内病区	上海交通	女

图 3-9 学生档案管理界面

工号	姓名	到院日期	2024-07-22	2024-07-23	2024-07-24	2024-07-25	2024-07-26
JDB-24-		2024-03-11	中班	休	早班	早班	夜班
JDB-24-09		2024-03-11	夜班	中班	休	早班	早班
JDB-24-10		2024-03-11	休	早班	两头班	两头班	早班

图 3-10 实习生排班查看界面

2. 在职护士层级管理系统

瑞金医院还开发了基于能级制度的层级管理系统,用于管理全院护士从入职到退休的整个职业生涯,功能包括层级考核、变动功能,如晋级、保持(该能级考核合格,保持目前能级状态)、维持(本年度因各种原因考核不合格,继续考核中)和降级。该平台的建设,对接医院护理信息平台,直接采集护士日常工作中的工作量、考勤、不良事件等的工作相关表现;另外,该平台实行分级管理,护理教学管理办公室、护理督导、护士长、护士等,每级设置的权限不同,可以完成不同层面的考核和查看。

(薛美琴)

第六节 体 会

综上所述,瑞金医院教学模式主要分为职前教育和职后教育。首先,职前教育通过瑞金订单班、启航班和普通实习相结合,为社会培育满足不同需求的护理人员,毕业的学生除了部分留在本院之外,还有些就职于其他医院,受到学校和医院的一致好评,目前瑞金医院与本市及外省市共13所护理院校合作,年培养250～300名护理专业学生。其次,为提升临床护理实习生的综合能力,对本科护理实习生实施"一对一"导师制,以导师带教的形式,帮助实习生尽快适应临床环境,为实习生各展所长提供充足的支持和保障。帮助实习生从学生时代树立人文、创新的意识,护航实习生职业发展,为今后的职业生涯发展积累宝贵财富。

职后教育包括了入职后1～1.5年的基础教育培训和1.5年后深耕临床的专科教育培训。在护理人员职业生涯规划的总体方案中,各专科实施相应的专科护理培训。新入职护士经过全院的一年的基础理论和技能的培训和考核,以及非技术性技能的培训,提升其临床综合能力;在各专科中又进行基于能级的专科知识和技能的培训,不断完善专业知识体系,积累临床经验,为定科和后续能级晋升、专科护士的培养奠定基础。

信息化技术手段为职前和职后教育提供保障,节省教学干事、护士长、护理部对信息进行收集和统计的时间,提高护士队伍管理效率。实施规范化的培训提高了全院护士的工作满意度和职业认同感,离职率较实施前下降了2.4%。我们的职后教育体系不仅为瑞金医院护理团队的可持续发展提供了动力,也为同行业探索护士在职培训体系提供了可借鉴模式。

(张寅)

第四章
瑞金医院护理绩效模式

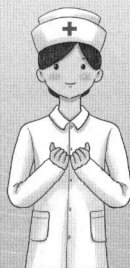

第一节　绩效管理概述

(一) 绩效

1. 绩效的概念

绩效(performance)亦称为业绩、效绩、成效等,是一个多义的概念。1995 年,美国学者贝兹(Bates)和霍尔顿(Holton)对绩效的概念进行了阐述。从管理学的角度来看,绩效指的是个人或组织在指定时期内的投入、产出情况。这里的投入包括人力、财力、物力、时间等资源,而产出则是指工作任务在数量、质量及效率方面的完成情况。

2. 绩效的分类

绩效根据实施的主体可分为机构绩效、部门绩效和员工绩效。①机构绩效:是指在一定时期内整个机构所取得的绩效,包括在这一时期内任务完成的数量、质量、效率及经济运行状况等。②部门绩效:包括部门的任务目标实现情况以及为其他部门的服务、支持、协调、配合、沟通等方面的行为表现。③员工绩效:是指员工在某一时期内的工作结果、工作行为和工作态度的总和,是指具有一定素质的员工围绕职位应负的责任所达到的阶段性结果,以及在过程中的行为表现。

3. 绩效的性质

绩效具有多层性、多因性、多维性和动态性的性质。①多层性:因为绩效存在于机构中,而机构是具有层次的,通常被划分为机构、部门和员工 3 个层次。②多因性:绩效的多因性是指一个员工绩效的优劣不是由单一因素决定的,而是受制于主、客观多种因素。③多维性:绩效的多维性是指需要从多个维度或方面去分析与评价绩效,且考核的侧重点、各维度的权重会根据机构、个体的实际情况有所不同。④动态性:绩效的动态性是指员工和机构的绩效会随着时间的推移而发生变化。影响绩效的多个因素处于不断变化之中,而机构的战略目标也会随着时间的推移而发生动态变化。

(二) 绩效管理

1. 绩效管理的概念

对绩效管理(performance management,PM)的认识,西方国家的研究最早可追溯到 19 世纪初的 Robert Owen,他将"绩效考核"引入苏格兰,因而被称为"人事管理之父"。绩效管理是指对绩效实现过程的各要素进行管理,是基于企业战略的一种管理活动。在企业的日常管理活动中,通过对企业战略进行目标分解,开展业绩考核,以激励员工业绩的持续改进,并最终实现组织战略及目标。

2. 绩效管理的构成要素

绩效管理有 5 个基本构成要素。①明确一致且令人鼓舞的战略。②进取性强又可衡量的目标。③与目标相适应的高效组织结构。④透明而有效的绩效沟通和绩效评估。⑤迅速而广泛的绩效评估结果的应用。

(三) 绩效体系

1. 绩效体系的概念

绩效体系是组织内部用于管理和评估员工、团队或整个组织绩效的一套结构和流程。一个有效的绩效体系可以促进机构实现长远的战略目标,提升工作效率和生产力,也能够激励员工,提升员工满意度和忠诚度。

2. 绩效体系的组成

绩效体系的关键组成部分通常包括:①目标设定:明确且具体地设定个人和团队的绩效目标,这些目标应与组织的整体战略目标相一致。②绩效评估:定期评估员工的工作表现,通常包括定量和定性的评估标准。③绩效反馈:提供及时、具体的反馈,帮助员工了解自己的表现以及如何改进。④绩效发展计划:根据评估结果,制订个人发展计划,包括培训、指导和职业发展规划。⑤绩效激励措施:根据绩效结果,实施奖励或激励措施,如奖金、晋升、表彰等。绩效持续改进:绩效体系应鼓励不断地反思和改进,通过周期性的回顾和调整,确保绩效体系的适用性和有效性。绩效管理体系循环图见图 4-1。

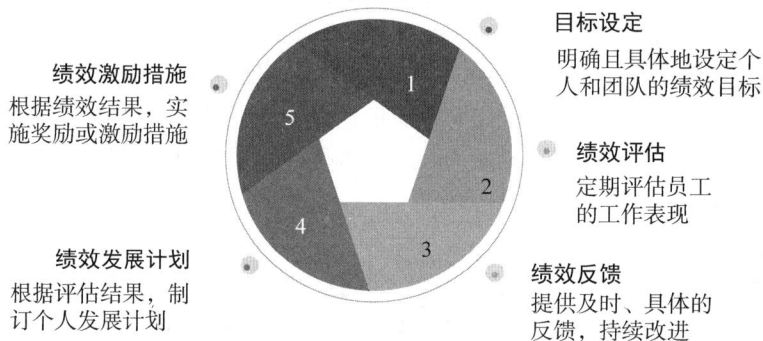

图 4-1　绩效管理体系循环图

第二节　绩效管理的发展

绩效管理的发展可以追溯到 19 世纪末至 20 世纪初,最初的绩效管理形式主要以成本会计和成本控制为主。随着时间的推移,社会发展进程不断更迭,绩效管理为适应这一发展趋势而逐渐发展成为一个更为复杂和全面的系统,包括关键绩效指标(key performance index,KPI)、平衡计分卡(balanced scorecard)、目标管理(management by object,MBO)等多种方法和工具。

（一）国外绩效管理发展

1. 成本绩效管理时期（从 19 世纪到 20 世纪初）

19 世纪到 20 世纪初,成本绩效管理时期是绩效管理发展的第一阶段。这一时期的成本思想非常简单,主要是以盈利为目的的按本求利思想。早期的绩效管理指标就是成本,如每码成本、每磅成本、每公里成本等,这种绩效管理具有统计性质。随着资本主义手工工场的出现,更多考虑如何提高生产效率,以便尽可能多地获取利润。因此,出现较为复杂的成本计算和绩效管理方法。1911 年美国会计工作者哈瑞设立标准成本制度,将被动的事后系统反应分析转变为积极、主动的事前预算和事中控制。标准成本的执行情况和差异分析结果成为该时期企业绩效管理的主要指标。

2. 财务绩效管理时期（从 20 世纪初到 20 世纪 70 年代）

从 20 世纪初到 20 世纪 70 年代,绩效管理进入了财务绩效管理时期。这一时期的特点是绩效评价指标逐渐从成本控制转向财务指标,重视通过财务数据来衡量和提升组织的整体绩效。1903 年出现的杜邦财务分析系统,确立以投入产出（return on investment, ROI）为主的财务绩效驱动因素分析框架。这种财务分析方法突破早期单纯评价销售额和利润的做法,揭示了一些具有重要意义的财务指标的内在联系,从评价企业绩效中最具综合性和代表性的指标——权益净利率出发,层层分解至企业最基本生产要素的使用、成本与费用的构成,以及企业风险,从而系统地评价企业财务状况,并依此对企业绩效进行考核,满足通过财务分析进行绩效评估的需要。这时期企业的管理思维是一切为了企业利润,崇尚股东利益至上的理念,考核指标以盈利能力指标为核心,重点考察总资产报酬率,根据 ROI 公式把考核指标层层分解至部门,对微观经济中各财务指标的变动进行分析,为企业决策提供有价值的信息。从管理上主要以财务管理为主线,实现企业价值的最大化。

20 世纪 60～70 年代,对绩效的评估始终与产量相联系,最常用的绩效考核指标为投资报酬率、销售利润率、每股收益、现金流量和内部报酬率等。其中,经营利润和现金流量已成为该时期绩效考核的要素。

3. 非财务绩效管理的初步发展时期（20 世纪 80～90 年代）

在这个阶段,越来越多的非财务指标被引入了绩效评估系统,诸如质量、顾客满意度等,非财务指标对绩效评估的重要性也逐渐被重视。1987 年,卡普兰（Kaplan）和约翰逊（Johnson）在《企业的迷惑:管理会计的兴衰》中提出传统财务指标不能真实地反映企业发展状况。这促使企业绩效的测量引入了顾客指标。而以日本在 1951 年设立戴明奖、发展全面质量管理并建立了卓越企业的评价标准体系为开端,而后美国（1987 年）和欧洲（1991 年）也分别设立了质量管理标准体系。这些质量管理理论与实践的发展强调了以质量为核心的理念对于企业绩效评估的重要性。在目标管理的基础上,逐渐发展了关键绩效评估的技术和方法。在这些新的管理思想的影响下,在 20 世纪 80 年代后,对企业经营绩效的考核形成了以财务指标为主、非财务指标为补充的考核体系。然而,企业的绩效评估也出现了种种弊端,人们开始认识到其不足和局限性,并提出对其进行重新定位,绩效管理思想也随之产生。科恩（Coen）和金肯斯（Jenkins）提出应当废止绩效评估;范德瑞（Fandray）指出应该用绩效管理系统代替每年的绩效评估;代表一种全面绩效管理思想的标杆管理理论,提出应该从战略层到操作层进行全面比较与提高。

4. 绩效管理理论体系的丰富发展时期（从 20 世纪 90 年代至今）

20 世纪 90 年代后，传统的目标管理考评体系受到了质疑，一些企业纷纷采用 360 度绩效评估来代替传统的目标管理考评。360 度绩效评估则是从评估主体角度寻找绩效评估的方法，又称为全视角评估或多个评估者评估。由被评估者本人以及与他有密切关系的人，包括由被评估者的上级、同事、下级和（或）客户（包括内部客户和外部客户）担任评估者，从多个角度对被评估者进行 360 度的全方位评估，再通过反馈程序，达到改变行为、提高绩效等目的。

此外，一些学者也提出了绩效管理应与企业战略紧密结合。1991 年 Lynch 和 Cross 提出战略度量和报告技术（SMART 金字塔）。美国哈佛商学院教授卡普兰（Kaplan）和复兴全球战略集团的创始人兼总裁诺顿（Norton）提出一套综合平衡财务指标和非财务指标的考评体系——平衡计分卡，提出平衡计分卡的运用应联系企业发展战略和经营活动，成为目前世界范围内广泛流行的企业绩效评估的指标框架。2002 年，尼利（Neely）、亚当斯（Adams）和肯纳利（Kennerley）提出了"绩效棱镜"的概念，这是利益相关者理论模型的典型代表。绩效棱镜涉及 5 个方面，即利益相关者的满意度、战略的制订、企业的流程、各种能力、利益相关者的贡献度。这有助于组织或项目更好地管理与利益相关者的关系，提高决策的质量和结果的可持续性。

（二）国内绩效管理的发展

国内学者对于绩效管理的研究基本上沿袭了西方国家绩效管理的理论框架，重点在于对国外理论的引进和吸收。但是，由于我国学者的研究起步较晚，因此在理论研究上落后于国外。孙海法（2010 年）认为从绩效管理实践的方法和工具方面来看，我国机构绩效管理经历了以下 3 个阶段。

1. 绩效考核阶段

直到 20 世纪 90 年代中期，国内机构普遍停留在对员工的绩效考评阶段，而且是建立在岗位工作标准的基础上、以工作鉴定评估为主。

2. 绩效管理阶段

从 20 世纪 90 年代中期开始，目标管理和关键绩效指标技术引进国内。1999 年 6 月，我国颁布了国有资本金效绩评价体系，这标志着我国进入了以绩效评价为核心的绩效管理阶段。

3. 战略绩效管理阶段

2003 年后，平衡计分卡相关理念和技术应用逐渐增多，一些机构引入了平衡计分卡技术，并将绩效管理与战略相关联。近些年来，国内在机构绩效管理方面的研究主要可归纳为 3 个方面：①将国外较成熟的理论本土化，大多介绍和评述国外的一些主要研究成果，如杜邦财务评价法和平衡计分卡等，但在构建适合我国国情的机构绩效评价体系方面仍需提高；②在机构要素对机构经营绩效影响方面进行了大量的实证研究；③虽然有关机构绩效评价指标的选择和评价方法的研究较多，但缺少一些深入的个案剖析和效果评价。

随着社会经济与医院管理的发展，越来越多的医院管理者认识到传统的绩效评估只是静态地、孤立地对医院及员工的业绩进行考核，与医院战略目标、医院文化等背景因素相脱离，难以得到员工的充分认可。评估过程难以受到评估者的重视，评估体系难以应对医院内外环境的变化，仅仅靠绩效评估并不能促进员工乃至整个医院绩效的改善。在此背景下，医院绩效管理引起了更多的关注。

（三）护理绩效管理的发展

护理工作是医疗卫生服务的重要组成部分,护士在医疗机构卫生专业技术人员中占有很大比例。2020 年,《国家卫生健康委办公厅关于进一步加强医疗机构护理工作的通知》强调了建立健全护士绩效考核指标体系的重要性,这包括突出岗位职责、临床工作量、服务质量、医疗质量安全等指标。

自 2009 年中国启动新一轮医改以来,公立医院的绩效管理和考核成为重要内容之一。2019 年,国务院发布了《关于加强三级公立医院绩效考核工作的意见》,标志着对三级公立医院绩效的全面考核工作的启动。

国家三级公立医院绩效考核指标体系由医疗质量、运营效率、持续发展、满意度评价等四个方面的指标构成。这个体系包含了多个一级、二级和三级指标,旨在通过绩效考核推动三级公立医院在发展方式上由规模扩张型转向质量效益型,在管理模式上由粗放的行政化管理转向全方位的绩效管理。

根据《全国护理事业发展规划(2021—2025 年)》,护理事业被视为卫生健康事业的重要组成部分,对全面推进健康中国建设、积极应对人口老龄化具有重要意义。该规划强调了提高护理服务质量、拓展护理服务领域以及完善护理领域相关体制机制的重要性。总的来说,三级医院护理队伍绩效管理的背景体现了对护理工作质量和效率的重视,以及通过绩效管理推动医疗服务的持续改进和高质量发展。

第三节　绩效管理的意义

良好的绩效管理应该与机构其他管理职能有很好的关联性,能最大限度地激励员工,能够加强并促进组织良好的沟通,同时还能客观、公正地评价企业、部门和员工的业绩,有助于实现机构的战略目标。

（一）绩效管理有助于推进战略实施

绩效管理对于机构的持续发展具有重要意义已是共识,而近年来绩效管理的显著特点则是将绩效管理与机构战略相联系。绩效管理把机构战略转化为实际的定性目标和定量目标,这些目标被自上而下地层层分解,转化为各级部门和员工实际的行动计划,使整个机构成员的目标与机构目标保持一致,而不是偏离目标。因此,绩效管理系统已成为战略管理控制系统中不可缺少的管理工具和手段。机构要想获得成功,不但要保证过程绩效的可靠性,而且要建立旨在提高核心竞争力的绩效管理系统。

（二）绩效管理可对偏离目标的行为进行预警

绩效管理可对机构的绩效进行持续性的监测、记录与考核,以作为改进机构绩效的基本依据。通过科学有效的绩效追踪与考核,找出与个人或机构绩效目标不符合的行为并进行修正改善,使机构可以及早发现工作中存在的问题,并及时发出信号,避免问题严重化。借助绩效管理这个预警作用,可以清楚地反映整个机构重要的经营管理活动,实现机构对绩效目标的实时监控,进而推进机构绩效的实现。

（三）绩效管理是人力资源管理决策的基础

绩效管理已成为薪酬分配、人员甄选、培训开发和人力资源规划的重要依据和决策基础。绩效管理与人力资源管理密切相关。

（四）绩效管理的核心目的是持续改进工作绩效、实现机构绩效目标

绩效管理是一个收集绩效信息、进行绩效衡量、推动绩效不断持续改进的整体活动过程。无论是管理者对下属的辅导，还是将薪酬、职位与业绩挂钩，其核心目的都是要通过提高员工的绩效水平来提高机构的绩效和实现绩效目标。通过绩效管理，促使管理者对员工进行指导、培养和激励，以提高员工的工作能力和专业水平；促使各级管理者合理分配部门工作，确保员工在清晰的目标的指导下工作，使员工的工作目标与机构绩效目标联系在一起，从而持续改进工作绩效，确保机构绩效目标的实现。

第四节　绩效考核理论框架

绩效考核相关的理论包括马斯洛的需求层次理论、公平理论、工资差别理论、人力资本理论等。

（一）马斯洛需求层次理论

该理论是由美国心理学家亚伯拉罕·马斯洛于 20 世纪 50 年代首先提出的，马斯洛认为人的需求可以划分为五个层次，从低到高依次是生理需求、安全需求、爱与归属、尊重需求以及自我实现需求。

该理论表明，个人需求发展的过程由低到高，只有低层次需求得到满足或部分得到满足之后，更高层次的需求才有可能出现。如果想要激励某个人，首先应该知道她处于哪个需求层次，再试图去满足该层次及更高层次的需求，但激励人们努力的方式不应是单一的。当低层次需求提供的激励效果下降时，就应增加高层次需求的激励内容，同时也要考虑根据人所处的不同的成长背景，不同的社会环境以及不同的职业阶段，设计相应的激励方案才能达到效果。马斯洛的理论认为，激励的过程是动态的、逐步的、有因果关系的。该理论被运用在企业绩效管理中时，绩效就是员工的物质激励，满足员工的需求层次中的生理需求；稳定的收入满足了员工的安全需求；绩效考评是员工的一种高层次的需求，员工会有为实现医院目标的参与感，满足员工爱与归属的需求；肯定员工的工作能力，满足他人对自己的尊重的需求；通过培养而不断进步并获得升迁发展的机会，促使员工自己的潜在能力得到最充分的发挥，满足员工自我实现的需求。绩效考评对员工各个层次的需求进行满足，对激励员工有着积极作用。

（二）公平理论

公平理论（equity theory），又称为社会比较理论，是由美国心理学家约翰·斯塔希·亚当斯（John Stacey Adams）提出的。该理论主要研究个体在组织中对于公平（或不公平）的感知，以及这种感知如何影响他们的工作态度和行为。公平理论的核心观点是，员工会关注自己在工作中的投入（如努力、技能、经验等）与所得到的产出（如薪酬、认可、晋升机会等）之间的比例，并将这个比例与他人的投入产出比例进行比较。如果员工感觉到自己的比例与

他人相当,则认为公平;如果感觉到自己的比例不如他人,则认为不公平,可能会产生不满和激励问题。

公平理论对于管理者在设计绩效体系、晋升政策、工作分配等方面具有重要的指导意义,因为它强调了员工对于公平的感知在激励和行为选择中的重要性。管理者需要确保员工感受到被公平对待,以提升员工的认同感、满意度,以及提高工作效率。

(三) 工资差别理论

古典经济学创始人亚当·斯密(Adam Smith)是工资差别理论的重要创始人。他认为,造成不同职业和雇员之间工资差别的原因主要有两大类:一类是由不同的"职业性质"造成的,另一类是工资政策造成的。按亚当·斯密的观点,各种不同性质的职业从五个方面造成工资差别:①劳动者心理感受存在差异;②职业技能掌握难易程度存在差异;③职业安全程度存在差异;④职业担负的责任存在差异;⑤职业成功可能性存在差异。

工资差异理论是现代企业设计岗位工资制度的一个重要理论依据,强调劳动者的工资差异主要取决于他们的劳动量和劳动素质。亚当·斯密还揭示工资政策与工资差别之间的关系,指出政府不适当的工资政策会扭曲劳动力市场上的供求关系,如限制职业间竞争、阻碍劳动力的自由流动等,这些行为都会导致不合理的工资差别。

工资差别理论启示企业在设计绩效方案时,必须综合考虑岗位的多个特征和要求,以确保绩效的公平性和合理性。要深入分析岗位工作,综合难易程度、安全程度、担负责任、成功可能性等多方因素确定员工绩效水平。根据工作性质不同,设立差异化工作管理方式,提升绩效管理的效果。通过综合考虑各个影响因素,企业可以设计出更加科学、合理的绩效体系,既能够激励员工提升工作绩效,又能够确保绩效的公平性和竞争力,从而提升整体的组织效能。

(四) 人力资本理论

人力资本理论是一种经济理论,它强调人力(人的知识、技能、经验和健康等)是一种资本形式,对经济增长和个人收入都有重要影响。这一理论由美国经济学家西奥多·舒尔茨(Theodore Schultz)和加里·贝克尔(Gary Becker)等学者在20世纪中叶提出,并逐渐发展成为经济学的一个重要分支。其核心观点是:人的劳动能力不是与生俱来的,而是通过后天家庭和社会的培养以及个人的努力,通过大量的稀缺资源的投资而形成的。个人通过教育、培训、健康改善等方式对自己进行投资,这些投资可以提高个人的生产力和收入潜力。教育被视为人力资本投资的主要形式,通过教育,个人可以获取知识和技能,这些知识和技能在劳动市场中具有经济价值。人力资本理论提供了个人收入差异的一种解释。人力资本投资的主要形式有教育和培训投资、健康保健投资和劳动力流动投资等。根据上述观点,人力资本是指人们花费在人力保健、教育、培训等方面的开支所形成的资本。"人力资本的显著标志是它属于人的一部分。它是人类的,因为它表现在人的身上;它又是资本,因为它是未来满足或未来收入的源泉或两者的源泉。"根据这一理论,收入差异反映了个人之间在人力资本投资上的差异。

瑞金医院护理绩效模式以马斯洛需求层次理论为依据,根据护理人员的工作岗位、工作性质、工作能力等方面,构建有针对性、适应不同时期不同发展阶段的绩效方案,以此来激励护理人员,形成一个良性循环,达到绩效提升的目的。引入人力资本理论,将科室收益与护理人员管理相结合,保障人力资本管理的有效性,强调高年资护理人员的知识、经验等无形资源的运用,能够为科室带来收益和创造价值,实现员工和医院的共同进步、协同发展。

在整个建设和运行过程中,秉承公平、公正原则,人人参与,共同制订、监督、落实护理人员绩效方案,体现瑞金医院更理性化、科学化、规范化地管理护理人员。

第五节　绩效管理体系

(一)瑞金医院护理人力资源概况

瑞金医院的护理管理人员队伍由一批临床经验丰富的、主管护师以上职称的护理人员组成。他们负责全院护理质量、业务技术管理及护理人员的培训与管理。护理部始终坚持"一切以患者为中心"的服务理念,深入开展"优质护理服务示范工程"活动,不断更新管理理念,加强护理队伍建设,提高护理质量,保障患者安全,并不断提高护理服务水平,为患者提供一站式、全方位、人性化、便捷周到的服务。瑞金医院的护理人力资源配置方案涉及医院各护理单元的护理人员配置,这些配置标准包括根据不同科室的核定床位数来确定护理人员的比例。例如,内科系统、外科系统(除烧伤病区外)、妇科系统(除产房、产科外)的病区按照核定床位数与护理人员1∶0.4的比例配置,而产科病区则是按照1∶0.5的比例配置。烧伤病区的护理人员配置也有具体的标准。这些配置方案有助于确保医院各科室的护理工作得到有效支持,并确保患者得到适当的护理关怀。

(二)瑞金医院护理绩效管理模式

1. 绩效分配模式构建理念

传统的具有平均主义倾向的绩效分配模式,在当今社会的局限性日益明显。只有通过构建有针对性的绩效分配模式,综合考量各项因素,在全成本核算思路下坚持多劳多得、优劳优得的基本原则,才能产生良好的激励效应。在构建护理人员绩效分配模式时,融入以人为本的理念和原则,以员工需求为出发点,提升绩效分配和护理人员需求的匹配度。绩效管理的对象是人,因此以人为本的理念必须贯穿于绩效管理的始终。以护理人员的实际需求为出发点,最大程度地满足护理人员的各层次需求,拓宽护理人员职业发展和晋升路径,帮助护理人员梳理和制订与自身匹配的职业发展规划,为护理人员设立不同的发展道路,以此来提升员工满意度、减少护理人员流失率。此外,在护理人员绩效分配模式构建的过程中,必须以医院战略目标为导向,确保绩效分配模式和各项发展规划高度契合。科学、合理的绩效分配模式,有利于激发护理人员的主观能动性,在提升护理人员工作积极性方面发挥了重要作用,实现绩效分配管理的灵活性、动态性,助力医院发展。

2. 绩效分配方案

合理的护理人员绩效分配模式对于医院的发展十分重要,能有效提高护理人员的主观能动性,激发护理人员工作的积极性,从而将优秀护理人才的离职率控制在较低水平。在科学理论的指导下,构建、完善和优化护理人员绩效分配模式,提升护理岗位结构的合理性,形成既保障护理人员工作积极性又富有弹性的绩效分配模式。

基于信息技术辅助,制定科学、合理的护理人员绩效分配方案,构建绩效管理信息网络模式,保证数据的正确性和可查询性。制定科学、合理的护理人员绩效分配方案,立足自身发展实际,采取恰当的绩效分配策略,坚持民主性原则、公开性原则和灵活性原则,最大程度确保护理人员得到的回报和其付出相匹配,让护理人员真正感受到医院对其的重视和认可。绩效分配方案由临床各护理单元绩效分配和临床各级护理人员绩效分配两部分构成。

(1)临床各护理单元绩效分配:由基础津贴、岗位津贴和绩效津贴三部分构成,其中基础津贴与护理单元效益相关;岗位津贴与护理单元的工作强度、风险程度、技术难易程度相关;绩效津贴与护理单元的工作量、工作质量、患者满意度相关。

(2)临床各级护理人员绩效分配:由岗位绩效津贴和岗位考核津贴两部分构成,其中岗位绩效津贴与护理人员的工龄、能级、岗位类型、班次、护理工作量和服务满意度相关;岗位考核津贴与护理人员的职业道德、工作态度和岗位胜任力相关。

同时还综合考量各项因素,在全成本核算思路下坚持多劳多得、优劳优得的基本原则,制定科学的绩效分配模式,在传统绩效分配结构的基础上,逐步演变成宽带绩效分配结构,这种绩效分配机制和多劳多得、优劳优酬的原则更加契合。

3. 绩效结构

绩效指标体系的设计需要考虑两个方面的问题:绩效指标的选择和各个指标之间的整合。因此,要建立一个良好的绩效指标体系,需要遵循以下原则。

(1)以定量指标为主、定性指标为辅的原则。由于定量化的绩效评价指标便于确定清晰的级别标度,提高评价的客观性,因此在实践中被广泛使用。

(2)少而精的原则。绩效指标要通过一些关键绩效指标反映评价的目的,而不需要做到面面俱到,设计支持组织绩效目标实现的关键绩效指标,也易于被一般员工理解和接受,同时也可以促使评价者迅速了解绩效评价系统、掌握相应的评价方法与技术。不但可以帮助企业把有限的资源集中在关键业务领域,而且可以有效缩短绩效信息的处理过程,乃至整个评价过程。

(3)可测性原则。绩效评价设置指标的级别标志和级别标度就是为了使绩效指标可以测量。同时,评价指标代表的对象也是在不断变化的。在选择绩效指标时,要考虑获取相关绩效信息的难易程度。很难搜集绩效信息的指标一般不应作为绩效评价指标。

4. 绩效指标构建

1)护理单元绩效指标

临床护理单元绩效由三部分组成:基础津贴(30%)、岗位津贴(20%)和绩效津贴(50%)。其中基础津贴与护理单元所属临床科室的当月奖金水平相关;岗位津贴将体现向高风险、高技术、高强度的临床一线科室倾斜;绩效津贴将体现护理单元的工作量和工作质量。

护理单元绩效所得津贴$=0.3\times$基础津贴$+0.2\times$岗位津贴$+0.5\times$绩效津贴

(1)护理单元绩效考核指标与权重:为体现公平原则,不同护理单元绩效考核指标的设置应体现一致性和可比性原则,详见表4-1、表4-2。

表4-1　病区护理单元绩效考核指标与权重

一级指标与权重	二级指标与权重	三级指标与权重
基础津贴(0.3)	基础津贴(0.3)	护理单元原始奖金总额(1.0)
岗位津贴(0.2)	岗位津贴(0.2)	护理单元岗位分值(1.0)
绩效津贴(0.5)	工作量(0.6)	占床日数(0.1)
		出科人数(0.2)
		分级护理人次(0.65)
		门急诊人次(0.05)
	工作质量(0.4)	护理单元质控成绩(0.4)
		护理单元满意率成绩(0.6)

表4-2　手术室系统绩效考核指标与权重

一级指标与权重	二级指标与权重	三级指标与权重
基础津贴(0.3)	基础津贴(0.3)	护理单元原始奖金总额(1.0)
岗位津贴(0.2)	岗位津贴(0.2)	护理单元岗位分值(1.0)
绩效津贴(0.5)	工作量(0.6)	操作台使用次数(0.3)
		手术例次(0.65)
		门诊手术挂号例次(0.05)
	工作质量(0.4)	护理单元质控成绩(0.4)
		护理单元满意率成绩(0.6)

（2）护理工作量赋值原则。病区护理单元的工作量以分级护理量为主要评价指标，且在分级护理得分的计算过程中兼顾护理级别和疾病危重程度（表4-3）。门急诊护理单元的工作量以不同类型的操作项目为主要评价指标（表4-4）。

表4-3　护理级别与疾病严重程度赋值原则

类别与分类		赋值原则
护理级别	特级护理	2.8分/人
	一级护理	0.8分/人
	二级护理	0.4分/人
	三级护理	0.2分/人
疾病危重程度	四级手术/D类	1分/人
	三级手术/C类	0.8分/人
	二级手术/B类	0.6分/人
	一级手术/A类	0.4分/人

表4-4　门急诊工作量考核指标与权重

工作性质	权重	赋值原则
门急诊人次(普通)	0.05	0.001分/人次
门急诊人次(专家)	0.05	0.0015分/人次
预约检查	0.05	0.003分/人次
门急诊补液人次	0.05	0.01分/人次
门急诊化疗人次	0.65	按照三级护理A类赋值
特殊治疗&操作项目	0.65	按照三级护理A类赋值(折算人次)

(3) 护理单元工作质量考核指标与权重(表4-5)。

表4-5　护理单元工作质量考核指标与权重

指标名称	权重	标准分	具体赋值原则
护理单元质量考核	0.4	100分	考核分≥95,按实际考核分计算 90≤考核分<95,在实际得分基础上扣10分赋值 85≤考核分<90,在实际得分基础上扣20分赋值 80≤考核分<85,在实际得分基础上扣30分赋值 考核分<80,该项目不得分
护理单元满意率考核	0.6	100%	满意率≥95%,按实际满意率得分赋值 90%≤满意率<95%,按实际得分的95%赋值 85%≤满意率<90%,按实际得分的85%赋值 80%≤满意率<85%,按实际得分的70%赋值 75%≤满意率<80%,按实际得分的50%赋值 70%≤满意率<75%,按实际得分的25%赋值 65%≤满意率<70%,按实际得分的5%赋值 满意率<65%,此项不得分

2) 护理人员绩效指标

临床护理人员绩效津贴由岗位绩效津贴(90%)和岗位考核津贴(10%)两部分构成,其中岗位绩效津贴与护理人员的工龄、能级、岗位类型、班次、护理工作量和服务满意度相关;岗位考核津贴与护理人员的职业道德、工作态度和岗位胜任力相关。具体计算公式如下:

护理人员绩效津贴=0.9×岗位绩效津贴+0.1×岗位考核津贴

岗位绩效津贴=工龄×能级(职称)×(0.4×岗位分+0.35×班次分+0.25×护理工作量×满意率)

(1) 护理岗位定义。

轮转护士:全日制护理专业毕业生自入院报到日起至选科后工作满6个月(即入院工作时间为0~18个月)。依照轮转护士在工作期间的岗位胜任情况,将其分为A、B、C三类(表4-6)。

表4-6 轮转护士岗位分类

对象	分类	岗位描述
轮转护士	轮转护士A	在带教老师指导下,不能独立从事临床各类护理工作
	轮转护士B	在带教老师指导下,独立承担临床辅助性护理岗位工作
	轮转护士C	在带教老师指导下,独立从事责任制护理工作

责任护士:能独立履行责任护士的岗位职责,且具备N1及以上能级的护士。依照责任护士在工作期间所承担的不同教学职能,将其分为A、B、C、D四类(表4-7)。

表4-7 责任护士岗位分类

对象	分类	岗位描述
责任护士	责任护士A	具备临床带教资格,且承担瑞金班学员、护理新职工、实训护士或进修护士等带教任务的责任护士
	责任护士B	具备临床带教资格,且承担各类实习护生带教任务的责任护士
	责任护士C	具备临床带教资格,但不承担带教任务的责任护士
	责任护士D	不具备临床带教资格的责任护士

辅助护士:履行除责任护士以外的各类岗位职责,且具备N1及以上能级的护士。

护士长:受聘于各护理单元的正护士长和副护士长。

代理护士长:因临床业务发展新增护理单元时,或原护理单元受聘护士长因各种主、客观原因不再从事护士长管理工作时,经推荐或集体评议后,推选护理骨干临时担任该护理单元日常管理工作者。

临时代理护士长:护理单元护士长日间因各种原因不在岗期间,由本单元护理骨干临时代替护士长履行护理管理职责时所设的临时性岗位,原则上该岗位不是护理单元每日常设性岗位。

公益性岗位:护士为履行对本护理单元或科内护理质量监控、院内感染监控、护理教学管理、公益性服务等职责时所设的临时性岗位,原则上该岗位不是护理单元每日常设性岗位。

此外,休假是指凡属于医院人力资源处不扣发奖金的各类假期,但不包括每周法定休息、节假日等。

(2)工龄权重建议:临床各级护理人员的工龄以在瑞金医院人力资源系统中的工龄进行计算,若为瑞金医院助理护士,其从事助理护士期间的工作时间也计入工龄之中。具体计算方案如下(表4-8)。

表4-8 工龄权重的建议

工龄	权重	工龄	权重
工龄<1年	0.3	2年≤工龄<3年	0.6
1年≤工龄<2年	0.45	3年≤工龄<4年	0.7

（续表）

工龄	权重	工龄	权重
4 年≤工龄＜5 年	0.75	18 年≤工龄＜19 年	0.93
5 年≤工龄＜6 年	0.8	19 年≤工龄＜20 年	0.94
6 年≤工龄＜7 年	0.81	20 年≤工龄＜21 年	0.95
7 年≤工龄＜8 年	0.82	21 年≤工龄＜22 年	0.955
8 年≤工龄＜9 年	0.83	22 年≤工龄＜23 年	0.96
9 年≤工龄＜10 年	0.84	23 年≤工龄＜24 年	0.965
10 年≤工龄＜11 年	0.85	24 年≤工龄＜25 年	0.97
11 年≤工龄＜12 年	0.86	25 年≤工龄＜26 年	0.975
12 年≤工龄＜13 年	0.87	26 年≤工龄＜27 年	0.98
13 年≤工龄＜14 年	0.88	27 年≤工龄＜28 年	0.985
14 年≤工龄＜15 年	0.89	28 年≤工龄＜29 年	0.99
15 年≤工龄＜16 年	0.9	29 年≤工龄＜30 年	0.995
16 年≤工龄＜17 年	0.91	工龄≥30 年	1
17 年≤工龄＜18 年	0.92		

（3）能级（职称）赋值建议：全院各护理单元中凡已实施能级聘任工作的护理单元均按能级系数计算；尚未实施能级聘任工作的护理单元，以职称系数计算（表 4-9）。

表 4-9　护理单元能级或职称赋值的建议

能级系数（有能级聘任的护理单元）		职称（无能级聘任的护理单元）	
类别	赋值	类别	赋值
轮转护士，且未选科	0.3	轮转护士，且未选科	0.3
轮转护士，且已选科	0.4	轮转护士，且已选科	0.4
N1	0.5	护士（1 年≤工龄＜3 年）	0.5
N2a	0.6	护士（3 年≤工龄＜5 年）	0.6
N2b	0.65	护师	0.65
N3a	0.7	主管护师	0.75
N3b1	0.7		
N3b2	0.75		

(续表)

能级系数(有能级聘任的护理单元)		职称(无能级聘任的护理单元)	
类别	赋值	类别	赋值
N4b1	0.8	副主任护师	0.85
N4c	0.9		
N4a1	0.85		
N4b2	0.9	主任护师	0.95
N4a2	1		

（4）岗位赋值建议：全院病区设有一些固定的岗位类型(表4-10)，护理单元按照各自不同的工作需求可增设特殊岗位类型，但不同科室同一类岗位的系数应具有可比性。

表4-10 病区护理单元岗位类型与岗位分赋值的建议

分类	岗位类型	岗位分(分/日)	备注
轮转护士 (8小时工作制)	轮转护士A	0.3	
	轮转护士B	0.5	
	轮转护士C	0.6	
责任护士岗位 (8小时工作制)	责任护士A	1	
	责任护士B	0.9	
	责任护士C	0.85	
	责任护士D	0.8	
责任护士岗位 (10小时工作制)	责任护士A	1.25	
	责任护士B	1.125	
	责任护士C	1.063	
	责任护士D	1	
责任护士岗位 (11小时工作制)	责任护士A	1.375	
	责任护士B	1.238	
	责任护士C	1.169	
	责任护士D	1.1	
责任护士岗位 (12小时工作制)	责任护士A	1.5	
	责任护士B	1.35	
	责任护士C	1.275	
	责任护士D	1.2	
非临床一线岗位 (8小时工作制)	辅助护士	1.1	

（续表）

分类	岗位类型	岗位分（分/日）	备注
护理管理岗位（8小时工作制）	护士长	1.6	护理单元仅设一个护士长岗位时
	正护士长	1.6	同一护理单元中设有两个护士长岗位时
	副护士长	1.3	
	代理护士长	1.3	若单日计有分级护理工作量时，岗位分以相应责任护士类型赋值（而不以代理护士长赋值）
	临时代理护士长	0.3	在原岗位分基础上附加0.3分/日
科教学干事（8小时工作制）	责任护士	1.05	
	辅助护士	1.1	
病区教学干事（8小时工作制）	责任护士	1.0	
	辅助护士	1.1	
其他岗位	公益性岗位	0.2	在原岗位分基础上附加0.2分/日
	单元特殊岗位	待定	由护理单元根据实际工作状况组织讨论后设定
外出培训或参加学术会议等	<6工作日/月	按当月单日最高岗位分（8小时工作制）计算	
	6～11工作日/月	按当月单日最高岗位分（8小时工作制）的85%计算	
	12～22工作日/月	按当月单日最高岗位分（8小时工作制）的70%计算	若当月无岗位分，以最近一个月的单日最高岗位分（8小时工作制）的70%计算。
	实习（跨部门实习）	按当月单日最高岗位分（8小时工作制）的50%计算	若当月无岗位分，以最近一个月的单日最高岗位分（8小时工作制）的50%计算。
休假	公休、补休、婚假、丧假	按当月单日最高岗位分（8小时工作制）计算	若当月无岗位分，以最近一个月的单日最高岗位分（8小时工作制）计算

备注：若上表内岗位的工作时间延长或缩短时，岗位分的赋值方法应进行相应折算。

（5）班次赋值建议：护士长应按照各单元临床业务开展情况和护士需求状况，实行弹性排班，全院性共同班次赋值建议参见表4-11。护理单元因工作需要设有特殊班次时，其赋值原则由护士长组织本单元护士参照上述原则共同讨论后设定。

表4-11 护理单元班次类型与班次分赋值的建议

班次	班次分(分/日)	班次	班次分(分/日)
日班	0.7	12小时班(日班)	1.1
中班	0.8	12小时班(夜班)	1.3
帮夜班	0.85	24小时值班	1.5
夜班	0.9	培训/参会	0.7
10小时班(日班)	0.9	实习	0.7
11小时班(日班)	1.0	休假	0.7

(6)护理工作量赋值建议:病区护理工作量主要以护士独立完成不同护理级别患者的数量为主要依据(表4-12);门诊护理工作量主要以护士所完成的各类操作项目为主要依据。若护理单元因工作需要,护士需承担其他特殊护理操作项目时,该项目工作量的计算方法应由护士长组织本护理单元护士共同讨论后设定。

表4-12 不同护理级别的赋值建议

工作时间	班次	特级护理 (分/人次)	一级护理 (分/人次)	二级护理 (分/人次)	三级护理 (分/人次)
4小时工作制	日班	0.225	0.125	0.05	0.015
	中班	0.135	0.075	0.025	0.005
	夜班	0.135	0.1	0.025	0.005
8小时工作制	日班	0.45	0.25	0.1	0.03
	中班	0.27	0.15	0.05	0.01
	夜班	0.27	0.2	0.05	0.01
10小时工作制	日班	0.517 5	0.288	0.112 5	0.032 5
11小时工作制	日班	0.551 3	0.306 3	0.118 8	0.033 8
12小时工作制	日班	0.585	0.325	0.125	0.035
	夜班	0.405	0.275	0.075	0.015

(7)护理人员个人满意率取值方式:护士长每月需不定期对本护理单元内护士的服务满意度进行测评,护士长对每位护士的测评次数需≥3人次/月,并依据测评结果计算每位护士当月的平均服务满意度。护士长本人个人满意率测算方法以院级满意率调查中护士长相关条目汇总成绩计入,该条目成绩不再计入病区满意率成绩。

(8)护理人员考核津贴的构成与考核方式:由护理督导、护士长、护理骨干、护理单元科主任、住院总医师、科室支部书记等共同组成科室考核小组。由该小组每月对护理单元内每位护士的工作质量、培训与考核落实情况、职业道德、工作责任心和工作态度等进行考核。护士当月的考核分作为构成岗位考核津贴的直接依据。

(三)瑞金医院护理绩效管理信息化平台(展示数据均为测试模拟数据)

护理绩效考核指标体系将不同的工作内容科学地量化为具体可行的考核指标,瑞金医院通过信息化手段,利用医院现有 HIS 系统、护理管理系统等多个系统中的统计功能,提取数据进行计算,构建护理绩效信息化数据平台。

（1）护理单元绩效工作量管理系统,利用医院现有 HIS 系统中的工作量统计功能,提取护理患者的病情危重程度和特级、一级、二级、三级护理信息,科室床位的使用率和周转率等,体现护理单元工作量情况（图 4-2）。

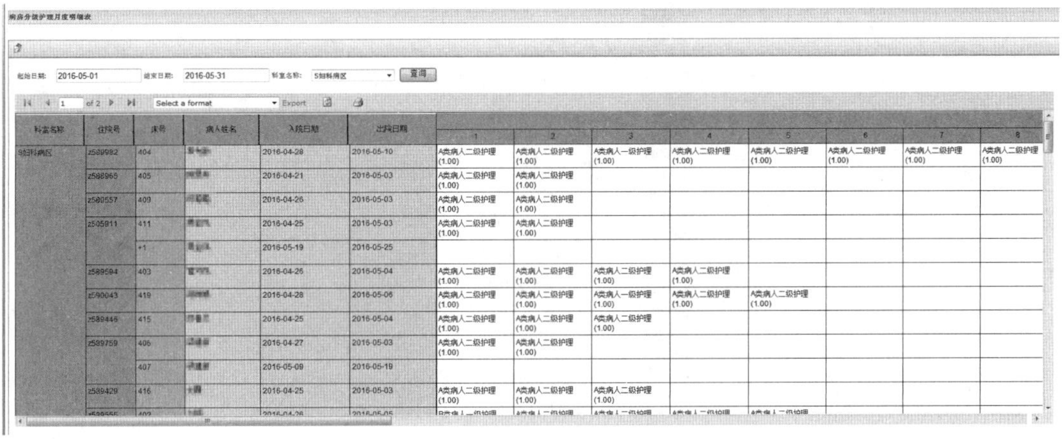

图 4-2　护理单元运营及工作量汇总界面

（2）护士个人绩效工作量管理系统,系统自动提取护理管理系统的排班模块（图 4-3）、考核模块（图 4-4）中的工作量数据,根据排班情况自动将责任护士班次与护理患者的护理级别进行匹配汇总并赋予相应分值,展示护士个人的基本信息、工作量分值、考核分值等信息（图 4-5）。

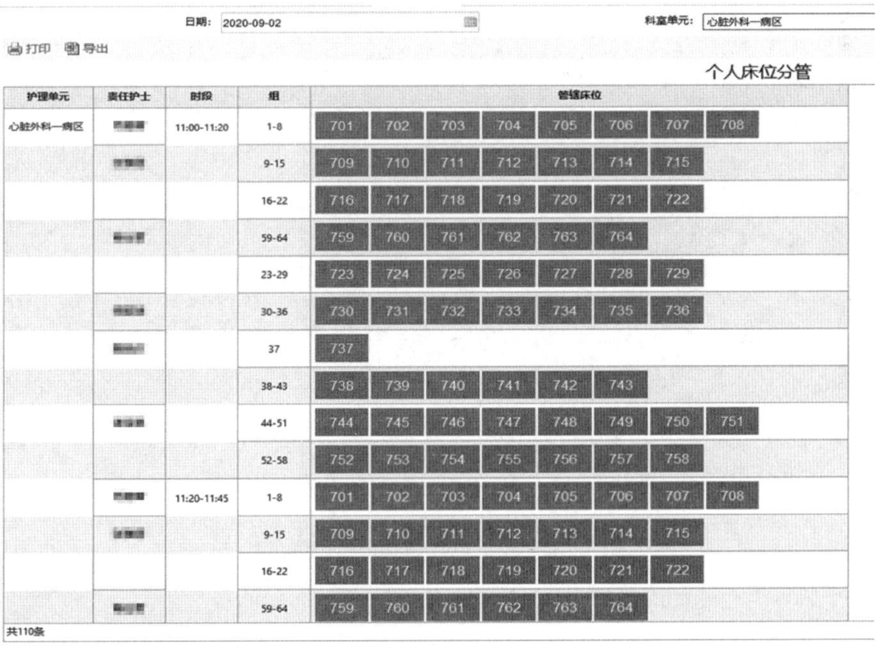

图 4-3　护理人员排班模块

科室 X_心脏外科一病区　　*日期 2021-06　　特殊说明

🖨打印　📑导出　审核　❓说明

护理人员月度明细表

督导	护理单元	工号	姓名	在科天数	职称	能级	工龄	考核分	特殊说明(护士)
教学督导康磊(总)	心脏外科一病区	02E73		30	护师	N2a	5	96.00	
	心脏外科一病区	02F41		30	护师	N1	4	94.00	
	心脏外科一病区	02F86		30	护士	N1	4	86.00	
	心脏外科一病区	02F95		30	护师	N2a	4	96.00	
	心脏外科一病区	02I03		30	护士	N1	3	90.00	
	心脏外科一病区	02I09		30	护士	N1	3	89.00	
	心脏外科一病区	02I26		30	护士	轮转定科	3	90.00	
	心脏外科一病区	02J54		30	护士	N1	2	88.00	
	心脏外科一病区	02L21		30		轮转	1	78.00	
	心脏外科一病区	02L25		30		轮转	1	78.00	
	心脏外科一病区	20428		30	护师	N2b	32	92.00	
	心脏外科一病区	20670		30	护师	N2b	26	93.00	
	心脏外科一病区	21173		30	主管护师	N4a1	30	79.00	
	心脏外科一病区	21704		17	主管护师	N3a	10	94.00	
	心脏外科一病区	22074		30	护师	N3a	8	98.00	
	心脏外科一病区	22077		30	护师	N2a	8	95.00	
	心脏外科一病区	22203		30	护师	N2b	7	95.00	

共26条

图4-4　护理人员考核模块

姓名	工号	日期	工作量	夜班				白班				中班		
				特级护理	一级护理	二级护理	三级护理	特级护理	一级护理	二级护理	三级护理	特级护理	一级护理	二级护理
	22203	202104	28.05	0.00	40.00	128.00	0.00	12.92	413.17	856.08	0.00	0.00	58.00	132.00
	02I03	202104	27.23	0.00	264.00	576.00	0.00	1.50	159.92	480.92	0.00	0.00	179.50	411.50
	02L21	202104	13.93	0.00	200.00	288.00	0.00	0.00	62.25	155.33	0.00	2.50	111.50	171.50
	22504	202104	30.93	0.00	384.00	616.00	0.00	2.75	183.17	386.92	0.00	3.00	218.50	411.00
	22944	202104	4.83	0.00	64.00	96.00	0.00	0.00	24.33	58.58	0.00	0.00	38.50	66.83
	02F89	202104	2.50	0.00	0.00	0.00	0.00	0.00	39.25	66.92	0.00	0.00	15.00	25.00
	02L25	202104	0.97	0.00	0.00	0.00	0.00	0.33	15.33	37.67	0.00	0.00	0.00	0.00
	22460	202104	31.35	0.00	296.00	592.00	0.00	1.00	224.08	542.33	0.00	0.00	199.00	429.17
	22482	202104	25.95	0.00	176.98	664.00	0.00	2.33	194.58	451.17	0.00	0.00	146.00	446.50
	21173	202104	1.01	0.00	0.00	0.00	0.00	0.50	15.42	39.83	0.00	0.00	0.00	0.00
	02F86	202104	29.67	0.00	168.00	383.00	0.00	7.17	302.58	651.17	0.00	0.00	146.50	372.67
	02J54	202104	24.94	0.00	72.00	184.00	0.00	4.00	244.33	840.75	0.00	0.00	95.50	292.50
	22074	202104	30.21	5.00	287.00	553.00	0.00	0.75	265.92	373.00	0.00	2.00	207.50	390.00
	22077	202104	33.54	7.00	369.00	680.00	0.00	0.75	240.58	389.33	0.00	0.50	244.50	448.00
	21704	202104	30.38	15.00	344.00	619.00	0.00	2.25	161.50	457.08	0.00	3.00	206.50	407.83
	22483	202104	25.75	0.00	0.00	0.00	0.00	6.92	465.33	726.83	0.00	1.00	59.00	95.50
	02F95	202104	15.43	0.00	0.00	0.00	0.00	2.50	217.50	540.92	0.00	0.50	42.50	147.00
	22481	202104	28.59	0.00	360.00	664.00	0.00	0.50	119.50	402.50	0.00	0.00	214.00	421.67
	22304	202104	16.53	0.00	40.00	112.00	0.00	3.25	186.08	559.75	0.00	0.00	55.00	129.00
	02E73	202104	23.71	0.00	233.00	560.00	0.00	1.00	131.67	371.92	0.00	0.00	173.00	372.00

图4-5　护士个人绩效工作量系统

第六节　绩效管理成效

三级医院护理队伍绩效管理对于提高医疗服务质量、保障患者安全、提升医院整体运营效率以及促进护理专业发展具有重要意义。具体而言,其意义主要体现在以下几个方面。

(一) 提升护理服务质量

通过绩效管理,可以明确护理工作的标准和要求,激励护理人员提高业务技能和服务水平,从而提升护理服务的整体质量。

(二) 保障护理服务安全

绩效管理有助于规范护理行为,减少医疗差错。通过对护理人员各维度的能力进行考核,聚焦工作能力薄弱的人群,加强培训与日常督查,提升护理人员的工作能力,保障患者安全。

(三) 提高护理工作效率

通过设定绩效目标,可以促使护理人员更加高效地完成工作,优化工作流程,提高医院整体工作效率。

(四) 促进护理行业发展

瑞金医院按照《瑞金医院护理人员职业规划方案》的层级晋升制度,增设 N1~N4 等七个技术等级,综合设置硬性指标和软性指标,综合各种软、硬性指标客观评定职位人选;鼓励和引导护理人员树立"终身学习"理念,不断加强专业知识学习,不断精进技能,全面提升护理人员的服务能力和专业素养。绩效管理为护理人员提供了明确的发展目标和路径,通过绩效评估和反馈,护理人员可以了解自己的工作表现和提升空间,从而有针对性地进行自我提升。

(五) 增强团队凝聚力

重视护理人员的职业价值。坚持人性化原则,为护理人员提供完善的福利待遇,如定期体检、职业病防护体检。为护理人员提供带薪假期,营造良好的科室环境,营造温馨的科室氛围,从而提升护理人员的归属感,让护理人员感受到自己被重视,使其更加安心地投入工作。合理的绩效管理机制能够增强团队的凝聚力和向心力。

(六) 优化护理人力资源

深入开展护理人员继续教育,提升其专业水平,重视对专科护士的培养,在政策允许、符合资质的情况下开设具有特色的护理门诊(如 PICC 专病门诊、伤口护理专病门诊、造口护理专病门诊等),利用互联网开展医院线上结合线下的护理服务,在提高护理价值利用度的同时也提升效益。深度调研患者的需求,根据患者的需求设定相应护理人员可承担的岗位,如对特需患者、老年患者等群体进行陪诊。提升患者的就医体验感,推广护理服务。绩效管理为人力资源管理提供了依据,如专科护士培养、晋升选拔、护理发展等,可以更加科学地进行人力资源管理。

(七) 符合现代化医院管理要求

建立严格的成本管理机制,将成本控制和绩效考核有机结合,配合医院在新的发展背景下,从开源和节流两个方面入手,提升护理人员的成本意识和质量意识,扩大薪酬调整幅度,发挥绩效的激励效应,提升护理人员的工作积极性,为医院护理工作质量的改善做出更多贡献。在优化绩效管理体系时,医院管理层需要实现"上下联通",即绩效管理者和领导者应该广泛听取意见,开放沟通渠道,重视基层护理人员的声音和需求,以赢得他们的支持和理解,共同推动医院的长远发展。绩效管理是现代化医院管理体系的重要组成部分，有利于医院管理的规范化、科学化，提升医院的核心竞争力。

（八）响应国家健康政策

绩效管理有助于医院响应国家关于提高医疗服务质量和效率的号召，落实健康中国战略。

（苏静）

第五章
瑞金医院临床护理实践模式

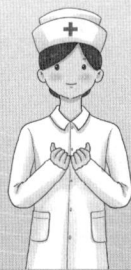

第一节　消化内镜室工作模式

(一) 背景

消化内镜技术的问世与发展深刻改变了消化系统疾病的诊疗,实现了对过去难以诊断的病症的明确诊断和微创治疗。最新科技的应用扩展了消化内镜的观察范围和观察精度,实现了对消化道的全覆盖。我国的消化内镜事业得到政策支持,发展迅速。在"十四五"规划中,高质量发展成为关键理念,因此推动消化内镜质控、实现高质量发展成为当前工作的焦点。2021年国务院办公厅发布的《关于推动公立医院高质量发展的意见》强调通过医疗服务模式创新引领公立医院高质量发展,强调患者需求导向、特色医院文化和医务人员关爱,高质量发展是公立医院发展的内在需求。《医院智慧管理分级评估标准体系(试行)》提出医院智慧管理是"三位一体"智慧医院建设的重要组成部分,指导各地、各医院加强智慧医院建设的顶层设计,充分利用智慧管理工具,提升医院管理精细化、智能化水平,构建医院智慧管理分级评估标准体系。

人民群众对自身健康日益重视,在观念上从有症状再做胃肠镜检查逐渐转变成把胃肠镜检查作为健康体检的项目。随着技术更新迭代,消化内镜从原先只作为检查诊断和切除胃肠道小息肉的手段,发展到如今可以进行多种内镜下治疗,实现胃肠道早癌剥离、胰腺组织穿刺、胆管取石等复杂操作。消化内镜中心是一个综合胃肠镜预约、检查、治疗和软式内镜清洗消毒于一体的科室。人民群众需要更好的医疗服务,消化内镜中心需要专业的护理团队、合理的布置、标准的流程、智能的数字化建设,使消化内镜中心的管理顺应时代发展,更加规范、有序、高效。结合瑞金医院消化内镜中心多年的管理经验并借鉴国内外行之有效的管理方法,探索更安全、准确、高质量的管理模式。

(二) 基于精益管理理论的消化内镜中心管理模式

精益管理起源于20世纪50年代的日本丰田汽车公司,由丰田生产方式发展而来,其核心理念是通过消除生产过程中的一切浪费,实现生产过程的优化,提高生产效率和质量。随着时间的推移,精益管理的理念被广泛应用于制造业以外的其他行业,如服务业、医疗行业等。2004年美国率先将精益管理思想应用于医院管理,取得了良好的社会效益。精益管理模式被用于提高整体护理质量,进而提高护患满意度,已在手术室护理管理中被广泛应用。消化内镜中心借鉴精益管理理念,将其应用于患者内镜预约与候诊管理、工作流程优化、消化内镜感染控制和设备耗材管理(图 5 - 1)。

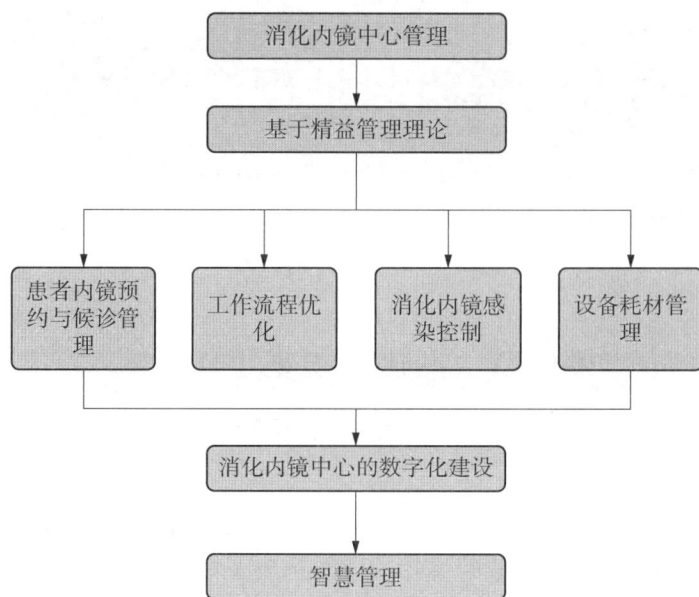

```
┌─────────────────────┐
│   消化内镜中心管理    │
└─────────────────────┘
          │
┌─────────────────────┐
│   基于精益管理理论    │
└─────────────────────┘
          │
    ┌─────┼─────┬─────────┬─────────┐
    ▼     ▼     ▼         ▼
┌───────┐┌───────┐┌───────┐┌───────┐
│患者内镜预││工作流程优││消化内镜感││设备耗材管│
│约与候诊管││  化    ││染控制   ││  理    │
│  理    ││       ││       ││       │
└───────┘└───────┘└───────┘└───────┘
          │
┌─────────────────────┐
│ 消化内镜中心的数字化建设│
└─────────────────────┘
          │
┌─────────────────────┐
│      智慧管理        │
└─────────────────────┘
```

图 5-1　消化内镜中心精益管理模块

1. 患者内镜预约与候诊管理

1) 消化内镜中心精准预约

消化内镜诊疗流程分为预约、报到、两次叫号、候诊、检查、报告发放等,其中预约是消化内镜诊疗的第一道流程,预约工作落实不好不但影响诊疗效率,还影响诊疗质量。常规门诊胃肠镜预约流程为挂号开单→预约台预约→根据规定时间报到。借鉴精益管理的节拍时间,即服务供应能力是否满足患者需求,提高服务能力、均衡患者需求,进行以下改进。

(1) 测算服务能力(每天日均量),测算内镜比例(胃肠镜检查比例、治疗比例),测算服务周期(检查速度、治疗速度),测算爽约率(临时爽约例数),从而精准分时段预约。

(2) 在预约时间上进行了更细致的划分。为提升患者就诊体验,在胃肠镜检查时间方面分别于上午和下午各增加了一档检查时间,解决了之前因为检查时间段过于集中而导致患者等待时间过长的问题。

(3) 新增专家内镜:就诊于专家门诊的患者可于检查当日挂相应专家内镜号进行检查,系统会自动将挂该专家内镜号的患者统一分配至专家所在诊间,不再与普通门诊患者同列,有效缩短等待时间。

(4) 常规预约时工作人员会分发纸质宣教单给患者或家属,让其带回去自行阅读,但是对于部分年老患者或者文化程度较低的患者,往往拿回去由于不识字或者眼睛看不清而错过了重要的注意事项,例如抗凝药物的停用、泻药的服用方法及检查注意事项等,由于检查当天未按相关注意事项做好准备,导致检查失败或者检查效果不理想等情况。为了改善该情况,我科使用了以下方法:在预约处大屏幕上滚动播放有关泻药服用方法的视频;在检查单上增设二维码,通过扫码可以观看有关注意事项的视频;通过微信公众号及抖音宣传的方式给患者提供更简单明了的科普。

（5）为有急诊指征或与社区签约的患者设立绿色通道,优先就诊。

（6）根据每周汇报的内镜手术量调整门诊预约量,在手术量高峰日适当减少门诊预约数量,避免由于预约过多导致出现无法尽早检查的情况。

（7）以人为本,为家住外地且距离较远的患者尽早安排预约时间,尽量满足个体所需。原本普通胃肠镜检查分为上午和下午,为满足患者需求,可在同一时间将检查完成,避免患者二次奔波的情况。

2）消化内镜中心候诊管理

护理风险管理是指对现有和潜在风险进行识别、评价和处理,以最大限度地减少患者及医院的损失。由于内镜中心诊疗数逐日上升,因而对患者在内镜诊疗期间进行安全风险管理尤其重要。除此之外,制定合理的就诊流程也是确保患者安全的重要条件。通过一系列调查和整改,优化了以下流程。

（1）前台区域分布不合理。整改前前台没有明确的指示牌,患者报到后没有目的性地集中在同一块区域,容易导致争吵。为改善状况,设立了引导牌,分为签到、信息、登记、麻醉评估这四个步骤,拥挤状况得到了明显改观（图 5-2）。

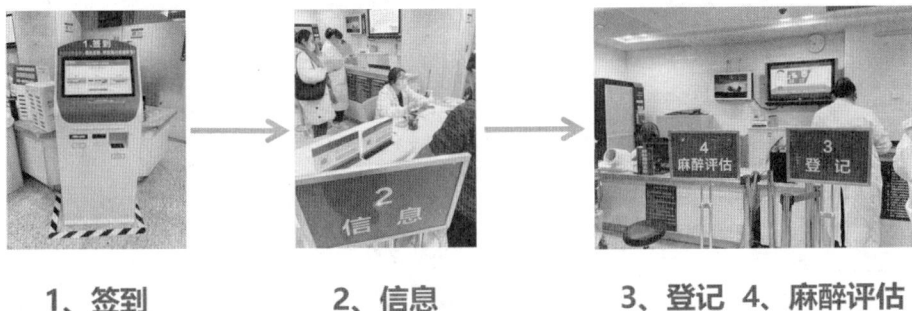

1、签到　　　　2、信息　　　　3、登记 4、麻醉评估

图 5-2　前台区域分布改善

（2）外候诊区设立麻醉评估台面和更衣室。患者无须进入内候诊区再进行麻醉评估及更换检查裤,避免了内候诊区出现混乱现象。

（3）内、外候诊区均设立大显示屏,患者可以清楚地看到自己所在的诊间号,实时跟踪进度。在内部诊间门口也设立了候诊显示屏,患者可以知晓自己的就诊序号排在第几位,做到心中有数（图 5-3）。

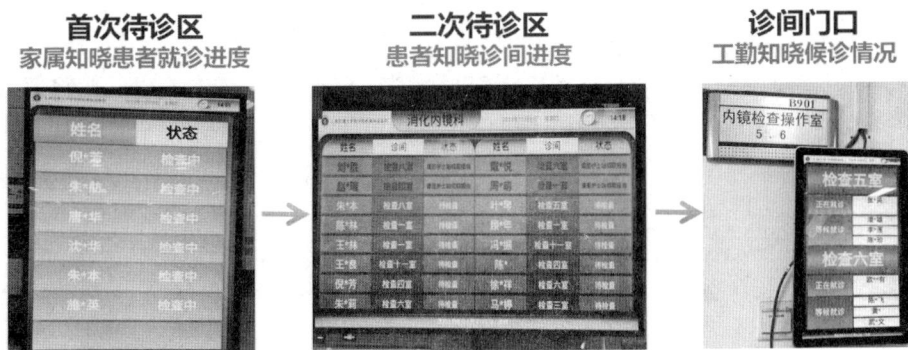

图 5-3　候诊显示屏

(4) 在检查高峰日尤其双休日患者数特别多的情况下,在9楼候诊区无法容纳过多的患者时,增设10楼候诊区,避免了因人员过多拥挤、空气闷热而发生的不良事件。

(5) 内候诊区增派一名文员巡逻,发现有低血糖、头晕不适的患者,及时通知医生或护士进行处理。常备糖果及血糖仪,在患者发生低血糖时及时采取措施。如遇到家属擅自进入内候诊区或患者私自进入诊间时,可以同工勤人员一同劝离。

(6) 在房间有高难度操作使得操作时间较长,导致后续有较多的患者迟迟无法就诊时,可根据房间安排情况及时分流。

(7) 在病房患者完成检查后,打电话通知工勤师傅接送。根据检查内容,对进行普通检查的患者,可以视病情让工勤师傅推轮椅将其送回病房,或患者在工勤师傅的陪同下步行回病房;对于插管麻醉的患者,需要工勤师傅用平车将其送回病房,在工勤师傅没有来时一律不允许私自离开。

2. 工作流程优化

建立高效的流程是精益管理的核心内容之一。通过优化流程、预防错误和可视化管理(图5-4),可以提高生产效率和流程的稳定性。通过流程优化和错误预防措施提高生产效率,应用可视化管理提高流程的透明度和对流程的可控性,通过标准化操作规程确保流程的稳定性和一致性。

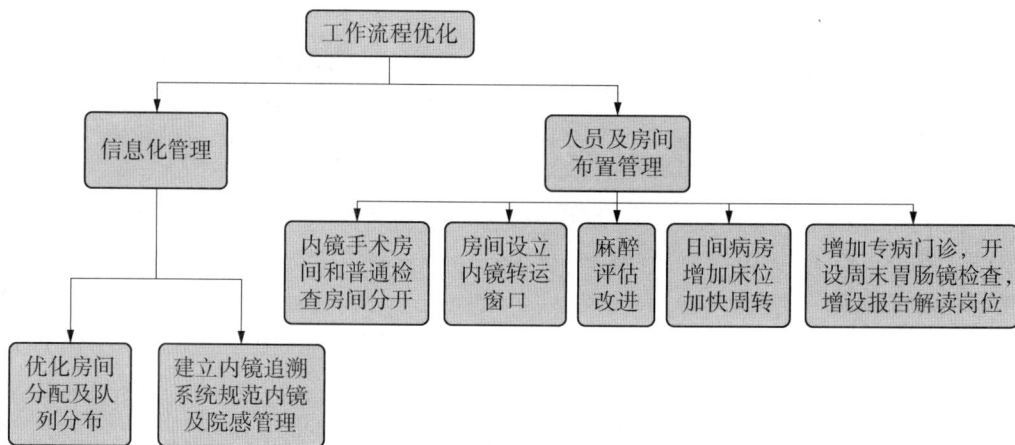

图 5-4 工作流程优化

1) 消化内镜中心规范管理——提高医疗效率

胃肠镜检查是消化道肿瘤早诊早治的最强有力的手段。随着人们健康意识的增强以及舒适医疗的推广,行无痛胃肠镜检查的患者日益增多。内镜中心是由医生、麻醉师、护士、转运工勤、清洗消毒人员等多岗位合作服务,工作流程复杂,节点多,其中一个环节出错或者跟不上就会影响到全局。为了提高医疗效率,需要在科室主任及护士长的带领下共同完善整个工作流程,对存在的弊端进行改进,提高医疗效率,可从以下几点进行。

(1) 信息化流程改进:优化房间分配顺序。设置单队列,将各种手术类别分队列排号,每一列有属于自己的单独队列号,如为专家门诊患者设置专家队列,完成该专家所有操作后方可拉入其他门诊患者,避免系统自动分配其他患者引起矛盾。特殊治疗操作(如精查胃镜、小肠镜等)在拉入诊间后关闭分配通道,医生可以更专心高效地完成手术。对于医生自约的患者,增加自约患者这一路径,可以不受限制更快地拉入诊间根据医生需求安排检查顺序。

（2）优化内镜转运流程:诊间与清洗消毒室距离较远,传送效率低下,来回最长需要3分钟。为了改善该情况,我科设置了内镜传递窗口,分为污染窗口及清洁窗口,检查结束后护士用治疗巾包好污染内镜并送入传递箱,清洗消毒人员收到后立马可以开始清洗消毒,清洁窗口则由另外一位师傅将已消毒的内镜打包放入清洁窗口,方便护士取用。不仅大大节省了转运时间,又在院感角度上杜绝了潜在污染的传播。

（3）人员管理及房间分配:摒弃之前所有操作房间随机分配的方法,专门设立内镜手术专用间和普通检查房间。每天需要进行内镜手术的患者统一在内镜中心手术室完成,其余房间做常规检查操作。避免了之前队列分布混乱的问题,提升了手术效率。相关计算式:内镜高峰周期节拍＝检查周期/房间数,转运床需求＝周期节拍×麻醉房间数＋固有房间数,转运工勤需求＝转运周期/高峰周期节拍,复苏床位需求＝复苏周期/高峰周期节拍。

（4）麻醉评估改进:以往患者进入内候诊区后,麻醉师找患者进行评估,十分不便。现统一在前台窗口处完成评估,再由工勤师傅带入候诊区,省力且有序。

（5）取报告处设置报告解读门诊:每天安排一位医生进行检查报告解读,患者挂号后可当场了解自己的检查情况,并进一步开药、做检查,避免了需要到5楼专门再排队挂号的问题。

（6）设立两个诊室看专病门诊(如胆道疾病、胰腺疾病、门静脉高压及食管静脉曲张、内痔专病),在诊间就能完成就诊和内镜检查,不再需要患者去5楼门诊看病再来内镜中心做检查。减少了患者等待及排队的时间,提高了就诊效率。

（7）增加周末胃肠镜检查:周末专设胃肠镜检查操作室,方便了平时请假不便的上班族前来就诊,提升患者的满意度,增加了检查人次。

（8）日间病房扩增床位,满足更多患者的就诊需求。日间病房总计配备27张床位,其中14张为固定床位,13张为虚拟床位用来加大患者收治量。通过分时段预约,先行报到的患者完成诊疗出院流程后,再将后报到的虚拟床位患者拉入正式床位,以此提高床位周转率,达到了病床使用率100%的目的,提升了科室的效益。为便于患者办理出入院手续及结账,内镜中心前台还设置了自助出入院办理机器,避免了患者来回奔波的辛苦,提升了患者满意率。

2）消化内镜中心规范管理——质量控制

目前,我国已基本建成了国家消化内镜质控体系,质控工作主要分为以下几个方面:

（1）进一步完善消化内镜质控体系。不断完善消化内镜质量管理闭环,让每一项消化内镜诊疗操作都在质控管理中。

（2）以疾病为中心开展质控。把消化内镜诊疗质量管理融合到消化系统疾病诊疗工作中,加强单病种质量管理,实现消化系统疾病诊疗质量的整体提升。

（3）不断完善消化内镜诊疗相关共识、指南、标准体系,力争做到每一项诊疗操作都有章可循。

（4）以指标驱动进行质量管理。为反映质控的实时及动态过程,不断完善质控指标。

（5）加强消化内镜诊疗数据结构化建设。建设一个标准化、结构化的消化内镜诊疗结构和数据系统。

（6）深入开展有关消化内镜质控的临床研究,制定符合国情的质控标准。

2015年底国家消化内镜质控专家组在年度工作会议上讨论并制订了《消化内镜医疗质量控制指标(草案)》,其中提出12个内镜质控指标,主要分3类:结构性指标(消化内镜中心医患比、清洗消毒记录可追溯率、图文报告合格率),过程指标(消化内镜适应证符合率、结肠镜盲肠插管率、ERCP选择性深插管成功率、小肠胶囊内镜全小肠检查率),结果指标(消化内镜并发症发生率、胃肠道早癌检出率、结直肠腺瘤检出率、内镜下切除术后完整切除率、ESU-FNA标本阳性率)。其中很多指标如对于消化道早癌检出最为重要的常规内镜检查,"胃镜摄片数量""肠道准备合格率""结肠退镜时间"等也是非常重要的过程指标,尽早制定结构化模板可以事半功倍。

内镜中心患者和内镜操作数量大,质控执行力水平参差不齐。既往常规的手动填写、手动上报的方式,受限于每个医生个体认知水平,费时、费力且不够规范。可通过人工智能联合"互联网＋"技术,并与计算机领域专家合作,构建出规范的内镜结构化模板系统。模板中需包含患者基本信息、肠道准备质量评分、高危因素、适应证、并发症以及结肠息肉、腺瘤、消化道早癌检出率等内镜质控需要统计分析的数据信息。同时,模板中的上述信息均可实现实时、自动上报至内镜质控中心平台,并形成内镜质控报表。基于报表可以对内镜中心以及内镜医师进行实时督导和反馈改进,实现消化内镜诊疗质量的同质化的目标。人工智能技术未来在内镜质控的结构性指标、过程指标和结果指标改进中均可发挥重要的作用,在内镜检查的全过程中进行实时有效的监督,尤其在改进各项指标的同时减少人力、物力的消耗,具有巨大的应用前景。

同时从护理角度来看,医院感染是国内外被证实的反映护理质量的敏感指标,它也是质控管理的重要一环。随着消化内镜诊疗技术在临床上的广泛应用,医源性感染问题成为临床关注的重点。结合文献查找符合消化内镜感染质控的护理敏感指标,见表5-1。

表5-1　消化内镜感染质控的护理敏感指标

一级指标	二级指标	三级指标
结构指标	护理人员情况	护理人员在本科室工作年限
		护理人员职称级别
	医疗卫生监测	内镜室空间环境合格率
		内镜室物体表面消毒合格率
		内镜室空气沉降菌群合格率
		消毒记录真实准确率
		规范操作流程合格率
		消毒用品选择和使用情况
	规章指标	护理感染质控制度落实率
		护理感染质控预案的落实率
过程指标	护理安全质量	护理人员对防护器具佩戴率
		护理人员对防护器具作用认知率
		护理人员对防护器具规范防护操作合格率
		护理人员对医疗废弃物管理合格率
		护理人员对内镜与附件清洗消毒合格率

（续表）

一级指标	二级指标	三级指标
结果指标	满意度	护理操作满意度
		健康宣教满意度
	感染发生率	器械洁净质量相关感染发生率
		环境洁净质量相关感染发生率
	不良事件	患者二次感染
		护理人员职业暴露

根据消化内镜感染质控的护理敏感指标持续进行质量改进，改进方法如下。

（1）参照《软式内镜清洗消毒技术规范》WS507－2016和《医疗机构感染预防与控制基本制度（试行）》中有关消化系统检查感染管理的内容，制订符合科室的相关计划。

（2）参照消化内镜感染质控护理敏感指标，由护士长领头，在医院质控院感老师及科室质控院感老师的带领下，严格按照国家规定的技术操作规范制定符合科室的质控标准，所有护理人员及工勤人员按照该标准执行，并定期抽查。

（3）质控院感小组定期对消化内镜检查科室感控情况和护理人员防护情况进行抽查，包括工作流程、内镜床旁预处理、一次性用物处理等，如有问题，及时进行相应的整改。

（4）质控院感小组对于潜在的问题进行定期商讨并改进。该方法既提升了护理人员的职业防护水平，又提升了患者就诊的安全性。

3. 消化内镜感染控制

内镜信息化追溯——加强院感管理

工作量上升的同时各种内镜手术难度也在逐渐提高，与之相关的院感方面的问题也困扰着许多医院管理者，内镜诊疗是一项侵入性操作，诊疗操作不规范、清洗消毒不彻底均易导致医院感染的发生。近年来，在接受内镜检查的患者中，老年人和有基础疾病的特殊患者比例逐年增加，出现潜在不良事件的风险较高。瑞金医院消化内镜中心就诊患者每年约3万例，为了确保医疗安全，消化内镜中心需要精细化管理。如何在工作节奏快、就诊患者数量大的基础上保证患者的安全是必须思考的重要问题。

以下为影响内镜清洗消毒质量的因素：①对相关规范及标准的遵从性不够：虽然有严格的操作规范和标准，但有时无法有效落实。②未形成常态化的监测：内镜内管腔的微生物监测是目前最有效的监测方式，但可能监测的频率、范围不够，且缺乏完整、详尽的记录。③清洗消毒过程记录不完整，缺失对关键环节的记录，没有有效的过程管理，无法确保结果的准确。④清洗消毒人员的素质、技能还有待提升，清洗消毒人员是清洗消毒工作的直接实践者，他们的质量意识对内镜交叉感染控制起着极其重要的作用。⑤缺少有效的质量控制手段，重视终末质量的评价，而忽略了对要素质量和环节质量的控制，有效的质控能确保持续的质量改进。⑥监管的及时性不够，监管难度大，当前的监管方式只能发现问题，而无法做到提前预判、预警。

软式内镜由于其结构特殊性及复杂性，导致对其的清洗、消毒存在许多难点，内镜清洗不彻底以及污染后清洗不及时，极易形成生物膜，直接影响内镜消毒或灭菌效果，还容易造成器械损伤,提高维修成本,造成医疗资源浪费。为了跟踪内镜的清洗情况,根据卫生部制定《软式内镜清洗消毒技术规范》的相关要求(图 5-5),瑞金医院在此之前一直使用传统手工追溯方式:内镜使用完毕后由工作人员进行内镜转运,内镜被转运至清洗消毒室后,对其进行记录,记录内容包括内镜编号、患者信息、清洗消毒开始时间和结束时间、消毒方式、清洗消毒人员姓名。此种管理方式受人为因素影响较大,与内镜室护士和清洗消毒室工勤人员的责任心、年资及其对专业知识的认知有关。可能会因为种种原因而造成漏记录或记录不准确,导致最后追溯不完整。

7.6 质量控制过程的记录与可追溯要求

7.6.1 应记录每条内镜的使用及清洗消毒情况,包括:诊疗日期、患者标识与内镜编号(均应具唯一性)、清洗消毒的起止时间以及操作人员姓名等。

7.6.2 应记录使用中消毒剂浓度及染菌量的监测结果。

7.6.3 应记录内镜的生物学监测结果。

7.6.4 宜留存内镜清洗消毒机运行参数打印资料。

7.6.5 应记录手卫生和环境消毒质量监测结果。

7.6.6 记录应具有可追溯性,消毒剂浓度监测记录的保存期应≥6个月,其他监测资料的保存期应≥3年。

图 5-5 《软式内镜清洗消毒技术规范》

为规范内镜信息化追溯,我科与美迪康合作后,现采用信息化追溯管理模式:由护士长带领两名负责院感管理的高年资护士、若干名骨干护士及全部清洗消毒工勤人员、系统工程师共同参与系统调试。护士长根据实际工作情况提出设计要求,内镜图像系统工程师及其研发团队负责软件开发与调试,信息科工程师及清洗消毒机工程师负责数据接口调试,骨干护士负责收集在软件及硬件应用期间内镜中心医护人员及清洗消毒员反馈的意见。专项小组定期召开小组会议,根据工作中遇到的情况进行灵活调整。全部采用系统记录(清洗消毒过程数据的全记录、时间精确、可追溯),极大程度避免了人工影响(图 5-6)。

	清洗ID	内镜编号	内镜SDH卡号	清洗工名	病人名	医生名	检查室	护士名	消毒日期	是否合格	开始时间	结束时间	清洗类型	清洗方式	初洗开始	初洗结束	醇洗开始	醇洗结束	清洗开始	清洗结束
▶1	4096	01	0008052930					内窥镜5	2016-07-22		6:55:47	7:01:47	2	1	\	\	\	\	\	\
2	4103	16	0008048427					内窥镜5	2016-07-22		6:57:19	7:03:19	2	1	\	\	\	\	\	\
3	4116	32	0008083738					内窥镜5	2016-07-22	1	06:55:13	07:18:13	1	1	06:57:13	06:59:13	07:00:13	07:03:13	07:04:13	07:06:13
4	4118	31	0008076195					内窥镜5	2016-07-22		7:41:22	7:52:26	1	1	7:42:45	7:42:46	7:44:23	7:45:14	7:46:12	7:46:45
5	4120	32	0008083738					内窥镜5	2016-07-22		7:44:47	7:59:13	1	1	7:45:20	7:46:44	7:46:51	7:49:23	7:49:45	7:50:49
6	4124	04	0008070250					内窥镜5	2016-07-22		7:52:18	8:05:19	1	1	7:52:57	7:54:06	7:54:12	7:56:57	7:57:18	7:58:19
7	4129	01	0008052930					内窥镜5	2016-07-22		8:02:42	8:16:06	1	1	8:03:20	8:04:43	8:04:56	8:07:12	8:07:30	8:08:41
8	4134	31	0008076195					内窥镜5	2016-07-22		8:12:40	8:26:38	1	1	8:13:12	8:14:29	8:14:41	8:16:58	8:17:15	8:18:39
9	4137	16	0008048427					内窥镜5	2016-07-22		8:23:31	8:37:01	1	1	8:23:47	8:25:10	8:25:32	8:28:02	8:28:04	8:29:30
10	4139	03	0008135337					内窥镜5	2016-07-22		8:24:46	8:38:08	1	1	8:25:30	8:26:31	8:26:37	8:28:52	8:28:55	8:30:07
11	4144	12	0008058773					内窥镜5	2016-07-22		8:35:28	8:49:08	1	1	8:36:10	8:37:16	8:37:44	8:39:49	8:40:10	8:41:40
12	4148	05	0008072142					内窥镜5	2016-07-22		8:40:06	8:55:33	1	1	8:40:42	8:41:55	8:42:00	8:44:23	8:44:40	8:45:59

图 5-6 信息化追溯

内镜信息化追溯系统操作流程:①每条内镜都有独立的内镜识别卡,包含此条内镜的内镜编码、型号、清洗消毒和使用记录(图 5-7)。②在诊间,在使用内镜前用读卡器感应内镜识别卡(图 5-8),内镜信息自动录入工作站,并与患者内镜检查信息绑定(图 5-9),显示完整清洗消毒信息后方可开始内镜操作。③检查结束时将污染内镜传递给清洗消毒人员,清洗消毒人员使用水槽的读卡器感应自己的工牌和内镜识别卡(图5-10),清洗消毒人员信息和内镜信息自动录入清洗消毒追溯系统后开始清洗。④系统采用开放式清洗消毒感应器模式,内镜清洗消毒的每一个步骤(包括初洗、酶洗、漂洗、消毒、末洗、干燥)都需要在相应的读卡器感应读卡,如果使用内镜自动清洗消毒机机洗,必须先手工初洗再进行机洗,内镜自动清洗消毒机上设有读卡器,未经过初洗步骤不可机洗读卡。⑤系统记录每个步骤的开始和结束时间。清洗消毒下一个步骤的"开始时间"就是上一个步骤的"结束时间",系统已经按照规范预设

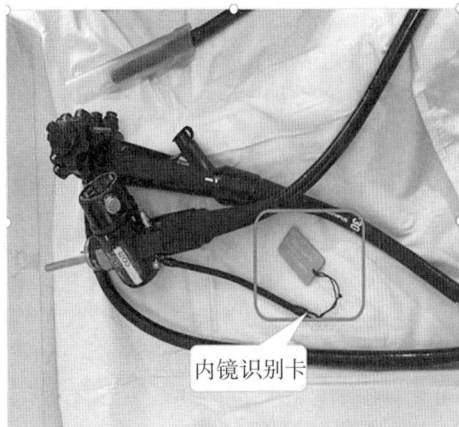

图5-7　内镜识别

每个步骤的标准时间,清洗消毒时间不合格或者清洗消毒步骤遗漏、顺序错误时会有智能语音提示,无法进行下一步的操作。内镜清洗消毒信息包括内镜型号、清洗消毒时间、目前步骤、结束倒计时、清洗消毒人员等,均在清洗消毒室大显示屏上可查看。⑥结束工作后统一挂入镜房并进行出入库登记。

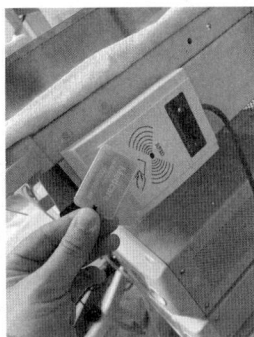

图5-8　使用内镜前感应读卡

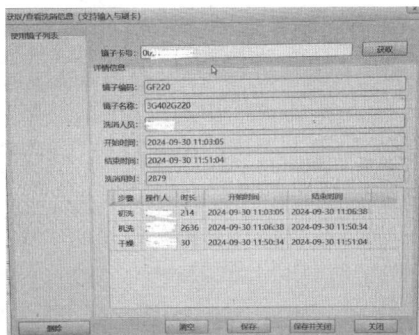

图5-9　将患者信息与内镜信息绑定并录入工作站

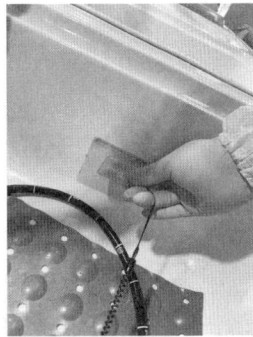

图5-10　内镜清洗消毒每一步骤前感应读卡

自2023年1月起采用信息化追溯,2023年12月追溯内容完整率为100%,相比2022年12月的手工记录,追溯内容完整率提升了7.8%,追溯查询所耗费的时间明显降低。

对于所有在库内镜每个季度会进行采样,维修回来的内镜必须采样合格后方可使用。按照GB15982-2012《医院消毒卫生标准》对消毒后的内镜管路进行洗脱并对洗脱液进行培养及计数菌落数。采用无菌注射器抽取50mL含相应中和剂的洗脱液,从活检口注入冲洗内镜管路,再注入空气,用无菌采样瓶全量收集,立即送检。以《软式内镜清洗消毒技术规范》WS 507-2016为合格标准,具体为菌落总数≤20 CFU/件。使用信息化追溯后,2023年12月的消化内镜生物学监测合格率对比2022年12月提升了3.2%。

使用信息追溯系统对内镜的清洗、消毒、使用进行全流程追踪管理,可以使追溯工作在大数据的支持下更加快捷,不仅能简化信息登记步骤,还能使清洗、消毒记录实现自动化,将

患者及内镜消毒信息结合,提高追溯的效率,减少对清洗消毒过程造成人为影响,有效控制医院内感染。

4. 设备耗材管理

1) 设备管理

医疗设备在当代临床诊断治疗中发挥了非常重要的作用,同时也体现了医院的综合能力与水平,其设备都是应用于医疗、科研、教学等工作中。只有加强医疗机构医疗器械的管理和维护,形成有效的管理体系,才能有效地提升医疗设备的价值,保障患者的诊疗安全,同时为医院产生良好的经济效益和社会效益。医疗设备的管理需要科学及系统的管理,仅凭主观判断而无量化的数据支撑设备配置的合理性,会导致设备配置过度或设备闲置等问题。因此,设备配置必须要切实地结合临床使用需求,医学装备管理人员更需要观察设备全生命周期,了解现有设备的使用状态。瑞金医院内镜中心现有内镜总数为 128 条,其中包括了胃肠镜、放大内镜、超声内镜、治疗镜、十二指肠镜及小肠镜等。各类内镜、超声主机及高频电刀治疗仪等合计 100 余台。必须对设备的使用频率现状做到心中有数,才能够了解设备在临床检查、治疗需求中的必要性。然而内窥镜设备的管理普遍存在以下问题:①重配置,轻管理。科室里往往每年会有很多设备需求上报,但是实际上对该仪器使用率并不高,这就导致购买后常常闲置在角落无人问津。②管理方式单一:常依赖管理者通过翻阅账目(内镜维修记录)等手段进行每个月的统计。③数量及型号繁杂,设备卡、主机型号有时会出现不匹配的情况。此外对其他非内镜设备的摆放也有很高的要求,随意堆放后不仅在需要用的时候找不到,更会增加医护人员的烦躁感,引起不必要的矛盾。

我科采用 7 s 管理法,即整理、整顿、清扫、清洁、素养、安全、节约 7 项内容。该管理法既能改善现有的工作环境,提高工作效率和工作质量,又能合理利用现有资源,减少浪费,保证工作安全,是一种全员性、显著性、简单、实用的管理手段,近年来在国内外医疗机构中被广泛应用。

(1)整理:按照消化内镜中心仪器设备的类型、数量进行定期现场检查,主机背后挂有简易操作手册以及设备巡检维护手册,出现故障问题时及时记录。

(2)整顿:将仪器设备管理作为一项重要的管理内容,对仪器设备的使用、维护、管理等实行专人专项管理。在科室内构建三级管理制度,科主任、护士长为一级管理,设备管理员为二级管理,对应岗位负责人为三级管理,拟定相关管理制度。仪器必须定点放置以便于取用,对故障设备和备用设备必须挂警示牌,及时联系工程师维修故障设备。

(3)清扫:定期安排人员进行环境清扫,按照相关制度对环境中存在的安全隐患进行处理。做好仪器设备数量的清点,对仪器设备的运行状态进行登记,检查相关配件是否完好。对诊间电脑、内镜设备线路定期进行检查,避免电线缠绕,拖线板不直接放于地面。对每条内镜在使用完毕后及时进行侧漏、点检,降低设备维修率。

(4)清洁:做好相关人员的培训工作,确保能够正确清洁各种设备,制订各项标准制度,定期督查。

(5)素养:使医护人员明白消化内镜中心是需要大家共同维护的科室。人人参与设备的维护,发现问题后及时联系设备管理人员,加强团队协作,不做事不关己的人。

(6)安全:严格按照设备使用说明书进行操作,严禁超负荷运转,设备操作人员须做好安全防护工作。操作人员必须接受过正规、系统的培训且通过考核后方可上岗,岗位责任人要确保仪器设备的整体安全性,最大程度避免因仪器设备所造成的医疗事故。

(7)节约:设备整体运行需尽量节约成本。统筹安排仪器设备的清点和整理工作。定期对设备进行严格维护和保养,降低仪器设备故障的发生率,尽可能延长仪器设备使用寿命,减少仪器设备维修成本。

实施7s管理法后比较2024年1~6月与2023年1~6月,设备故障率降低14%,登记清洁和摆放规范率显著提升。

2) 耗材管理

随着医疗体制改革的不断推进,国家相继出台取消医用耗材成本加成、医保制度改革等政策,手术室医用耗材管理逐步从注重利益向控制成本转变,医用耗材管理成为临床手术科室管理的重要内容。

管理方案如下:

(1)定置管理:对医疗耗材备货建立一个库存档案,存放于内镜室的库房,使物品定点存放、定库安置,做到摆放有序、一目了然,便于需要时取用和平时清点。护士长亲自负责或指派一位具有高度责任心的高年资护士或文员检查每批货物的外包装、有效日期等,根据诊疗需求领用耗材。

(2)先进先出:每月通过系统对医疗耗材的失效期进行跟踪查询。尤其是高值耗材,根据有效期先后顺序排列整齐,以保证物品按照有效期先后顺序使用,防止耗材过期和外包装材料破损,避免不必要的浪费,减少损耗。

(3)标识清楚:医疗耗材管理系统也有明确的标识、记录。耗材外包装必须要有明显的标识,包括物品名称、批号、有效期等,对于不符合规定的应及时联系厂家整改。

(4)建立紧急供应系统:为防止出现医疗耗材供应不及时的情况;避免采用单一供应商,以免发生断货等状况而影响整体运转。根据历史记录可以设计2~3倍标准偏差的量。

(5)循环盘点和持续改进:根据内镜数量的变化,通过定期盘点和计算机统计,不断调整其初始库存量、最大库存量和最小库存量的设置,使内镜室医疗耗材的流通达到最佳状态。

(6)各个诊间设立耗材柜:每日根据手术需要的量领取耗材并进行清点,清点完毕后上锁。发现临期或者有质量问题的耗材应及时报告耗材管理员进行更换(图5-11)。

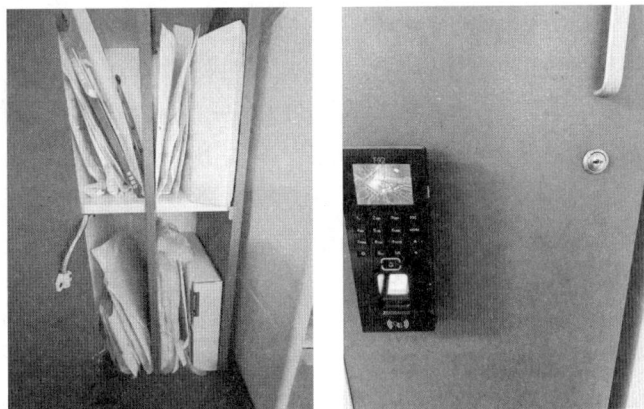

图5-11 诊间耗材柜

3) 设备与耗材信息化

在"互联网＋"时代,医疗大数据和人工智能近年来逐步被应用于医学各个领域,如何利用信息化手段,优化术中高值耗材及设备的管理模式和流程,提高其使用价值,对进一步提高医院整体管理水平、保证医疗安全有着重要的意义。

以设备为例,通过物联网技术,实现全院级医疗设备数据的信息化整合和使用,在内镜设备主机上加装数据采集器,从内镜设备视频输出端口增加一个分频器,实时采集设备工作站图像,利用图像识别技术对图像中文字信息进行识别和提取,将识别和提取的信息存储至服务器中。在本院的几台富士及奥林巴斯主机上都装有数据采集器,以便更好地了解主机的利用率,为设备科今后的统计及采购起很大作用。管理平台采用软、硬件结合的方式,基于采集装置的采集原理及连接方式,实时采集医疗设备自身视频输出端口的视频信号,进行实时数据采集与分析,数据上传至数据服务器,另外融合院内现有 HIS、HRP 等系统的基础数据,实现对医院医疗设备的运行情况、使用效率、成本和效益、临床使用评价等方面进行精细化管理,为医院全面评估医疗设备的使用情况提供依据,为采购医疗设备提供准确的评价数据。系统的信息采集终端可以对医疗设备的状况进行监控并发送到数据接收终端,记录设备首末工作时刻,并实时显示设备工作状态并统计设备使用率(设备使用率＝实际使用时间/预期使用时间×100%)。信息采集终端能够自动获取设备实际使用时长,内镜设备预期使用时长设定为 8 h,可计算出设备使用率,该指标能够有效反馈设备是否闲置。根据设备使用率排名,能够客观反映科室对不同类型内镜设备的需求情况,指导科室合理配置设备。

物联网管理平台基于信息采集终端模块并利用图像识别技术,能够精确、动态掌握内镜每月在不同主机上的使用情况,根据其在不同主机上的使用频次不同,将收益按照比例进行分摊,能够获得单套内镜系统精确的收入数据。并根据内镜在不同主机上的使用频次,分摊其原值、折旧费用、维保费用,最终每月自动获取内镜诊疗设备的动态原值、动态折旧费用以及动态维保费用。另外,通过与 HIS、预约系统、HRP 系统对接,每月获取收入、门诊收入、人员费用、房屋折旧费用、不可收费耗材费用等,平台能够实现自动核算单台内镜设备单机效益情况。对比往年未采用信息采集终端模块的时候对于设备识别使用率有更加清晰的认识。

4) 内镜设备维修登记信息化

以往内镜或设备出现故障后可通过纸质本登记信息。工程师和清洗消毒人员及护士确认故障后将镜号及设备号记录在登记本上,工程师在日期栏填写送修日期并签名带走内镜。该方法的弊端是登记本一旦遗失就容易造成记录缺失。同时字迹的潦草、登记不规范等情况都会对内镜及设备维修记录造成影响。并且送修的内镜及设备信息往往要过一段时间才能反馈到设备科,造成信息落后且追踪不到位的情况。现开发医疗设备智能化管理系统,通过电脑端或手机 app 登录小程序填写报修内容并发送给设备科后再取走内镜。维修信息一目了然:现场故障解决、带回送修等。真正做到了设备的全追踪、无遗漏。

5) 二级库房管理

由于传统的二级库房管理具有手工、纸质等特点,导致人力、物力、财力、时间成本增加,且不能实现数据的动态更新和实时查看。随着信息化进程加快,二级库房也逐步实现信息化管理,借助信息技术可有效减少耗材管理中审核、验货、入库及盘点等环节所用时间,降低缺货率、库存过剩率,实现医疗资源的有效利用。智能化医用耗材管理以二维码、条形码、

RFID 芯片等作为信息载体,对院内物流实行全程信息化、精细化闭环管理。以物资系统为中心抓手,与 HIS 系统、智能柜系统做全面的接口对接,双向实时推送信息数据,三方实时更新信息数据。

医用耗材在入内镜室二级库后,设定采购价≥1 000 元的耗材作为高值耗材进行管理,打印具有产品信息、批号效期、序列号等具有该耗材唯一识别功能的 RFID 码标签,在放入智能柜的同时将数据同步传送至物资系统,实时更新。当从智能柜取出的高值耗材在术中使用,经物资系统中的患者使用登记单界面扫码后,计费同时完成扣库;反之,如取出的耗材未使用则原路返回。如此完成以确保覆盖采购、使用收费、自动盘点等全流程信息化的高值耗材标准化智慧医疗管理模式。

基于智慧医疗的支持,改变了原先"打统账"的管理模式,将物资系统采集到的数据,与医院绩效管理部门对接,对每台内镜和每个患者统计耗材使用成本、使用占比,同时协助建立单病种计算模型。通过周期性、阶段性的数据采集,制定动态的耗材预算,在源头上进一步降低耗材使用成本,且数据更加直观,便于采集和分析。对相同或相似类型的内镜诊疗,比较耗材使用差异,分析出不合理或超适应证的耗材使用情况,有效控制医疗成本,从而提升医院的医疗管理水平。

(三) 消化内镜中心基于数字化信息建设模式成效

2023 年,国家卫生健康委、国家中医药局印发《改善就医感受提升患者体验主题活动方案(2023—2025 年)》,围绕患者看病就医全过程,设计了 27 个改善就医感受、提升患者体验的评估指标,要求运用新技术、新手段、新模式改善医疗服务,提升服务质量,提高民众医疗体验,力争 3 年内实现以患者为中心的医疗服务改革,推动医疗服务数字化、智能化,提高效率和舒适度,增强民众对医疗服务的满意度和信任感。

随着医院信息化建设的不断推进,线上门诊挂号、检查报告查询等线上辅助诊疗举措在很大程度上缩短了患者候诊时间,但仍有较大的改善空间。有研究表明,就诊等候时间影响患者的就诊满意度。内镜中心患者等候时间长、内镜周转低、诊室利用率低、人工调度不合理等情况会引起医患矛盾,是内镜中心长久以来的弊端。为优化内镜预约系统,缩短患者内镜检查前的等候时间,改善患者行内镜的就诊体验,瑞金医院内镜中心启动智慧预约挂号管理,号池使用智能预约,精确到 30 分钟,实现精准预约。2023 年 1 月正式启用智慧预约挂号系统,2023 年普通和麻醉的胃镜及结肠镜检查的平均等候时间(从现场签到至开始行内镜检查的时间)相比智慧预约挂号系统启动之前(2022 年胃镜和结肠镜检查的平均等候时间)缩短了 15.64 min。数字化革新明显提升了患者体验,提高患者满意度。

建立消化内镜中心"一站式"服务中心,以需求为导向,不断调整、创新服务模式。为患者提供内镜预约、麻醉评估、咨询、内镜检查及治疗、内镜报告解读、投诉建议受理、便民设备租借等服务。内镜中心结合实际情况,弹性安排内镜检查时间,双休日开诊,满足上班族、学生等人群行内镜检查的需求。优化内镜中心全流程布局,清晰的数字导诊服务,帮助患者熟悉就医流程。内镜中心设置自助缴费机,完善收费系统,支持现金、线上支付等多种收费方式。完善预约诊疗制度,运用人工智能手段提升预约诊疗精准度,落实分时段预约,结合专业特点合理安排号源量。患者在预约中心实现普通内镜或麻醉内镜的精准预约。患者在预约的指定时间在自主报到机处自助报到,排队等待叫号。叫号由大厅候诊区的显示屏显示,并同时进行健康知识指导。设立二次候诊区,患者在诊间显示屏排队叫号后行内镜检查。

患者的内镜检查纸质报告会在导诊台发放，也可以在手机公众号绑定医疗卡后查看；若有病理报告，也可以在手机上查看。

在内镜清洗消毒管理板块，以往内镜清洗消毒都是手工记录，工作量大且烦琐，一是纸质版数据受手写的影响，字迹不清晰或有涂改，增加了查看的难度；二是内镜的使用无法和患者数据绑定；三是手工记录的纸质数据难以追溯，对操作人员缺乏有效的监管手段。

中华人民共和国卫生行业标准《软式内镜清洗消毒技术规范》对质量控制过程的记录与可追溯要求有明确规定：应记录每条内镜的使用及清洗消毒情况，包括：诊疗日期、患者标识与内镜编号（均应具唯一性）、清洗消毒的起止时间以及操作人员姓名等；应记录使用中消毒剂浓度及染菌量的监测结果；应记录内镜的生物学监测结果；宜留存内镜清洗消毒机运行参数打印资料；应记录手卫生和环境消毒质量监测结果；记录应具有可追溯性，消毒剂浓度监测记录的保存期应≥6个月，其他监测资料的保存期应≥3年。过去的纸质版记录明显难以追溯与监管，自2023年起瑞金医院消化内镜中心使用内镜清洗消毒追溯系统，基于物联网技术、计算机技术，对每条内镜每次清洗、消毒、使用的全过程进行详细的数字化记录，并实现对整个过程进行多维度的追溯。清洗消毒流程更规范化、标准化，为内镜清洗质量持续改进提供科学依据。

同时系统可按照消毒规范标准满足多样的个性化需求：多样化清洗消毒显示屏显示设计、语音提醒等人性化设计设置（语音库、语音文字及各种场景下人性化提醒定制，提供各种操作环境下语音提醒功能设定），在规范化操作的同时，提供工作模式选择，按照消毒规范提供多种标准工作模式——常规消毒、班前消毒、班末消毒，并可根据工作要求增加预处理、侧漏等功能。对消毒液种类和有效期进行维护，消毒液过期系统自动进行提醒，可进行人工查询和自动提醒等功能，方便管理人员及时进行管理。每日从镜房取出内镜时刷卡记录出库，工作结束后所有内镜通过追溯系统入库；如未全部入库，系统会提示尚有内镜未入库，清洗消毒工作人员可以根据系统提示迅速找出该内镜信息，如遗漏在诊间或清洗消毒室未归还，或者维修和借出内镜而遗漏登记等情况。

智慧医疗是数字化信息技术在医疗保健领域的全面应用，主要用于疾病的诊断、治疗、健康监测、预防以及疾病管理等方面，由于物联网、大数据、云计算、人工智能、传感技术等领域的发展，使得人民群众的医疗行为方式和医疗工作者的医疗服务手段发生变化，对医疗数据的处理方式逐渐呈人工智能化。智慧化的内镜中心面向未来，充分研究、应用AI和物联网等先进技术，实现大型内镜中心整体信息化、全方位智能化管理；覆盖医师诊疗、护理、麻醉、清洗消毒、物资管理，对人、财、物统一管理；人工智能辅助精细化质控；标准化、结构化大数据，为临床科研提供支撑；符合国家相关评级要求，各信息系统深入集成。

随着医疗技术的发展，消化内镜检查越来越普及，传统的人工管理方式效率低，容易出错；而患者需求多样化，需要更个性化、精细化的服务。医院高质量发展的理念推动信息化建设，提高内镜中心的医疗质量和效率、降低医疗成本、提高患者满意度，从而实现内镜中心整体信息化、全方位的智能管理。智慧内镜信息系统建设可实现对内镜中心工作全流程覆盖，推动精细化质控管理，并提供科研数据。

（沈锐、吕佳君）

第二节 皮肤病护理模式

(一) 皮肤病护理模式构建背景

银屑病、天疱疮(类天疱疮)、皮肤 T 细胞淋巴瘤是皮肤科炎症性、自身免疫性、肿瘤性疾病的典型代表。对这三类疾病的治疗始终是皮肤科的难题:系统应用激素与细胞毒药物等免疫抑制剂具有见效快的特点,但是停药或减药后复发、并发症多、病死率高。瑞金医院皮肤科为此进行了 20 余年的探索,创立了"针对皮肤治疗"的方法,建立了"皮肤病护理治疗"的模式,并找到了理论依据。2017 年有关全球疾病负担的研究报告显示,皮肤病在全球非致命性疾病负担中排名第 4 位。由于皮肤病的病情慢性迁延及患者缺乏正确指导,耗用了较多的国家医保资源。如何完善慢性皮肤病医护管理模式、合理使用有限的卫生资源、提高服务质量和效率、降低医疗费用,各级政府正在积极探索。英国、法国等欧洲国家,通过开展皮肤病护理治疗模式,取得了良好的经济效益和社会效益,值得借鉴。

(二) 皮肤护理治疗模式概况

国外居家医疗研究较为全面,不断探索发展模式,整个发展过程相对健全、稳定且持续高速。欧美国家已将"自我皮肤护理"添加到最新版的皮肤病护理实践标准和护理指南中。英国、法国自 90 年代开始开展的皮肤病"自我皮肤护理",在提高疗效、降低医疗成本、改善居家患者生活质量等方面均获得了政府的高度肯定。相继英国又提出《社区皮肤病学清晰模型》,包括如何更好地使用护士和全科医生的角色延伸,以确保患者接受正确的护理和治疗;开发明确的多学科途径和居家护理模式,以满足患者的生理和心理需求;支持良好的居家自我管理;为患者和全科医生提供专业教育。

"皮肤护理治疗"正在成为皮肤病治疗与预防复发的不可或缺的手段,而我国尚处于摸索阶段。危重性皮肤病如重型药疹、大疱性皮肤病特别是高龄类天疱疮的护理与治疗成为避免患者因皮肤疾病死亡的唯一手段。国外对此类疾病的治疗重在护理治疗,甚至以单纯护理治疗作为唯一手段,以避免大剂量、长期使用糖皮质激素、抗生素等药物引起的致死性并发症。自身免疫性、炎症性皮肤病的皮肤护理可以全部或部分替代系统治疗;复发性、难治性、炎症性皮肤病的皮肤护理治疗可显著降低复发频率,减轻复发程度;激光或美容术后的皮肤护理保证了预计目标的实现。简而言之,通过皮肤护理治疗皮肤疾病以降低医疗开支、减少并发症、降低病死率、减少疾病复发是目前国际皮肤病治疗的大趋势。传统的"皮肤护理"已被赋予太多的新内容,形成"皮肤护理治疗",其理论研究亦方兴未艾,"皮肤护理治疗学"正在兴起!

自 2003 年起,瑞金医院皮肤科在国内积极探索皮肤护理治疗模式,首创"皮肤护理治疗"门诊和"居家皮肤护理治疗模式",开发 36 项具有瑞金特色的护理治疗的标准作业程序(SOP),教会患者及家属进行居家自我皮肤护理治疗,引领皮肤病防治"轻"时代,实现"健康皮肤、美丽皮肤、健康身体"的目标。

(三) 皮肤病护理模式——基于症状的慢性病自我护理中域理论

1. 基于症状的慢性病自我护理中域理论概述

世界卫生组织将"自我护理"定义为:在有或没有医疗保健提供者支持的情况下,促进个人、家庭和社区的健康、预防疾病、维持健康以及应对疾病和残疾的能力。自 2012 年首次发表以来,Riegel 等学者提出的慢性病自我护理中域理论(middle-range theory of self-care of chronic illness)已被广泛应用于实践领域。2019 年,Riegel 等学者将症状整合到慢性病自我护理中域理论中,进一步完善了该理论,深化了自我护理监测的概念,并进一步探索了自我护理监测与管理之间的关联方式(图 5-12)。通过将症状理论融入慢性病自我护理中域理论,这一综合模型对临床医生、护士和患者均具有指导意义。

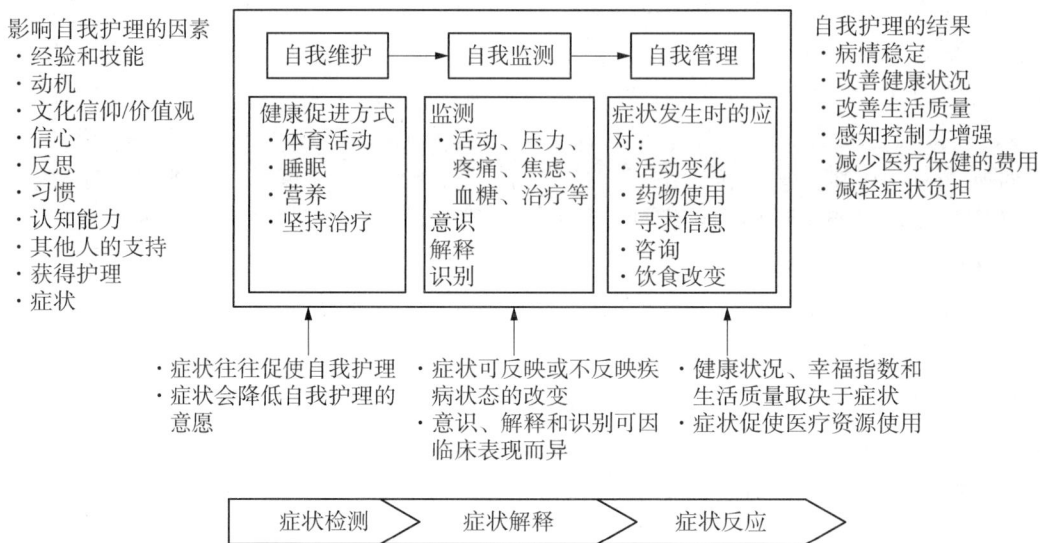

图 5-12 基于症状的慢性病自我护理中域理论

在慢性疾病背景下,基于症状的自我护理在理论上被定义为包含三种行为的过程。首先,自我护理维持行为包括通过识别症状、坚持处方治疗和采取预防性健康措施以维持慢性疾病的稳定性。其次,自我护理监测行为涉及监测可能表明潜在慢性疾病变化的症状和体征。第三,自我护理管理行为涉及应对慢性疾病的症状和调整治疗计划。这三种类型的自我护理行为被认为有助于改善患者预后和促进健康,通过最大限度地延缓疾病进展、早期发现潜在变化并迅速采取措施来应对变化。因此,自我护理被视为慢性疾病管理必不可少的重要组成部分。

2. 慢性病自我症状护理中域理论在皮肤病护理模式中的应用

基于慢性病自我症状护理中域理论的皮肤病护理治疗模式的主要内容是慢性皮肤疾病的自我皮肤护理过程,包括自我皮肤护理维持、自我皮肤护理监测、自我皮肤护理管理三大核心要素。自我皮肤护理维持是指患者坚持皮肤护理治疗以维持皮肤健康和情绪稳定。自我皮肤护理监测是指观察个体皮肤症状和身体体征变化的过程。自我皮肤护理管理被定义为在出现皮损和体征时采取应对措施。自我皮肤护理管理是辨识症状和体征变化、作出关于自我皮肤护理行动的决策以及评估护理结局的过程。尽管每个元素都具有独特性,但它们以协同方式相互作用,以维持皮肤健康并促进皮肤疾病管理。

1) 自我症状护理三要素

(1) 自我皮肤护理维持:自我皮肤护理维持是指为了保持健康皮肤、美丽皮肤、健康身体而采取的护肤行为。在健康人群中,自我护理侧重于个人改善。然而,在面对慢性皮肤疾病时,自我皮肤护理行为往往反映了医护人员的建议。自我皮肤护理行为可能与医疗方案(如外用药物使用时间、频率、剂量、顺序、周期等)以及生活方式(如健康饮食、良好睡眠等)相关联。持之以恒的自我皮肤护理维持可能需要家庭成员等他人的协助,此外,依从性是自我皮肤护理维持至关重要的组成部分。医务人员引导患者坚持自我皮肤护理行为以替代系统治疗,从而降低系统治疗的并发症,提高生存率,并减少疾病复发的频率或程度,进而减少医疗开支。

(2)自我皮肤护理监测:自我皮肤护理监测是一项常规的、警惕性的身体监测过程,包括定期监测和常规监测。有效的自我皮肤护理监测需要注意三个标准。首先,随着时间推移,皮肤慢性疾病可能会复发。其次,教会患者评估皮损严重程度的方法。最后,在面对变化时必须采取合理行动作为回应。在慢性皮肤疾病的自我皮肤护理中,系统和常规的监测会产生最佳结局。对于患有慢性疾病的个体而言,准确识别出现的皮肤症状或体征,并决策采取何种行动至关重要。及早察觉皮损和体征,并了解其严重程度,能够在情况升级之前采取必要措施,这具有极为重要的意义。善于进行自我皮肤护理监测的患者可以向专科护士传达信息以获得最佳护理服务支持。自我皮肤护理监测是连接自我皮肤护理维持与自我皮肤护理管理的纽带。

(3)自我皮肤护理管理:自我皮肤护理管理通过监测患有慢性皮肤疾病的个体的皮肤症状和身体征象,调整外用药物剂量和饮食,并评估自我皮肤护理效果,以对居家自我皮肤护理行为进行决策。自我皮肤护理管理包括针对皮损、身体和情绪征象进行评估,以确定是否需要采取行动。善于自我皮肤护理的对象能够理解皮损变化的意义,并在心理上模拟各种选择并制订适合个体需求的自我皮肤护理方案。如果需要应对,还需实施治疗并进行治疗评估来进行自我皮肤护理管理,针对特定皮肤慢性疾病所表现出来的皮损症状和体征进行治疗。自我皮肤护理管理应注意咨询医护人员,并在进行自我管理时评估治疗效果,以决定是否再次尝试该方法。

2)自我皮肤护理的基本过程

对于患有慢性皮肤疾病的个体而言,理想的自我护理应基于对皮损进行科学、合理的处理,以便了解其严重程度与自我护理措施之间的关联。在进行自我皮肤护理时,需考虑所收集数据的意义,并作出正确决策以应对异常症状。为实现全面、有效地进行自我皮肤护理,患者需要积极地接受医务人员提供的针对性建议。总而言之,症状既是自我护理行为产生的原因,也是自我护理的结果。

3)自我皮肤护理的影响因素

Riegel 等指出,慢性病患者的自我皮肤护理受多种因素影响。有症状的经历可以培养个人具备自我护理的技能,同时也会受到其他因素(如经验、技能、自我护理信心或自我效能感)的影响。此外,文化信仰、价值观、认知能力,以及来自他人的支持和获得医疗保健的机会都会对自我护理过程产生影响。

4)自我皮肤护理的结局

自我皮肤护理的结局包括疾病稳定性、健康状态、幸福感、生活质量、感知控制及临床结果,如住院需求、医疗保健费用和症状负担。个体对于健康状态、幸福感和生活质量的感知在很大程度上取决于其所经历的症状。尽管许多慢性病患者能够忍受这些不适,但严重的皮损症状与生活质量下降相关,皮损症状是患者寻求急性护理的主要原因。持之以恒的自我皮肤护理可以替代或部分替代系统治疗,从而减少并发症,提高生存率,并降低复发程度或复发频率,减少医疗开支。

(四) 皮肤护理治疗模式介绍

皮肤护理治疗正处于源于临床实践、经过理论验证再反过来指导临床实践的发展过程中,"皮肤护理治疗学"由此应运而生,是"皮肤病学"中的"皮肤病(科)药物治疗学""皮肤病(科)物理治疗学""皮肤病(科)手术治疗学""皮肤免疫学"等诸"学"的延伸与综合。皮肤护理治疗学的核心包括皮肤护理治疗的理论基础、皮肤病标准护理治疗方案以及皮肤护理治疗技术操作规范等。该理论详细阐述了皮肤护理治疗的范畴;制订了明确的皮肤护理治疗的理念、目的、技术、方法、流程和质量控制标准。在皮肤病系统治疗用药时,基于"皮肤病药物治疗学",医师与护士据此规范自己的医疗行为与过程;"皮肤护理治疗学"对国内越来越多的"皮肤护理治疗"的临床行为进行系统、规范的阐述,指导临床行为;在实现护理治疗规范化的同时还具有可操作性;使临床行为达到医学目的,保证患者的疗效与安全。此外,临床专科护士执行皮肤护理治疗时有据可循、有据可依。皮肤护理治疗模式见图5-13。

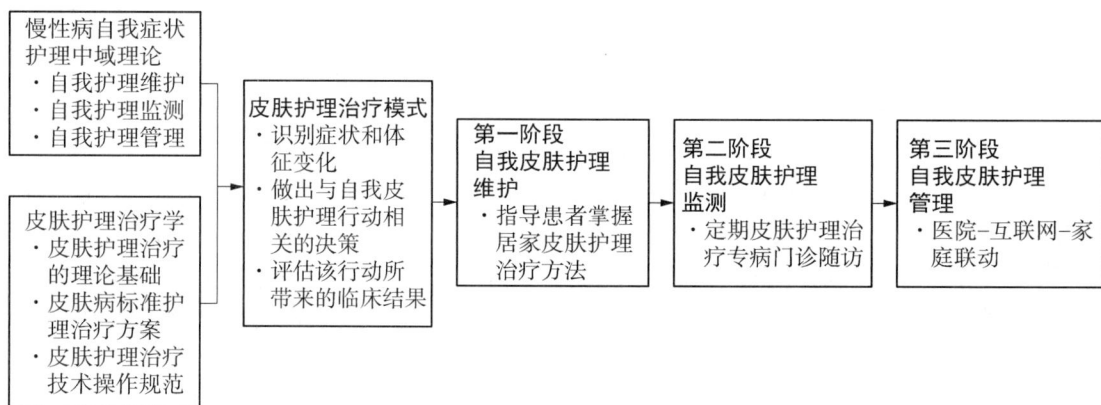

图5-13　皮肤护理治疗模式

患者在居家皮肤护理治疗中能够识别症状和体征变化,并作出与自我皮肤护理行动相关的决策,以及评估该行动所带来的临床效果。

基于慢性病自我症状护理中域理论,皮肤护理治疗模式可分为以下阶段。

第一阶段——自我皮肤护理维持:指导患者掌握居家皮肤护理治疗方法

居家自我皮肤护理是首要的自我维护行为。自我皮肤护理技能和实践包括:①获取专业的皮肤护理治疗方案;②将皮肤护理融入日常生活中;③遵循每日的皮肤护理计划;④了解并执行变化中的皮肤护理治疗方案;⑤识别外用药物常见的不良反应;⑥应对生活变化,如旅行或急症情况。

在患者就医后,应对其做出明确诊断并确定适合其个体需求的皮肤护理治疗方案。由皮肤专科护士收集患者的基本信息并建立患者档案,评估患者的皮损情况、配合程度、对疾病知识的掌握程度、自我管理能力、社会支持状态以及对自我皮肤护理的了解情况等。专科护士通过图片、视频等方式教导患者如何辨认不同类型的皮损状况,例如红斑、溃烂和渗出等,并提供居家皮肤护理治疗操作视频、居家皮肤护理治疗宣教手册,通过"一对一指导"模式及介绍成功案例等方式来指导患者在居家环境下有效进行自我皮肤护理治疗(包括但不限于皮肤浸浴、湿敷、药物外用和保湿剂涂抹等方法),并提供相关的疾病治疗和护理知识宣教。同时强调了自我皮肤护理治疗的重要性,并通过图表工具以提高居家自我皮肤护理治疗的依从性。此外还通过向患者介绍成功案例,以增强患者对继续进行自我护理治疗的信心。

建立皮肤护理治疗日记卡,要求患者每天按时记录自我皮肤护理治疗情况。未来可以开发移动医疗应用程序,以提高居家自我皮肤护理的依从性。为了确保在住院状态以外也能持续有效地进行自我护理,患者必须充分掌握自我皮肤护理技能。

第二阶段——自我皮肤护理监测:定期前往皮肤护理治疗专病门诊进行随访

通过自我皮肤护理监测早期发现皮损复发或加重情况,有助于预防住院,因为某些表现往往预示着临床状态的进一步恶化,最终可能需要住院治疗。每日监测皮肤症状,并告知患者记录任何新出现的皮损或水疱等体征,并向医生报告。指导患者使用皮肤病诊断工具,通过皮损体表面积自测方法、皮肤病生活质量指数等进行相关评估,掌握评估皮肤病严重程度的判断标准。

提醒患者在居家自我皮肤护理治疗过程中,还应定期(第1个月每周随访一次,第2~3个月根据患者的治疗效果逐渐延长至每月随访一次)前往皮肤护理治疗专病门诊(线上或线下)进行随访。在此过程中,由专科护士对患者的居家自我皮肤护理情况、康复情况、家庭背景、心理状态、营养状况等基本情况进行评估,并建立个体化的病历档案。同时,根据评估结果制订具有针对性的随访计划和护理方案。通过询问了解患者在实施居家自我护理治疗中遇到的困难和产生的困惑,并协助其解决问题。

对于患者提出的问题,皮肤护理治疗门诊应及时进行解答。在整个自我监测过程中,专科护士要适时地做好指导工作,在心理咨询和健康教育方面为患者提供支持,并帮助他们保持良好的心态。然而需要注意的是,在促进个人健康方面,监测每日相关信息不仅取决于信息本身,还取决于如何有效利用这些信息。因此,定期前往皮肤护理治疗专科门诊进行随访监测显得尤为重要。

第三阶段——自我皮肤护理管理:医院-互联网-家庭三元联动管理

进行自我皮肤护理管理需要识别早期预警征兆并调整居家管理方案。成功的自我管理需要患者具备积极参与态度和坚定决心,并得到照护者、家人和朋友的支持,同时还需要相应的医疗保健系统和环境来协助患者进行自我管理。有效的自我管理应注重知识、技能和行为改变/参与这三个领域,远程监测和移动应用程序也越来越多地被用于提升患者的自我管理水平。

自我皮肤护理管理的主要内容可以概括为制订皮肤护理治疗行动计划。该计划分为绿色、黄色和红色区域,分别对应于病情稳定、复发以及急性加重事件。该行动计划包括根据各状态由医护人员与患者共同确定应对措施。大部分处于黄色区域的患者需要通过远程或线下门诊进行药物调整或治疗方案调整;而位于红色区域内出现症状的患者则需要立即联系医务人员并接受快速住院评估。所有患者都应该得到一份基于自身状况和自我管理能力而制订的皮肤护理治疗行动计划。

"医院-互联网-家庭"的三元联动将成为"居家自我皮肤护理治疗"模式发展的方向。当患者病情稳定,能熟练掌握自我皮肤状况监测和居家皮肤护理治疗方法时,专科护士定期线上或线下评估患者,以实现无缝隙服务。

(五) 皮肤病护理信息化平台

通过信息化手段,将"皮肤病护理治疗模式"作为一种新型的皮肤病医疗护理模式,旨在提供更高质量的护理服务,并实现提高服务效率和提升护理精细化管理水平的目标。

1. 建立电子化档案

皮肤专科护士为每一位患者建立电子化信息档案,包括编号、基本信息、发病时间、皮损类型(分布区域、颜色特征、质地和触感等)、诊疗经过记录、异常检查结果及皮肤护理治疗方案等内容。患者随访时可轻松获取电子化信息档案,了解过往的诊疗和护理经历。同时,电子化信息档案便于数据收集,为临床总结提供便利。建立电子化档案可以提高护理过程的安全性和效率,并促进护理团队之间的协作与信息共享。

2. 互联网皮肤护理治疗门诊

互联网门诊的出现使得医疗服务更加普及和便利。通过打破传统医疗的时间和空间限制,患者可以随时随地通过手机或电脑与医生进行在线咨询,不需要长时间等待。这对于身体不适、交通不便或居住在偏远地区的患者来说尤为重要。此外,互联网门诊还能够降低患者的医疗成本。相比传统门诊,互联网门诊的费用通常更为合理,并且不需要额外支付交通和住宿费用。另外,在线咨询和远程诊断也有助于减少不必要的门诊就诊次数,避免了一些不必要的费用支出。总之,借助互联网技术实现的互联网门诊提供了一种灵活、高效、经济实惠的医疗方式,使更多患者能够获得及时、有效的医疗咨询和治疗服务。

3. 线上知识科普,增强健康认知

在国民健康意识升级的当下,"预防为主"更加契合个体的需求。如今,越来越多人关注健康和养生知识,更愿意将资金投至预防而非疾病治疗和恢复上,用户对健康知识的需求持续增长。

线上知识科普使得人们无须受时间和地域限制,能够根据自身需求随时查找与健康相关的信息。线上皮肤护理知识科普通过多种形式呈现,例如视频、图文解读等,这种多样性有助于吸引不同类型的受众。通过生动、有趣的内容,人们更容易理解并记忆皮肤护理健康知识。

线上知识科普能够提供来自专业医学机构、医生、专家等的权威信息资源,这些资源经过严谨审查和验证,具备一定可信度和准确性,人们可以获取专业人士提供的科学、可靠的健康知识。

4. "居家皮肤护理治疗"决策支持系统

作为一种新型皮肤病医疗护理模式,"皮肤护理治疗模式"在信息化技术方面仍有待提高。通过利用信息技术和医学知识,该模式向患者提供相关的医学信息、风险评估和决策辅助,以帮助患者在医疗选择中做出明智的决策,并最终建立"居家皮肤护理治疗"决策支持系统。

"居家自我皮肤护理治疗"决策支持系统是一种协助患者参与医疗决策、理解选项和做出知情决策的工具,其主要功能包括提供医学信息、风险评估、决策辅助、风险沟通和共享决策。该决策支持系统的应用有助于患者积极参与医疗决策,提高他们的知情程度和自主性。它可以个性化地提供医学信息和风险评估,帮助患者理解并权衡不同的治疗选择,并根据个

人需求和价值观作出适当的决策。然而,该决策支持系统并非取代医生的专业意见和建议,而是作为辅助工具来帮助患者更好地与医生合作,共同制订最佳治疗方案。

(六) 皮肤护理治疗模式的成效

瑞金皮肤科率先创立了皮肤护理治疗模式,并建立了首份皮肤护理治疗质量标准。通过 20 余年的临床实践,形成了炎症性、自身免疫性、肿瘤性疾病的皮肤护理治疗优势。

银屑病、天疱疮(类天疱疮)、皮肤 T 细胞淋巴瘤是皮肤科炎症性、自身免疫性、肿瘤性疾病的典型代表。这三类疾病的治疗始终是皮肤科的难题:系统应用激素与细胞毒药物等免疫抑制剂具有见效快的特点,但是停或减药后复发、并发症多、病死率高。瑞金皮肤科为此进行了 20 余年的探索,创立了皮肤护理治疗学并找到了理论依据:导致银屑病发生的关键性致病性细胞存在于真皮,而非来自外周血;真皮的 B 细胞可以产生天疱疮抗体;联合化疗提高了对皮肤 T 细胞淋巴瘤细胞的侵袭性。同时,在对重型药疹的治疗中用"护理"替代抗生素预防感染。

1. 建立"皮肤护理治疗学",开启皮肤病治疗新靶点

皮肤护理治疗不再是单纯的皮肤护理,而是"皮肤护理治疗学",是继皮肤病药物治疗、物理治疗、手术治疗之后的新型治疗方法。

1) 减少并发症、降低病死率

自身免疫性大疱病(天疱疮、类天疱疮)危及患者生命,是皮肤病中死亡率最高的疾病之一。如何既避免系统治疗又控制疾病? 2003 年起瑞金医院皮肤科对自身免疫性皮肤病开展皮肤护理治疗,取代系统治疗,有效减少了并发症、降低病死率。无论是天疱疮还是类天疱疮,其在美国的 5 年病死率是 24%,欧洲国家中除爱尔兰外,由于采用"护理治疗",故其病死率低于美国,而在上海瑞金医院皮肤科始终低于 5%。2017 年瑞金医院皮肤科在国际上首次报道了寄居于皮肤的 B 细胞也会产生致病性的天疱疮抗体的理论依据。

2) 降低复发率或减轻复发程度

瑞金医院皮肤科在复发性、难治性皮肤病治疗中采用皮肤护理治疗模式,有效降低复发频率,减轻复发程度;在专科护士指导下坚持进行皮肤护理,52% 的银屑病患者在一年内不复发(*Dermatologic Therapy*,2015)。在 2020 年有七家单位参与的"多中心"研究,用更多的事实证实"皮肤护理治疗"模式在预防银屑病复发中的作用(*Dermatologic Therapy*,2020)。2021 年瑞金医院与国内外同行分享了银屑病皮肤护理治疗经验(*Austin Med Sci*,2021)。原来,导致银屑病发生的关键致病性细胞——IL - 17 产生细胞存在于真皮,而非来自外周血。这一结果发表于 Immunity,被 Nature Reviews Immunology 称为"2011 年天然免疫的重大发现",入选"中国科学年鉴"。根据此理论而采用的"皮肤护理治疗"获得 2019 年教育部"科技进步奖一等奖"。

3) 显著减少医疗开支

在医疗资源有限的情况下,在皮肤护理治疗模式有效的前提下,需要一种可行、科学、成本低的方法来降低再入院率和医疗成本,减轻政府和患者的负担——自我皮肤护理治疗可以弥补在不同环境中的护理空缺。自我皮肤护理治疗模式采用专科护士指导下患者居家自我皮肤护理理念,瑞金医院皮肤科自采用此种模式后,有效减少了患者长期反复住院、反复往返医疗机构的医疗支出,减轻了政府和患者的负担。

2. 制订皮肤护理治疗质量标准，提高皮肤护理治疗效果

皮肤护理治疗是通过皮肤护理以提高或达到治疗效果。皮肤护理治疗与皮肤护理的区别在于皮肤护理治疗应和药物治疗一样精准、规范，从而提高皮肤护理治疗的关键疗效，保证患者安全，促进最佳康复。皮肤护理治疗质量标准的核心元素包括外用制剂的使用时间、频率、剂量、部位、方法、顺序、温度、周期等。

瑞金皮肤护理团队经过二十年来的临床实践，制订并不断完善皮肤护理治疗质量控制标准，使其更趋于规范化。常用皮肤护理治疗技术操作标准包括"浸浴""擦药""皮肤屏障修复剂涂抹""封包""湿包""创面换药""湿敷"等；常见皮肤治疗及治疗后护理技术操作标准包括冷冻、七星针叩击法、局封、疱液抽取术、微波治疗、软疣钳除术、挑除术、水针、冷喷、斑贴试验、点刺试验、光敏试验、换药、激光护理配合等；瑞金医院皮肤科还建立了"瑞金-卡迪夫银屑病光疗规范"，包括光疗的操作标准、皮肤紫外线治疗方案、全身(局部)NB-UVB方案、全身(局部)大功率UVA方案、手足浸泡PUVA光疗方案、光疗终止方案、光疗遗漏方案、光疗不良反应的处理方案等SOP共31项。

3. 开设首个皮肤护理治疗专病门诊，改变皮肤病治疗模式

在临床中我们发现，住院患者通过护士进行皮肤护理的治疗效果远优于患者自我皮肤护理的效果，原因可能是患者没有掌握居家自我皮肤护理的方法。为此，瑞金医院皮肤科开设首个"皮肤护理治疗门诊"，提供一站式皮肤护理指导与示范，教会患者与家属如何做好居家自我护理治疗，并在自我监测方面起到重要辅助作用，改变了炎症性皮肤病和自身免疫性皮肤病的治疗模式。皮肤护理治疗专病门诊的诊疗流程包括建立患者档案、留取皮损照片、制订及调整治疗方案，提供有关皮肤护理的理论知识指导，并设有实际操作演示等环节。2014年开设大疱性皮肤病"皮肤护理治疗"专病门诊，并在中国临床试验中心注册"外用糖皮质激素治疗"的临床研究(注册号ChiCTR-IOR-15007146)。2015年又开设炎症性皮肤病"皮肤护理治疗"专病门诊，在中国临床试验中心注册银屑病、季节性瘙痒症等5项随机对照试验研究。2016年建立以瑞金医院皮肤科为中心的区域网络，在黄浦区推广居家皮肤护理治疗方法。通过对基层医生进行培训、教会患者及家属掌握居家皮肤护理方法，既降低了相关疾病的复发频率和/或复发程度，又减少了患者就医次数。

皮肤护理治疗专病门诊从患者的实际需求出发，以预防为重点，为慢性皮肤病患者提供一体化、综合化、连续化管理。旨在增强患者的自主皮肤护理意识及自我皮肤护理技能，是预防慢性复发性炎症性及大疱性皮肤病复发的有效途径，并降低危重症皮肤病病死率与并发症发生风险，同时减少患者的医疗开支。皮肤护理治疗门诊的就诊人次逐年攀升，备受患者的欢迎与喜爱。瑞金医院从2014年首次建立皮肤护理治疗专病门诊，患者就诊人次由215人次增长至2023年的3401人次，并于2024年开设互联网门诊，这一系列变化体现了对专业护理服务需求的增长。

4. 开展专科护士培训，辐射全国

我科先后派遣护理骨干赴法国、英国进修学习国际皮肤护理理念，制作首个皮肤护理治疗教学视频，举办首个国家级皮肤护理治疗学习班，已连续举办七期。千余名护师(士)、医师经过培训后逐渐达成共识，将皮肤护理治疗理念与方法在国内普及和推广。2023年开设《瑞金医院皮肤专科护士资格认证培训班》，已有30余名护士获得专业资格。

皮肤护理团队应邀前往全国各地的医院进行巡回授课，实现了"走进来"和"走出去"的

双重目标。同行们纷纷表示这一举措在皮肤护理领域引发了革新性的思维方式。中华医学会皮肤性病学分会的年度学术会议自 2017 年设立了皮肤护理治疗专场,瑞金医院皮肤护理团队每年担任讲者,进一步在全国范围内推广了皮肤护理治疗理念,让更多的护士掌握皮肤护理治疗技术,并使更多的患者受益。

综上所述,危及生命的重症皮肤病护理直接关乎患者的生死、预后;自身免疫性皮肤病的护理治疗可以部分甚至完全替代系统性免疫抑制治疗,以降低并发症的发生。复发是皮肤病治疗过程中的难题,皮肤护理可使复发频率降低、程度减轻;在激光或美容术后的皮肤护理可保证预期目标的实现。"皮肤护理治疗"经过临床实践、基础研究的不断发展,正在成为皮肤病治疗与预防复发的不可或缺的过程。持之以恒的自我皮肤护理有助于实现"健康皮肤、美丽皮肤、健康身体"的终极目标。

(袁勇勇、张婷)

第三节　乳腺癌护理模式

(一) 背景

1. 乳腺癌背景

乳腺癌已成为女性最常见的恶性肿瘤之一。随着医疗诊治的发展,乳腺癌的治疗已经从单一的手术模式,发展到包括手术、放化疗、内分泌及靶向治疗在内的多学科综合治疗模式。患者在接受长期的治疗和护理过程中,不仅需要面对由疾病、治疗引起的各种生理不适,还需要面对来自家庭和社会层面的心理负担,并且随着患者健康意识的不断增强,他们对于治疗方式的选择、信息的获取、心理的支持等多方面的需求也逐步显现。

如何充分利用有限的医疗护理资源满足患者的多方面需求,如何使患者在有限的时间和空间内得到所需的各种信息和心理支持成为专科护理亟须解决的问题。结合疾病、患者、医疗资源等各方面,乳腺癌个案管理模式的发展成了一个必然的趋势口,不仅有助于提高护理专业的服务质量、延伸服务范畴、完善服务体系,以及提升护理专业的价值和地位,还能够进一步拓展护理专业的广度和深度,是护理向专业化发展的实践形式。

2. 乳腺癌个案管理模式产生背景

全程乳腺癌个案管理作为高级护理实践的模式之一,它的产生、发展极大地促进了临床护理质量的进一步提高。通过肿瘤个案管理护理实践对乳腺癌患者生存质量和心理社会适应影响的研究,拓展护理专业的广度与深度,提高护理服务的完整性与全面性。

美国个案管理学会(Case Management Society of America, CMSA)将"个案管理"定义为:一个合作的过程,包括评估、计划、执行、协调、监督和评价所选择的医疗服务,通过沟通交流,合理选择可用资源,以满足患者全面的健康需求,改善医疗服务质量,提高成本效益。个案管理是以评估、计划、联系、监控、宣传和推广为主要项目,通过充分合作、交流及合理选择可用资源,持续满足患者个体化健康需求,以提高服务质量,降低医疗成本。

个案管理模式使癌症患者在复杂的治疗中,得到连续性及整体性的医疗照护。国外许多研究从患者、专科护士和其他专业人员等不同角度证实了个案管理的成效,一方面,个案管理让患者在整个治疗期间的治疗与照护需求、信息需求、心理与社会需求等多方面均得到了满足;另一方面,个案管理模式进一步促进了专科护理的发展,也有助于提高整个医疗团队的工作效率,个案管理师负责与各医疗团队沟通协调,在患者确诊为癌症后与医疗团队共同拟定照护计划;出院后进行持续追踪,鼓励癌症患者接受治疗,提升患者的治疗依从性,减少非计划性再入院及再入急诊率。实施肿瘤个案管理后,患者能够得到持续性及连续性的照护,同时该管理模式可提高医疗团队的满意度及患者满意度,降低患者的失访率,患者的参与讨论率及治疗依从率也得到了提升。

3. 瑞金医院乳腺癌个案管理模式背景介绍

本中心在推进"优质护理服务工程"实践中,借鉴国外个案管理模式的经验,结合国内乳腺癌患者的治疗现状,制定了针对乳腺癌患者的个案管理模式,并于 2011 年 1 月开始实施,旨在通过全程、专业化、个体化护理,突出护理服务的延续性,提高患者诊疗依从性及生活质量,探索个案管理的临床护理模式。

本中心护理团队将"乳腺癌个案管理模式"定义为由乳腺专科护士(specialist breast nurse,SBN)以"一对一服务模式"进行收案,依据乳腺癌个案管理工作路径,为患者和家属提供贯穿整个治疗过程的专业化、个体化的全过程专科护理。该团队十余年的临床实践显示,全程专业化个案管理模式是一种适应肿瘤多学科综合治疗的专科护理工作模式,是一种对患者、医疗团队及社会均有益的专科护理实践探索,它打破了医疗服务在时间、空间上的局限,体现了专业化护理服务的内涵价值,提高了护理服务的完整性与全面性。这一模式为我国专科护理发展提供了有益的探索和实践经验。

(二)基于乳腺癌个案管理护理模式

1. 乳腺癌个案管理模式的组织框架及特点

1)乳腺癌个案管理模式的组织框架

瑞金医院乳腺中心个案管理团队的组织框架为由乳腺中心主任、护士长领导下的乳腺癌个案管理;下设专科护士 9 人,数据库文员 1 人。专科护士定期轮岗,实行责任制管理,定期收案,进行全程化、个体化、专业化的管理。

2)乳腺癌个案管理模式的特点

本中心实践的个案管理模式体现了以下特点。

(1)全程化:个案管理的实施实现了护士对患者从确诊入院到出院康复期的全程关怀,通过电话咨询、定期访视等途径,使得患者在门诊治疗及康复阶段的相关问题得到及时、有效的解决。

(2)个体化:根据患者在疾病情况、治疗情况、心理状况、文化程度和经济情况等方面的不同,SBN 运用专业知识和沟通技巧提供个体化服务。例如,有些患者因恐惧化疗产生的不良反应而不愿接受治疗,年轻未婚患者行保乳术后担心放化疗对生育产生的影响,外来务工人员在确诊癌症后因经济负担打算放弃治疗等各种情况,SBN 通过耐心宣教、积极联络相关科室、提供基金申请信息等措施,有效促进了患者治疗的顺利实施。

(3)专业化:多数患者对所患疾病的相关知识缺乏了解,对部分从网络、书报及其他病友等处获得的信息,往往不能很好地过滤、筛选,进而产生错误的认知和选择。实施个案管理后,通过 SBN 的介入,针对饮食、治疗、随访等问题给予更为专业的指导,可及时纠正患者的错误认知,促进其身心康复。

2. 乳腺专科护士的资质、能力标准及遴选方案

1）瑞金医院乳腺中心乳腺专科护士的资质

（1）学历大专及以上。

（2）具备医院护理 N2b 能级及以上。

（3）在乳腺专业临床工作时间≥5 年（大专学历）或≥3 年（本科学历）。

（4）自愿参与乳腺癌个案管理工作，有较强的责任心和奉献精神。

2）乳腺专科护士能力标准

（1）完成临床高级护理实践所需的能力。熟悉并掌握各项专科操作流程（PICC 置管、术后伤口管理、患肢功能锻炼以及辅助治疗期间出现的相关护理问题等）。

（2）促进专业发展的能力。能解决在治疗和护理乳腺疾病患者的过程中出现的各项疑难护理问题，及时处理并发症。通过个案管理模式的实施，在治疗、饮食、康复锻炼等方面为患者提供专业信息支持，从而进一步提升专科护理的专业性，并有效节约医生与患者的沟通时间，提高科室的工作效能。

（3）进行健康教育与辅导的能力。参与集体患教护理授课、指导其他护士开展临床专科护理工作和患者健康指导，结合多种形式的健康教育资料，为患者提供不同治疗阶段的相关信息，帮助患者更好地参与治疗决策，提高其治疗依从性。

（4）完成各类延伸护理和科研工作的能力。参与中心个案管理及各类临床试验工作，同时也积极参与科室的科研工作，撰写和发表相关论文。

（5）能与多学科、多部门进行良好沟通协调的能力。帮助患者在整个治疗期间及时、正确地转介各个专科，使患者顺利完成整个综合治疗过程。

3）竞聘选拔流程

（1）个人填写竞聘申请表。

（2）乳腺专业基础及专科理论考核。

（3）竞聘汇报。

（4）专家评分汇总。参与评分人员包括：全体乳腺外科医生、护理部主任或副主任、护理督导、护士长、高年资乳腺专科护士等。

3. 乳腺专科护士的培养方案及计划

1）竞聘前乳腺专科护士的培养方案及计划

培养目标：

（1）在专业理论上，对乳腺常见疾病的诊疗知识、常用检查、治疗流程和最新进展、临床护理和康复支持有系统全面的认识。

（2）能熟练处理乳腺疾病相关的临床护理问题，掌握专业的护理技术。

（3）具备心理学基础知识，能为患者提供及时的情绪支持，并通过良好的沟通技能为患者提供专业的信息支持和健康指导。

（4）具有较好的护理教育能力，协助完成对护生、进修护士和新入科护士的专科能力培养。

（5）具有一定的护理科研能力，能发现临床科研问题，并通过科研的方式，促进专科护理的发展。

培养对象：入科 1 年以上的护士。

培训方式:

(1) 分阶段集体培训与遴选专人强化培训相结合。

(2) 专科理论培训与操作演示培训相结合。

(3) 中心医护培训与外出学习、交流相结合。

(4) 乳腺疾病护理专业培训与乳腺相关专科培训相结合。

培训内容:

(1) 每周参加主任或主治医生查房2～3次。

(2) 每月参加乳腺疾病教学查房、业务学习1次,并主持乳腺疾病护理教学查房。

(3) 完成乳腺专科护理操作技能培训和考核(PICC维护、静脉输液港维护)。

(4) 自学乳腺疾病专科护理书籍。

(5) 参加乳腺疾病相关领域的资质培训(心理、科研、康复等)。

(6) 鼓励护士参与乳腺疾病护理科研工作。

2) 聘用后乳腺专科护士的培养方案及计划

培养目标:

(1) 在专业理论上,对乳腺常见疾病诊疗知识、常用检查、治疗流程和最新进展、临床护理和康复支持有系统全面的认识。

(2) 能熟练处理乳腺疾病相关的临床护理问题,掌握专业的护理技术,有能够处理临床疑难问题的能力。

(3) 具备心理学基础知识,能为患者提供及时的情绪支持。

(4) 具有良好的沟通能力,能通过良好的沟通技为患者提供专业的信息支持、健康指导。

(5) 具有较好的护理教育能力,协助完成对护生、进修护士、新入科护士和新专科护士的专科能力培养。

(6) 具有一定的护理科研能力,能发现临床科研问题,并通过科研的方式,促进专科护理的发展。

(7) 参与乳腺疾病相关专业领域的培训学习,获得相关资格证书。

(8) 能够承担集体患教授课及外出讲课培训。

培养对象:已受聘的专科护士。

培训方式:

(1) 分阶段集体培训和遴选专人强化培训相结合。

(2) 专科理论培训和操作演示培训相结合。

(3) 中心医护培训和外出学习、交流相结合。

(4) 乳腺疾病护理专业培训与乳腺相关专科培训相结合。

(5) 科内专科培训与多学科专科轮转实践相结合。

(6) 培训分为三个阶段,从竞聘专科护士成功的时间开始,分为初级专科护士(1～2年),中级专科护士(2～5年),高级专科护士(>5年)。

培训内容(分阶段):

第一阶段——初级专科护士

(1) 乳腺专科护士入门教育(乳腺专科护士规章制度、岗位职责、工作流程、随访流程、合作科室情况)。

(2) 自学巩固乳腺疾病基础理论知识,掌握乳腺癌围手术期护理、乳腺癌治疗方案、PICC 护理、PORT 维护等方面的知识。

(3) 操作示教(PICC 穿刺、PICC 并发症处理、乳腺换药操作、科室转介、公众号操作)。

(4) 专科知识:每月参加一次业务学习及教学查房。

(5) 乳腺专科护士专科实践(乳腺疾病门诊诊断方法、辅助检查流程及意义、乳腺癌治疗及随访内容、乳腺癌康复用品服务内容及佩戴方法、乳腺专科护理工作内容),具体实践安排见表 5-2。

第二阶段——中级专科护士

(1) 自学更新专科知识,了解并掌握乳腺专科护士规章制度、岗位职责、工作流程、随访流程、合作科室情况。

(2) 专科知识:每月参加一次护理业务学习及教学查房,每月参加一次医生业务学习,了解乳腺疾病诊疗的最新进展。

(3) 安排参加乳腺疾病护理相关专业领域的培训(如心理、科研、康复、PICC、肿瘤等方面的培训)。

(4) 每周参加主任医生查房 1～2 次。

(5) 巩固 PICC 穿刺操作,掌握并发症处理措施。

第三阶段——高级专科护士

(1) 巩固乳腺专科知识及操作,做好自我学习及管理。

(2) 参加最新学习班和会议,并积极交流。

(3) 参加科室内相关科研工作,并积极书写论文、申请课题。

(4) 参加相关领域的资质培训(如心理、科研、康复、PICC、肿瘤等方面的培训)。

乳腺专科护士临床实践培训计划见表 5-2。

表 5-2　乳腺专科护士临床实践培训计划

培训时间		实践内容	培训目标	考核指标
第一周	周一	乳腺专科门诊	了解乳腺疾病首诊诊治工作; 了解乳腺癌患者的内分泌治疗及随访流程; 了解乳腺癌复发转移患者的门诊复诊流程; 了解对乳腺癌患者的伤口护理工作; 了解乳腺癌患者的化疗方案制定。	乳房肿块的初步鉴别方法; 乳腺疾病的常规检查方法及适应人群; 内分泌治疗的适应证及不良反应; 乳腺术后随访要点; 乳腺癌常规化疗方案中药物的使用剂量。
	周二	门诊 B 超	了解乳腺 B 超的常规检查及定位方法。	乳腺 B 超分级及临床意义。
	周三～周四	乳腺门诊护士台	熟悉门诊的各项流程,包括:各类预约流程、就诊流程、便民门诊开药流程、钼靶检查流程、B 超检查流程、登记住院流程、门诊病理报告收发流程等;熟悉门诊电脑操作。	门诊各项流程及规章制度;电脑操作方法;门诊预约流程。

(续表)

培训时间		实践内容	培训目标	考核指标
	周五	影像科	熟悉乳腺磁共振的预约及操作流程;熟悉钼靶检查的预约及操作流程;了解基本读片方法。	乳腺磁共振及乳腺钼靶检查的分级及意义;禁忌证;相关注意事项及流程。
第二周	周一	康复品佩戴	掌握义乳、假发、压力袖套等的佩戴流程及管理制度。	义乳、假发、压力袖套等的佩戴流程及管理制度。
	周二～周三	日间化疗	熟悉乳腺癌化疗的方案及用药剂量;掌握日间化疗的工作流程;掌握PICC护理方法及并发症处理措施;掌握化疗药物的正确配置方法及补液顺序。	化疗药物的管理;化疗药物的补液顺序;PICC的护理方法及并发症处理措施;化疗药物的配置方法;电脑操作方法。
	周四	放疗科	了解乳腺癌放疗的基本流程、基本操作、适应证及相关注意事项。	乳腺癌放疗的流程和适应证;乳腺癌放疗的方案制定。
	周五	随访	熟悉对乳腺癌患者的随访内容、随访时间及随访流程;掌握对乳腺癌患者随访的注意事项;掌握专科护士在乳腺癌患者随访过程中的工作内容。	乳腺癌患者随访内容和流程;乳腺癌患者随访注意事项。
第三周	周一～周三	手术室	熟悉门诊手术室接送患者的流程;熟悉手术室的环境;了解乳腺癌手术的手术方式及手术过程;了解乳管镜、麦默通、乳腺粗针穿刺等操作流程。	乳腺手术的手术方式及适应证;乳腺手术过程。
	周四	病理科	了解病理科工作流程;了解免疫组化、FISH检测、冰冻等检测流程;了解病理科医生会诊流程。	病理科工作流程。
	周五	病友团体	了解同伴支持的意义;了解同伴支持活动的项目(开怀学苑、第二家庭、亲子营);了解病房探访及慈善救助基金申请流程等。	病友团体组织框架及工作流程。
第四周	周一～周五	专科护士A;专科护士B	掌握专科护士工作内容及流程,掌握专科护士收治新个案及多学科协作诊疗流程;掌握PICC置管操作和乳腺疾病术后换药操作。	乳腺专科护士工作内容及流程;乳腺专科换药及PICC穿刺操作;能够基本独立完成专科护士工作。

乳腺专科护士岗位职责:

(1) 及时收案,与患者建立联系。

（2）提供包括饮食、运动、患肢保护和康复锻炼等方面的信息支持，必要时转介康复科、营养科等。

（3）提供情绪支持，根据患者情况必要时转介病友团体、社工部。

（4）核对、整理患者术后病理报告，及时识别术中冰冻病理报告与术后石蜡病理报告不符的患者。

（5）将患者相关资料及病理报告资料录入多学科专家集体制定诊疗（multi-disciplinary treatment，MDT）方案智能决策系统。

（6）安排患者参加多学科讨论，根据患者的情况，协调、联系相关科室人员参与会诊。

（7）与患者沟通后续治疗方案，介绍治疗流程，协助落实相关治疗。

（8）协助化疗患者选择适宜的静脉通路（PICC/PORT）并完成 PICC 置管。

（9）根据患者的需求，提供义乳、假发等康复用品的试穿佩戴。

（10）完成所管理的个案的定期随访工作。

4. 乳腺专科护士工作流程

1）乳腺癌全程个案管理工作路径图（图 5-14）

2）多学科讨论中乳腺专科护士工作流程（图 5-15）

（三）乳腺护理信息化平台建设

1. 患者管理流程

（1）乳腺癌患者参加多学科讨论后，由专科护士协助患者或者家属，扫描对应专科护士的二维码进入"瑞金医院乳腺中心"公众号。

（2）核对患者基本信息及讨论结果，让患者（或家属）关注公众号并进行注册。

（3）注册后点击已缴费，开通患者公众号使用界面。

（4）核对患者的治疗方案，正确输入治疗方案及化疗周期。

（5）教会患者正确使用公众号（参考患者使用手册）。

（6）及时解决患者在使用公众号时遇到的问题，及时回复患者在公众号中提出的问题。

（7）及时关注患者治疗进行情况，并予以相应的指导。

2. 乳腺专科护士专科操作流程

1）疑难 PICC 并发症处理流程

（1）日间化疗就诊：患者按流程在门诊 22 楼挂号后至日间化疗区就诊。

（2）上报：日间化疗区 PICC 护理护士评估患者 PICC 情况，若患者出现机械性的静脉炎、导管相关性感染、导管拔除困难、导管损伤、皮肤过敏、血栓、导管堵塞、导管滑出等并发症，立即上报当月负责 PICC 置管的专科护士进行处理。

（3）处理：专科护士接到上报信息后至日间化疗区进行评估，对并发症情况根据规范给予相应的处理。若怀疑患者出现了血栓，除对症处理外，联系医生予以血管 B 超检查；若确诊为血栓，转介至血管外科行相应处理。

（4）宣教：根据患者出现的并发症情况，对患者及家属进行 PICC 注意事项的宣教。

（5）跟踪随访：对已出现并发症的患者告知其门诊复诊时间，密切跟踪随访并记录，直至并发症愈合。

（6）分析总结：定期分析患者出现并发症的原因，实施相关改进措施，并进行总结。

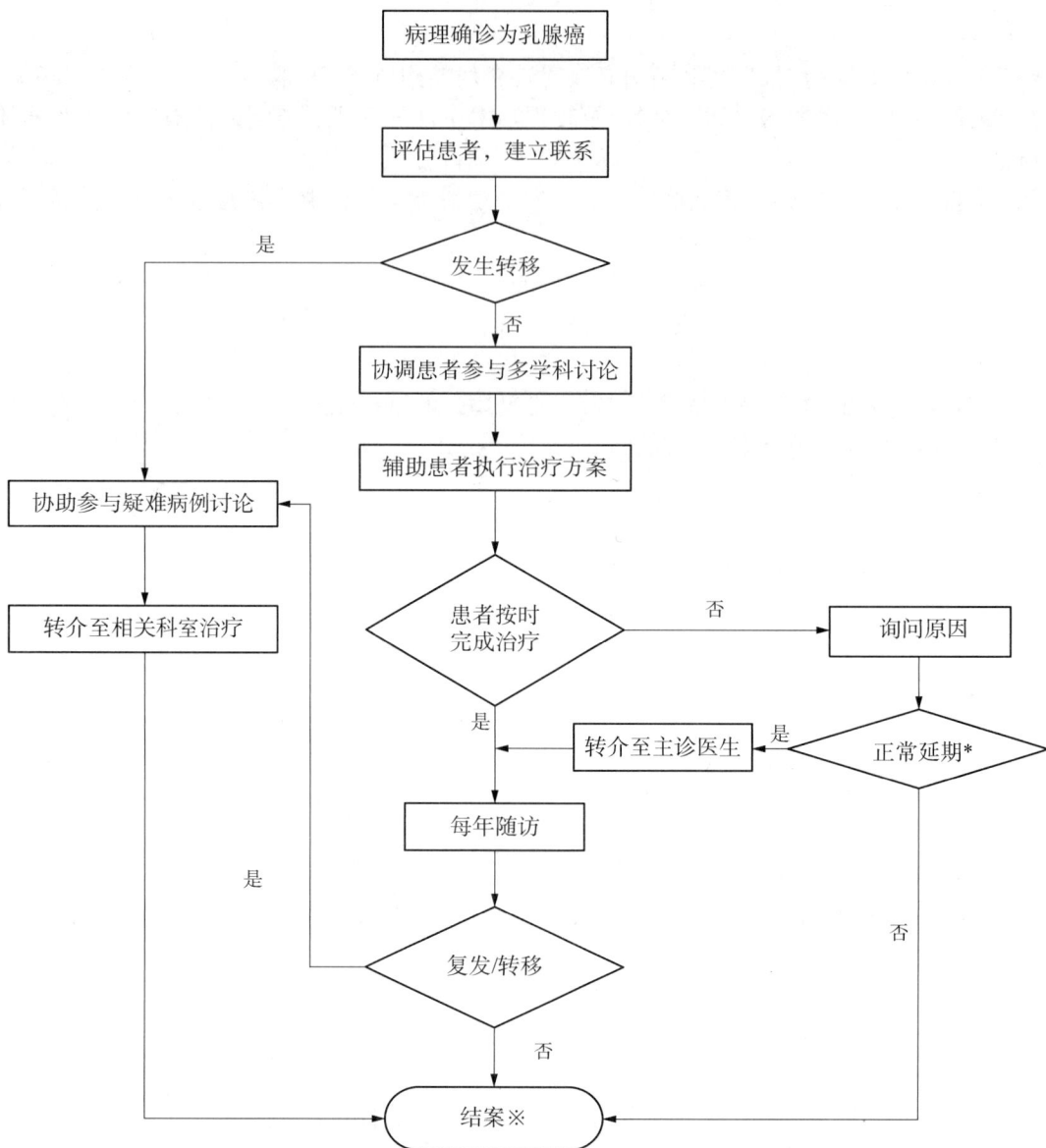

```
                      ┌──────────────────┐
                      │  病理确诊为乳腺癌  │
                      └──────────────────┘
                               │
                      ┌──────────────────┐
                      │ 评估患者,建立联系 │
                      └──────────────────┘
                               │
            是                ◇
   ┌──────────────────────── 发生转移
   │                          ◇
   │                          │否
   │               ┌──────────────────┐
   │               │ 协调患者参与多学科讨论 │
   │               └──────────────────┘
   │                          │
   │               ┌──────────────────┐
   │               │ 辅助患者执行治疗方案 │
   │               └──────────────────┘
┌──────────────┐            │
│协助参与疑难病例讨论│◄──┐         │
└──────────────┘   │         ◇          否      ┌────────┐
      │            │    患者按时完成治疗 ────────►│ 询问原因 │
┌──────────────┐   │         ◇                  └────────┘
│转介至相关科室治疗│   │         │是                    │
└──────────────┘   │    ┌────────────┐  是        ◇
      │            │    │转介至主诊医生│◄────── 正常延期*
      │            │    └────────────┘           ◇
      │            │         │                   │否
      │            │  ┌──────────────┐            │
      是           │  │   每年随访    │            │
      │            │  └──────────────┘            │
      │            │         │                   │
      │            │         ◇       是           │
      └────────────┴──── 复发/转移 ────────────────┤
                          ◇                       │
                          │否                      │
                  ┌──────────────┐                │
                  │    结案※      │◄───────────────┘
                  └──────────────┘
```

*正常延期:因相关指标异常或治疗不良反应导致的治疗延期

※结案标准:1.死亡 2.复发转移 3.因故拒绝治疗 4.失联/移民

图 5-14　乳腺癌全程个案管理工作路径图

2)乳腺癌静脉导管置管流程

(1)评估:多学科讨论结束后,专科护士根据讨论结果为化疗患者做好静脉评估,选择合适的导管。

(2)选择:根据患者的静脉条件、手术方式等情况选择 PICC 或 PORT 导管。

(3)预约:①PORT,与置管医生预约好 PORT 放置时间后告知患者,并做好流程及注意事项相关宣教。②PICC,填写 PICC 置管评估单,评估过程中若有 PICC 穿刺禁忌证则及时转为 PORT 导管;对于可以行 PICC 穿刺的患者,根据患者情况及患者主诊医生的门诊时

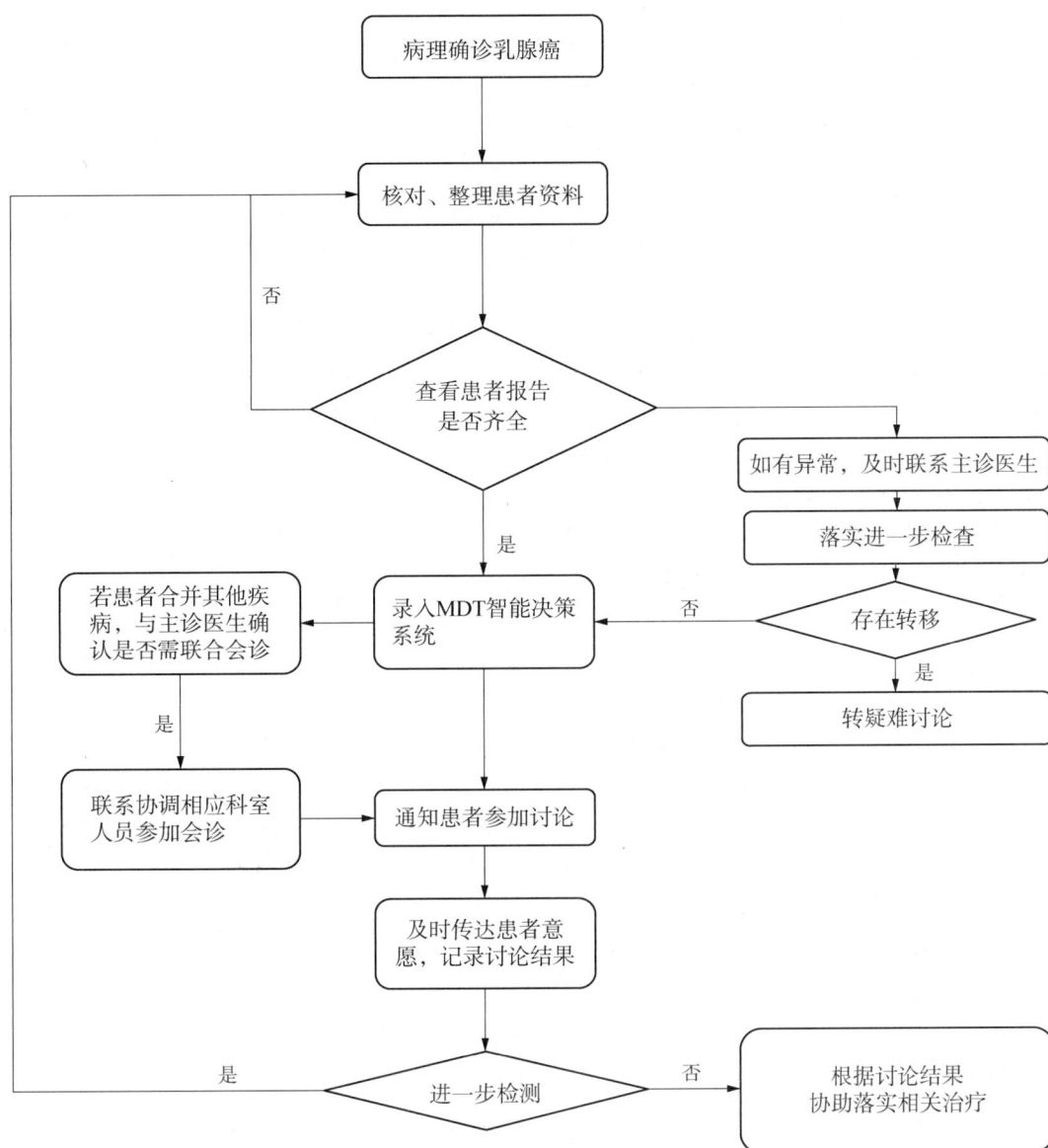

图 5-15　多学科讨论中乳腺专科护士工作流程

间等安排 PICC 穿刺时间并记录,做好相关宣教并签署知情同意书;预约单及知情同意书存放至日间化疗 PICC 预约本。

（4）PICC 置管:置管当日患者按流程至日间化疗室办理手续,取得 PICC 知情同意书后排队等待。专科护士按顺序进行 PICC 穿刺,若穿刺一针未成功,需请示上级专科护士,并与家属谈话后,在知情同意书下方签字。穿刺结束后在患者 PICC 手册及 PICC 穿刺登记本上正确记录,并对患者及家属做好相关宣教。

（5）读片:在患者拍片后及时读片,若穿刺异常,及时进行调整后重新摄片。读片后将结果通过电话报告给日间化疗护士处,并在 PICC 穿刺登记本上记录。

　　3）同伴支持工作流程

　　(1) 整理与评估：每周一整理住院期间已确诊为乳腺癌的患者名单，与床位护士进行沟通，了解患者目前存在的问题、明确探访需求。

　　(2) 登记与核对：填写《病房探访个案关怀记录表》；与床位护士再次确认后，放入"粉红天使"同伴支持专用柜内。

　　(3) 分配与探视：每周二上午"粉红天使"志愿者进入病房；整理所需探视的患者资料，根据志愿者的意愿及患者的需求进行人员安排及患者的分配；进入病房及日间化疗区进行访视。

　　(4) 汇总与反馈："粉红天使"志愿者向床位护士进行问题的反馈，如有经济困难的患者，予以帮助转介慈善救助等项目；"粉红天使"助理对反馈的问题进行汇总整理并与责任护士交接；"粉红天使"志愿者们内部总结与经验分享。对于"粉红天使"志愿者反馈的问题，责任护士应及时予以处理和解决，可向护士长汇报。

　　4）乳腺癌患者转介流程

　　(1) 康复科转介流程：①第一阶段，适用于乳腺癌术后第一天的患者：术后第一日晨专科护士发放康复科会诊单；康复科物理治疗师负责评估患者，完成功能锻炼宣教，并予以个体化指导；专科护士与物理治疗师建立登记制度，并督促患者及时就诊及评估。②第二阶段，适用于引流管全部拔除后无皮下积液的乳腺癌患者：MDT 讨论结束后，专科护士评估患者功能锻炼角度及功能锻炼程度；对于有肩关节功能障碍、淋巴水肿可能、需要放疗的患者等情况，专科护士负责将其当日转介康复科医生处就诊；嘱患者根据康复科医生的建议定期随访。③第三阶段，适用于康复期存在肩关节功能障碍、淋巴水肿等症状的患者：评估完患者后及时将其转介给康复科门诊进行就诊或治疗；专科护士与康复师及物理治疗师联系，关注患者的康复进展。

　　(2) 心理科转介流程：①评估，评估患者的心理状况，对于存在焦虑、抑郁等症状的患者及时予以干预。②干预，病区心理护理师负责对患者进行心理辅导和评估；对评估后仍存在心理问题的患者，转介给二级心理咨询师；二级心理咨询师再次进一步给予心理疏导和评估；若仍未解决患者心理状况时，转介给医院心理科、同伴支持团队。③反馈，专科护士与患者保持联系，协助解决患者存在的问题并对其进行评估。

　　(3) 营养科转介流程：①适用对象，住院信息管理系统中患者营养情况评分为营养不良的患者，或者出院后对饮食营养摄入比例及成分要求较高的患者。②专科护士负责在患者住院期间发放营养科会诊单，协助营养师共同管理；帮助出院的患者预约登记营养科的门诊号。③专科护士与患者保持联系，为患者做好支持工作，及时解答患者的问题。

　　(4) 社会资源转介流程：①评估，适用对象为存在经济困难的患者(家庭人均月收入不足 2 000 元)；需要同伴支持的患者；需要社会公益组织介入帮助的家庭。②转介，专科护士协助患者填写《基金申请表》；协助患者备齐相关证明材料等信息；转介社工部，协助申请慈善基金。在此过程中，专科护士需与各辅助科室保持沟通和联系，早发现，早解决，适当转介。

　　5）康复用品指导流程

　　(1) 义乳佩戴：①目的，维持体型均匀对称；减少乳房两侧重量失衡、身体不对称而引起的高低肩、脊柱弯曲等现象；维持自我形象及提高自信；义乳可以缓冲外力直接作用在手术部位的压力,有效保护胸部。②佩戴时间,手术后 1～8 周,乳房伤口未完全愈合时,需要使用过渡型棉质义乳;手术 8 周以后,伤口愈合,无不适之后,可佩戴有重量的硅胶义乳。③试戴及选购流程,当有符合佩戴义乳条件的患者入病房咨询时,病房护士及时联系义乳佩戴师或专科护士;义乳佩戴师帮助患者进行款式及大小的选择和试戴;协助患者进行义乳购买。

(2) 假发、棉质头套租赁:①目的,在乳腺癌化疗过程中,几乎所有的患者都会出现脱发现象,在脱发的这段时间内,建议患者佩戴假发、丝巾或者帽子,帮助患者更有尊严地度过治疗期。②租赁流程,帮助有需要的患者联系专科护士,专科护士帮助患者进行假发试戴和选择;患者签署《瑞金医院乳腺疾病诊治中心假发、头套租赁协议书》,提供患者身份证复印件,支付 20 元维护费;登记《假发、头套租赁》本;在患者归还后,专科护士登记假发、头套的归还时间,资料归档;将归还的假发、头套送至假发、头套洗清处统一进行清洗。

3. 基于信息化平台乳腺专科护士工作内容及实施方法

1) 乳腺癌智能随访信息系统

乳腺癌智能随访信息系统由基本信息、手术及病理信息、综合治疗和随访信息四类信息共 400 余条信息条目组成,乳腺癌智能随访信息系统的主要功能有信息收集、查询及分析功能,以及基于大数据的乳腺癌治疗决策智能学习功能。

(1) 信息收集功能:乳腺癌个案信息建立主要由专门数据库文员根据既定条目进行数据录入,专科护士可以将信息导入 MDT 智能决策系统并进行核对,在 MDT 智能决策系统录入最终版的专家决议方案、数据库文员及专科护士随访患者的执行方案,并完善至信息随访系统。进入患者乳腺癌治疗随访阶段,系统根据时间自动弹出需要随访的患者,数据库文员根据患者名单对患者进行随访。

(2) 查询及分析功能:使用者可以通过智能随访信息系统调取患者治疗、随访的信息情况,并根据需求进行分析,如某一类型的患者生存率等。

(3) 基于大数据的乳腺癌治疗决策智能学习功能:MDT 智能决策系统具有智能学习功能,如根据设定可智能地给出同类型的指南推荐方案,或系统基于数据库内的病例进行学习并给出推荐方案,在新的数据进入后,系统进行自我学习。

2) 乳腺癌全程管理信息系统

随着互联网＋医疗健康模式的发展,通过微信公众平台联合互联网技术的干预方式,将乳腺癌个案管理与互联网模式相结合,通过智能信息化系统给予患者更多的信息支持,为患者及家属在就诊过程提供便利(图 5－16)。除一般医疗公众号提供诊疗服务、科普宣传和通告信息等服务外,该平台还包括以下全程个案管理的特有功能。

(1) 患者通过扫描专科护士二维码实现病患与专科护士"一对一"联系,病患可以借助平台与专科护士进行即时电话、微信咨询和联系。

(2) 该平台与多学科诊疗系统对接,患者手机端可以随时查询疾病诊疗信息。

(3) 平台实现智能化将患者的诊疗方案转换为治疗路径图,并根据治疗进展智能推送各类提醒信息。

(4) 通过对患者诊疗信息的管理,专科护士可以及时了解患者的治疗进展并发现问题,实现精准主动管理。

(5) 通过线上自我监测报告,智能化推送护理处方,设置症状预警,实现不同诊疗阶段的症状管理。

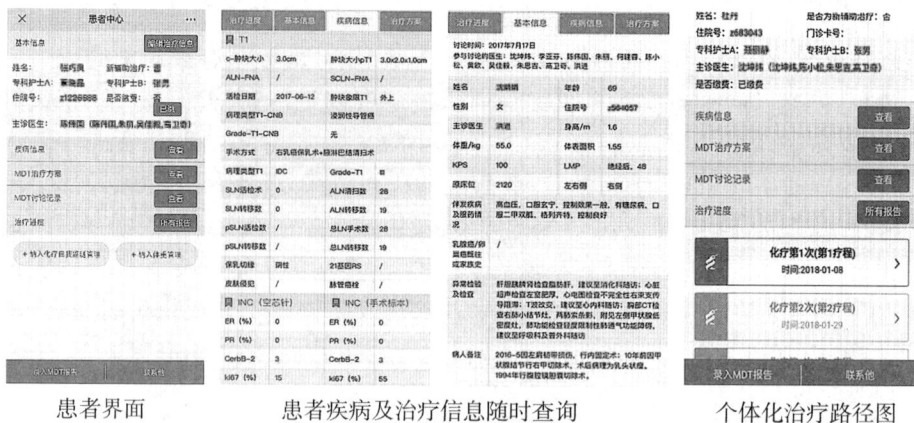

患者界面　　　　患者疾病及治疗信息随时查询　　　　个体化治疗路径图

图 5-16　乳腺癌全程管理信息系统

3) 乳腺中心护士工作站

乳腺专科护士需要每天收集病理报告,并帮助患者安排多学科专家讨论。随着乳腺癌发病率的增高,乳腺专科护士管理的个案数量也随之逐渐增加,为了帮助专科护士更加高效地管理患者,并且避免随访延迟以及遗漏等情况的发生,建立乳腺癌随访信息化系统。

乳腺专科护士接诊每个乳腺癌病例后建立患者的基本信息(如床号、姓名、住院号及患者的确诊类型)。根据不同类型病理报告出结果的时间设定提醒,提醒专科护士关注患者的病理报告情况并安排多学科讨论。如果患者经过第一次多学科讨论后需要行进一步检测,专科护士点击需要检测的项目,系统会再次根据项目需要的时间进行计算,到时间后提醒专科护士关注患者的报告情况,并帮患者安排进一步的多学科讨论。通过智能化系统帮助乳腺专科护士进行患者管理(图 5-17),提高工作效率。

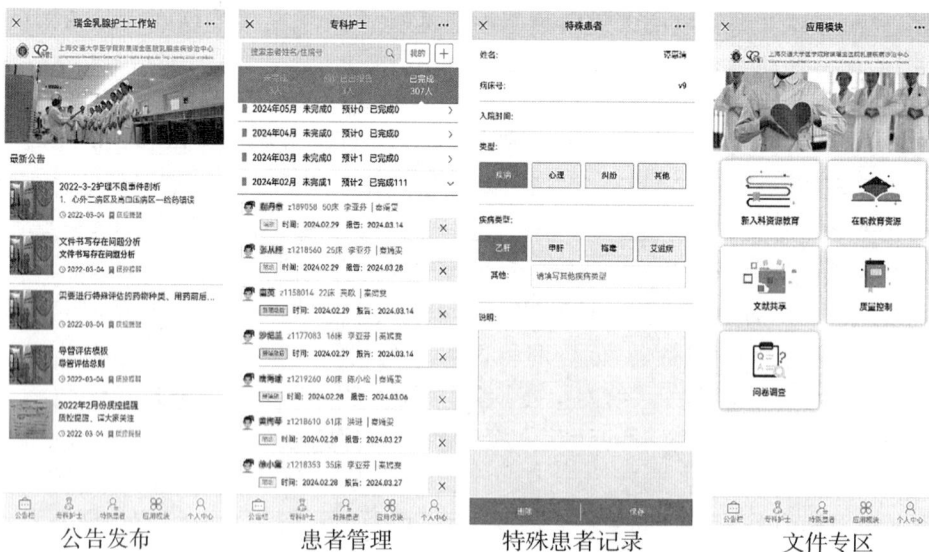

公告发布　　　　患者管理　　　　特殊患者记录　　　　文件专区

图 5-17　乳腺中心护士工作站

另外,在随访信息中加入患者特殊信息备注,如纠纷、传染疾病等。以提醒医护人员在对此类患者进行侵入性操作(如换药、PICC置管、PORT置入)时,更好地进行职业防护。

4)乳腺癌化疗患者静脉管理系统

作为化疗的主要静脉途径之一,PICC在乳腺癌患者中应用广泛。尽管有诸多优势,PICC作为一种异物留置于静脉内,有可能导致静脉血栓、机械性静脉炎、导管堵塞、导管相关血流感染等并发症的发生。为了给患者提供更好的静脉管理服务,提高护理记录的准确性,便于管理及数据的收集、反馈,因而建立乳腺癌化疗患者静脉管理系统。

乳腺癌化疗患者静脉管理系统具有评估、预约、记录、查询、分析及打印功能,在该系统里可对患者进行评估和筛选,为患者智能选择最适合的静脉管理途径。对于需要进行PICC穿刺的患者进行穿刺日期预约并打印预约单,在穿刺日当天由PICC穿刺护士对患者及导管信息进行记录,每周的PICC维护记录也可由PICC维护护士通过扫描患者的专属二维码获取患者及导管的信息,再根据当日情况进行记录并打印。为患者拔管时可通过扫描二维码并记录拔管信息进行结案。乳腺癌化疗患者静脉管理系统不仅能够让患者接受到更加方便、快捷的静脉管理服务,还可以帮助患者记录留置PICC期间的相关资料,便于查询。此外,护士及管理者也可以通过该系统更加及时、便捷地了解患者留置PICC的相关情况,可提供客观、真实的医疗记录。

(四) 乳腺专科护士的工作评价标准(表5-3)

表5-3　乳腺专科护士的工作评价标准

项目	工作条目	工作内容	评价标准
收案阶段	① 收案(确诊为乳腺癌患者)	专科护士在患者确诊为乳腺癌后3天内探访患者,评估患者的情况。做自我介绍并发放名片,保证每位乳腺癌患者有"一对一"专科护士	规定时间内主动探访患者
		与患者进行沟通,建立联系,进行相关宣教	患者接受宣教内容,无疑问
	② 评估基础疾病(是否合并其他系统疾病)	询问患者是否有高血压、糖尿病、心脏病、传染病等基础疾病,若有特殊疾病史,及时做好记录	患者信息收集正确
	③ 评估生活自理能力	正确评估患者的生活自理能力(KPS评分),并记录	KPS评分正确
	④ 评估心理状况(评估患者住院期间的心理、情绪反应等)	评估患者的情绪状况,若患者有不良情绪,对其进行心理疏导,对存在极度焦虑情绪的患者予以转介心理治疗师	正确评估患者的情绪反应,正确疏导、跟踪及转介
	⑤ 评估体重、身高	评估患者的体重、身高,并做好记录	准确评估并记录
	⑥ 其他	告知患者出院后办理大病医保的时间及流程	患者知晓大病医保的相关内容;出院当天主动探望患者,并做好相应的宣教

(续表)

项目	工作条目	工作内容	评价标准
辅助治疗前	① 资料准备	及时跟踪确诊乳腺癌患者的病理报告情况,如有问题,及时通知主诊医生,必要时及时与病理科沟通	及时发现延期未出的病理报告;主动联系患者或家属参加讨论
		确保讨论前病史及病理报告完整,多学科讨论资料收集完整,信息准确	避免出现患者病史信息错误
		合理安排患者参加多学科讨论的时间,电话告知患者参加多学科讨论的时间及所需的物品	合理安排,减少患者不必要的往返
		填写会诊申请单	会诊单填写正确
	② 参与多学科讨论	根据讨论结果填写患者的治疗方案	正确填写治疗方案
		及时补充医生讨论过程中所需的信息	能够正确补充信息
		规范解决讨论相关事宜(如基因检测、病理科读片、相关检查及检测等)	及时安排患者进行相关检查与检测
	③ 与患者讲解治疗方案及流程	帮助患者注册瑞金医院乳腺中心公众号,并教会患者如何使用该公众号	患者正确注册并学会使用该公众号
		耐心讲解治疗流程,做好治疗相关宣教,解答患者的疑问	解释到位,患者理解宣教内容
		发放"乳腺癌健康管理手册",并告知相关内容	告知患者手册使用方法
		如需其他科室治疗或会诊,转介相关科室门诊	正确转诊患者
辅助治疗阶段	① 完成相关专科操作:PICC 置管、维护、换药等	正确评估者的情况,协助患者选择适宜的化疗通路(PORT 或 PICC),预约置管时间并做好相关宣教	不会因选择静脉导管不当而延误患者的化疗时间
		完成 PICC 置管及维护,操作技术熟练	穿刺 2 次不成功即更换上级护士
		做好 PICC 置管后宣教工作	患者知晓 PICC 相关注意事项
		熟练掌握乳腺换药流程及换药技术,换药期间保持换药室整洁,合理准备换药物品。若患者的伤口有特殊情况,帮助其联系主诊医生并沟通处理方法;对于存在感染或有传染性伤口的患者,合理安排患者的换药时间并做好宣教	及时处理特殊伤口

（续表）

项目	工作条目	工作内容	评价标准
	② 关注患者的治疗进程	通过瑞金医院乳腺中心公众号实时关心患者的治疗进展	关心患者的治疗完成情况,正确回复患者的提问,确保患者按计划完成治疗;术后3个月主动联系患者进行随访
		督促患者及时完成相应治疗	
		如遇患者有特殊情况,及时为其帮助	
	③ 健康指导:功能锻炼、放化疗期间的注意事项等	指导患者此阶段进行患侧的功能锻炼	患者掌握宣教相关信息
		告知患者放化疗阶段饮食方面的注意事项	
		告知患者放化疗期间可能出现的不良反应	
	④ 提供康复用品:佩戴义乳、试戴压力袖套、假发租借	为有需要的患者提供义乳的佩戴、试戴压力袖套,指导其正确选择佩戴的尺码	正确提供康复品服务
		为有需要的患者提供假发租借,并记录。	
随访阶段	随访指导	正确告知患者随访间隔时间(术后1～2年:每3个月随访一次;术后3～5年:每半年随访一次;术后5年以上:每年随访一次)	患者掌握随访频率及随访方法;术后6个月主动随访患者并记录
		告知患者随访医生门诊的时间安排,告知其预约方法,方便患者就诊。	
		简单告知随访内容(如B超、钼靶检查等)	
其他	服务质量评价	专科护士24小时手机开机,服务态度良好,能够及时解答患者的问题,必要时帮助联系主诊医生	患者能及时联系到护士并能及时解决问题,服务态度良好,无患者投诉
		完成所负责的乳腺个案收治并安排MDT讨论,无遗漏	完成率100%
		能够及时归还患者在住院期间未归还的外院会诊蜡块及骨扫描报告等,无特殊情况不得滞留于抽屉中	患者蜡块或报告及时归还

(五)乳腺专科护士激励机制

1. 激励制度

乳腺专科护士作为临床护理专家,遵循瑞金医院现有的绩效分配体制,按现有申请能级,工作量按每月收集个案数×0.3系数,工作岗位系数为1.5进行分配,每一位专科护士在绩效分配中享有护理专家待遇。

2. 请假制度

(1)原则上乳腺专科护士在收治患者期间不予请假,如遇特殊情况需协调其他同等级别的专科护士顶班并做好交接班工作,由护士长批准后执行。

(2)在请假期间专科护士需将工作手机及特殊患者信息进行交接,并对代班专科护士进行详细解释和工作内容交接。

3. 不良事件上报制度

对漏接个案、个案跟踪不力、患者投诉、电话或其他联系方式不通畅、遗漏多学科讨论时的患者信息、专科操作不规范等不良事件应及时上报,填写不良事件上报单。

4. 教学及管理考核机制

(1)学习最新的专业前沿的业务及技术,负责对新护士、进修人员、实习护生的专科操作带教工作。

(2)在对乳腺癌患者进行全程管理的工作过程中,监督多学科方案的落实情况,及时上报未按计划执行的情况或有流程更改的事件,定期举行专科护士沟通会议,进行科内汇报。

(3)参与科室管理工作,沟通协调出院后乳腺癌患者的就诊流程,不断优化并配合科内进行改进。

(4)鼓励乳腺专科护士多提"金点子",对有助于提高服务质量、改善服务流程、改善患者就医体验的方法或建议,经护理核心小组讨论后予以适当的奖励。

(六)乳腺癌护理模式应用成果与成效

1. 应用情况

该项目自 2010 年开始,至今已有 14 年,在此期间乳腺专科护士累计完成 14 000 余例乳腺癌患者收案、管理和服务。瑞金医院乳腺中心数据显示,该模式有效缩短患者住院天数,患者平均住院天数减少 27%,患者满意率从 95.62% 提高至 99.81%,同时也提升了乳腺癌患者辅助治疗依从性。

1)开展国家级继续教育学习班

自 2011 年起开展国家级继续教育学习班——《基于多学科诊疗模式下的乳腺癌患者全程管理》,就当前乳腺癌规范化综合治疗及个体化治疗的临床新进展、新理念、新技术、肿瘤专科护理新进展、各地乳腺专科护士服务模式等方面在大会上进行交流和讨论。共开班 8 期,累计招收来自全国各地的乳腺专业护理人员 1 000 余人。

2)提供对外进修、参观学习机会

自 2010 年起,瑞金医院乳腺中心累计接待来自全国各地学习乳腺癌全程个案管理模式的专科进修护士 150 余人,包括浙江省肿瘤医院、浙江省人民医院、广东省妇幼保健院、深圳市人民医院等知名三甲医院;同时瑞金医院乳腺中心还接待国外(美国、法国、瑞典、韩国、新加坡等)和国内各个省市医院短期参观交流 400 余次,中心专科护理工作模式得到来自管理和护理专业的高度评价。

2. 社会效益

自 2010 年中心开展乳腺癌全程个案管理模式至今 10 年多来,共发放乳腺专科护士名片 15 000 余张,专科护士为乳腺癌患者提供 24 小时电话守护、出院后随时问题咨询、协助治疗衔接、专科护理、情绪支持以及转介等个案管理服务,深受患者及家属认可,瑞金医院乳腺中心收治的乳腺癌患者五年生存率高达 93.2%,达到国际先进水平。

"全新"的乳腺癌全程个案管理模式也产生了一定社会影响力。其间获《光明日报》《中国青年报》等多家媒体报刊及《央视健康之路》《上观新闻》《东方卫视》等媒体和网络报道二十余篇。

新模式、新服务、新思路——新闻晨报(2010 年 7 月 28 日)

我看到天使在微笑——健康时报(2011 年 8 月 11 日)

从患者教育到患者管理——新闻晨报(2011 年 8 月 17 日)

乳腺病诊治新模式:多学科、一站式、个体化——大众医学(2011 年 8 月)

个体化管理让"化疗"更有效——大众医学(2014 年 1 月)

愿我同心同行——瑞音(2014 年 6 月)

将房子留给瑞金医院无偿使用——文汇报(2014 年 12 月)

是病人让我更爱这份职业——中国青年报(2015 年 3 月 3 日)

是病人让我更爱这份职业——健康报(2015 年 3 月 6 日)

在这里,感受医院的温度——光明日报(2015 年 4 月 30 日)

让患者的世界有欢笑也有尊严——光明日报(2015 年 5 月 12 日)

【新生代】专访方琼:"粉色丝带"白衣天使——东方卫视(2016 年 3 月 6 日)

他们赢得了无数次的"点赞"——上海医工报(2017 年 3 月 31 日)

国际护士节:服务患者这门"艺术"她们最在行——上观新闻网(2018 年 5 月 12 日)

国际护士节:致敬白衣天使,瑞金医院首创护理模式打响上海服务品牌——东方卫视新闻 24 小时(2018 年 5 月 12 日)

打造上海名片|上海实现医疗技术能力和医疗质量双提升——易网(2018 年 7 月 19 日)

白衣天使在你身边——北京卫视(2018 年 5 月 12 日)

3. 团队荣誉

全国三八红旗集体(2017 年),全国用户满意服务明星班组(2013 年),全国优质护理示范病房(2011 年、2012 年),"芳馨"护理组荣获上海市医疗服务品牌项目(2017 年),瑞金医院党委为乳腺中心护理组授名"芳馨"护理组(2016 年),上海市五一巾帼集体(2014 年),上海市三八红旗集体(2015 年),上海市卫生系统先进集体(2015 年),上海市卫计委青年文明号示范点(2013 年),上海市总工会爱心公益奖(2013 年),上海市青年文明号(2013 年),上海市服务明星班组(2013 年),上海市"爱心公益奖"(2012 年),上海市卫生局先进病房等(2011 年、2012 年)。

4. 获得奖项

第六届中华护理学会科技奖二等奖,第三十五届上海市优秀发明选拔赛优秀创新金奖,第十三届上海护理科技奖一等奖,第七届上海护理学会护理成果改进奖。

5. 科研成果

成功申报相关课题 10 项,发表论文共计 41 篇,申请计算机著作权及专利 3 项。

(张男)

第四节　炎症性肠病护理模式

(一) 炎症性肠病护理模式构建背景

炎症性肠病(inflammatory bowel disease,IBD)是一种慢性、复发性及免疫介导性的胃肠道疾病,主要包括克罗恩病(Crohn disease,CD)和溃疡性结肠炎(ulcerative colitis,UC)。

近30年,我国IBD患者增加了91.1万例。疾病的反复发作给患者的学习、生活和工作造成非常大的困扰,也严重影响患者的身心健康。此外,有一些因素似乎加剧了IBD相关精神心理问题。例如,大多数患者在青年时期发病,正处于人生很多重大事件的关键阶段,可能会为其带来额外的心理负担。在漫长的治疗阶段,药物、手术、疼痛等都对患者的正常生活带来难以忽视的影响,抑郁和焦虑问题在IBD患者群体中广泛存在。

当前IBD达标治疗的理念旨在短期内明显改善临床症状,中期实现临床缓解和生物标志物正常化,而远期治疗目标则为黏膜愈合、患者生活质量正常和降低致残率。2024年欧洲克罗恩和结肠炎组织提出的五大战略之一,就是推动IBD整体性的治疗和护理,确保从患者的整体治疗需求出发,不仅控制生理性炎症疾病,还要干预心理健康。

目前,已经认识到部分患者接受医疗服务后并不满足于整体的治疗需求。对那些有暂时性或永久性造口、肛周病变、储袋炎,以及合并肠外表现的患者,仍然缺乏成熟的方案用于改善肠道炎症之外的疾病,使得患者仍难以恢复到正常生活。此外,在症状方面,除了腹痛、腹泻、便血等典型症状之外,IBD患者还普遍存在疲劳、疼痛、失禁、睡眠障碍、焦虑、抑郁等一系列的问题。这些问题深深困扰着患者。因此,在与患者谈论治疗目标的时候,应该最大程度探讨IBD对患者正常生活的影响,充分了解最困扰患者生活的问题。认识、谈论、量化和理解这些症状的病因,并结合在治疗目标的和方案里。开展更多研究评估IBD患者非炎症症状所带来的负担,与患者探讨IBD对生活质量相关的各维度的影响,并尝试量化这些影响。相信IBD非炎症症状和生活质量相关的衡量标准,将在未来IBD的日常临床护理中扮演越来越重要的角色。通过这样做,可以确定未来的治疗目标,以最大限度地提高IBD患者的生活质量。

瑞金医院消化内科的IBD护理模式是一种在多学科联合会诊(MDT)模式基础上的协同护理模式(collaborative care model,CCM),它特别适合于IBD这类需要综合管理的复杂疾病。通过这种模式,患者不再是各个科室单独治疗的"病例",而是一个需要全面关怀的"整体",IBD患者能够得到更加全面、精准、个性化的治疗和护理,这不仅减轻了IBD患者的病痛,还提高了治疗的成功率和患者的生活质量。具有瑞金特色的IBD护理模式提供了一个全方位、多学科协同的治疗环境,为患者提供更加优质、全面的护理服务,做好患者的全生命周期健康管理。

(二)炎症性肠病——协同护理模式

随着社会发展和医疗模式的变化,护理领域逐渐意识到单一医护人员提供护理的局限性,协同护理模式(CCM)在这种背景下应运而生。1992年,Lott等学者在Orem自护理论的概念框架上,提出在现有人力和财力的基础上,最大限度地发挥患者的自我护理能力,鼓励患者和家属参与护理,强调健康护理系统的协同作用,发挥护士作为教育者、协调者和支持者功能的协同护理模式。一直到2011年,"协同护理模式"被更具体地定义为两个或两个以上的学科合作,为患者或家属提供跨学科的服务,帮助他们处理各种健康问题。实际上,随着人们健康意识的提高,患者对于医疗服务的需求也日益增加。他们希望获得更全面、更具个性化的护理方案,并希望能够参与到自己的健康管理中。协同护理模式正是基于这种需求,强调医护人员、患者及其家属共同参与,通过多学科、多专业的团队合作,提供更全面、规范化、令人满意的护理服务。

CCM在国内的实践最早应用于医院的临床慢病护理研究方面,近年来,随着CCM在慢病管理中的应用逐渐增多,研究对象也从临床患者扩大到了社区患者,且实践效果得到了广泛的认可。已有研究显示,CCM 能够帮助 IBD 患者提高生活质量,减少住院次数。由于 IBD 是一种反复发作、迁延不愈的慢性疾病,患者除了承受长期治疗可能带来的经济及心理方面的双重压力外,还面临生活质量受疾病本身存在的腹泻、腹痛等症状的影响,饮食的限制还可能加重营养不良的风险。这些复杂的护理问题需要多种学科共同介入干预,同时患者及家属也要积极参与自我护理,才能够得到改善。

CCM 首先就需要以疾病所涉专科为基础,组建一个固定团队,从患者住院开始就进入协同护理团队,围绕患者从疾病的发生到确诊、治疗及护理的全过程,团队成员根据自己的专业方向,提出可行的干预措施,保证患者能及时得到专业的护理。其次,团队整体的决策方向以患者的需求为主导,不再是传统的"灌输",而是强调参与和学习。例如,鼓励患者及家属记录饮食、食欲及体重变化、异常改变出现的可能诱因、治疗的周期等,通过各种方式来培养他们意识到自我护理能力在自身疾病治疗中的重要作用,形成正反馈,使得患者和家属更积极地参与到诊疗过程,学习自我护理技能,提升生活质量。瑞金特色的 CCM 护理模式通过以下几个方面为 IBD 患者提供更优质的护理。

（1）多学科团队协作:瑞金医院的炎症性肠病 CCM 模式汇集了消化内科、外科、放射科、营养科、心理科等多个领域的专家,共同为患者制定个性化治疗方案。这种跨学科的合作为患者提供了全面、综合的医疗护理。

（2）层级化的门诊结构:从专病门诊、专家门诊到 MDT 多学科门诊,这种层级化的门诊结构确保了患者能够根据自己的病情得到相应级别的医疗关注。同时开设有护理专病门诊,为患者提供全生命周期健康管理。

（3）信息化的沟通平台:利用 APP 等线上移动信息技术,使得 CCM 团队成员可以随时随地了解患者的情况并进行有效沟通。这种信息化的沟通方式大大提高了医护服务的效率和响应速度。

（4）全面的评估和治疗方案:CCM 的治疗方案不仅仅局限于药物治疗,还包括营养治疗、心理支持等,旨在全方位地改善患者的健康状况和生活质量。

（5）持续的关怀和支持:CCM 还包括对患者及其照顾者进行长期的跟踪和关怀,确保治疗方案的持续性和有效性。定期举办志愿者科普健康讲座以及病友交流会,促进科普普及和患者相互赋能。

(三) 炎症性肠病——自我决定理论

自我决定理论(self-determination theory, SDT)是一种积极心理学理论,由美国心理学家 Deci 和 Ryan 提出,是关于个体自我决定的动机过程理论。SDT 的核心是提出一种元理论,丰富我们对动机的理解。它划分了内部动机(源自内心的动机,如快乐或好奇心)和各种形式的外部动机(由外部奖励或压力驱动的动机)。该理论深入探讨了这些动机如何在认知和社会发展中发挥关键作用,以及它们如何形成个体差异(见图 5-18)。内部动机是指参与一项活动是为了获得内在的满足感和兴趣,而不是为了获得某种可分离的结果。当人们受到内部动机的驱使时,他们完成任务是因为他们觉得这些任务是令人愉快的、具有挑战性的,或者是有内在回报的。外部动机的特点是行为受到外部奖励或压力的驱动,而不是活动本身具有奖励性。该理论认为人的动机是由无动机到外部动机再到内部动机转化的连续体,人的动机受到外部环境因素的影响,当外部环境提供支持,促进个体基本心理需要得到满足时,将激发个体的内部动机或外部动机的内化过程。

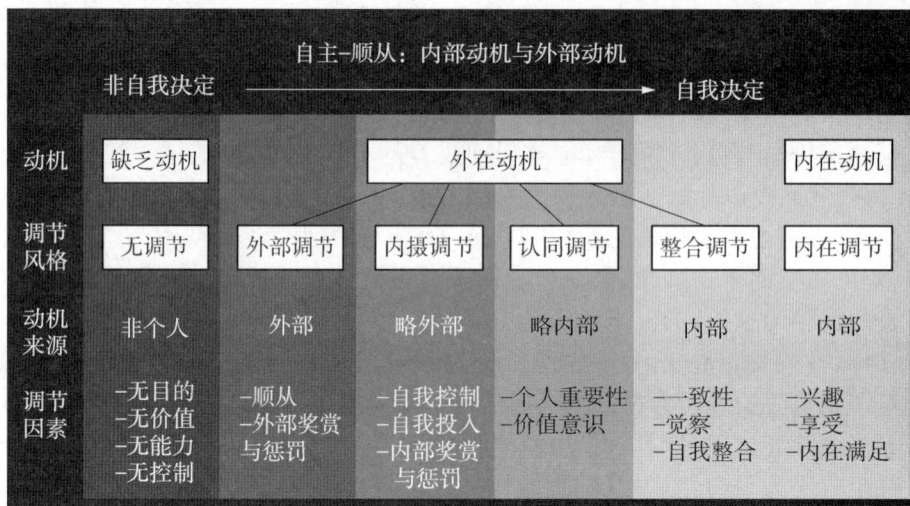

图 5-18 自我决定理论

该理论假设人是积极的有机体,人天生具有追求成长与发展的倾向,当个体行为基于内部动机和自我决定时,其越能克服阻碍、坚持行为并收获更积极的成效(如幸福感、学习成绩、工作绩效等)。SDT 已被广泛应用于体育、教育与组织管理等领域,亦有不少学者应用 SDT 预测和解释护生学习行为、护理管理及护理实践质量,并在此基础上,以 SDT 为指导对个体实施干预,促进护理工作者的个人发展、提升护理组织管理水平和促进患者坚持健康行为。研究表明,基于 SDT 的干预方法可激发患者的自主性和积极性,有效改善焦虑、抑郁等负性情绪,促进健康行为。SDT 被用于提高个人对健康行为的自主性,例如规律运动和健康饮食。研究指出医疗服务提供者可以使用 SDT 原则,通过提供信息和支持,帮助患者更好地管理他们的健康条件和治疗方案。通过使用 SDT,心理治疗师可以更好地理解和支持个人的自主性和个人价值观,从而帮助他们实现个人的成长。

自我决定理论在护理工作中的应用,主要体现在激发患者的自主性和内在动力,从而促进其健康恢复。在护理实践中,我们可以采用多种策略来实现这一目标。首先,建立良好的护患关系是至关重要的。这需要我们与患者建立真诚、信任的关系,以便他们愿意分享自己的感受和需求。通过积极倾听和保持同理心,我们可以更好地理解患者的内心世界,从而为他们提供个性化的护理方案。其次,提供自主支持的环境也是非常重要的。这意味着我们要尊重患者的意愿和选择,鼓励他们参与到护理过程中来。例如,在制订护理计划时,我们可以与患者一起讨论并确定目标、方法和时间表。这不仅可以增强患者的责任感,还能提高他们对护理计划的接受度和依从性。此外,我们还要关注患者的内在需求和动机。根据自我决定理论,每个人都有追求自我实现和成长的内在动力。因此,在护理过程中,我们要努力激发患者的积极性和主动性,帮助他们发现自己的潜力和价值。例如,我们可以鼓励患者参与康复锻炼、健康教育等活动,让他们感受到自己的进步。最后,我们还要注重自我反思和持续改进。在应用自我决定理论的过程中,我们要不断总结经验教训,反思自己的行为和态度是否有助于激发患者的自主性和内在动力。同时,我们还要积极寻求患者的反馈和建议,以便不断完善我们的护理方案。总之,自我决定理论在护理工作中的应用具有重要意义。通过建立良好的护患关系、提供自主支持的环境、关注患者的内在需求和动机以及注重自我反思和持续改进,我们可以更好地激发患者的自主性和内在动力,促进他们尽快恢复健康。

(四)炎症性肠病护理模式(见图 5-19)

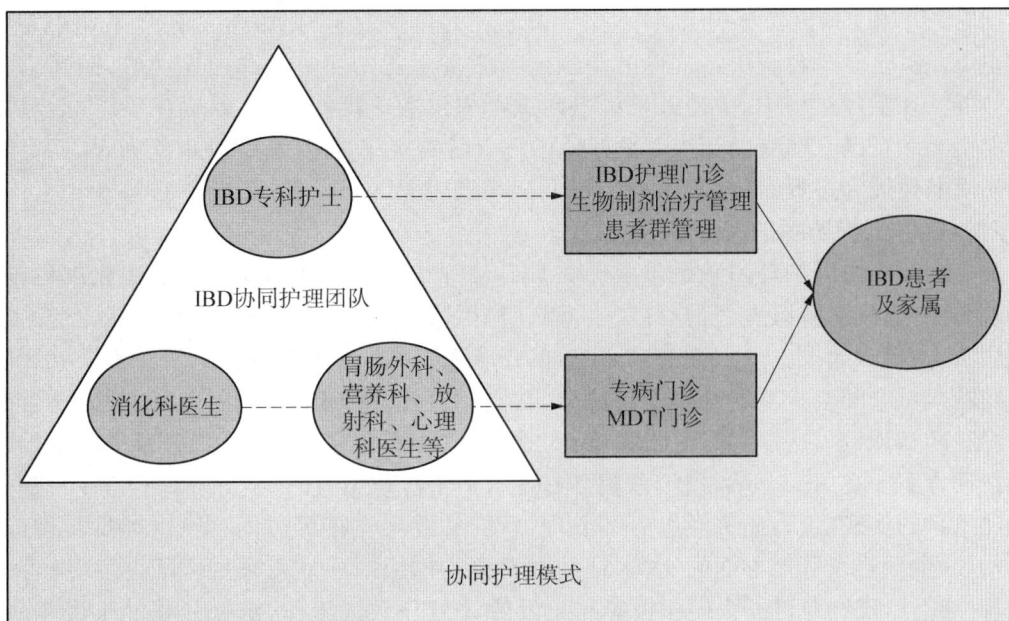

图 5-19 炎症性肠病护理模式

1. 炎症性肠病协同护理工作团队的建立

在中国,随着人们生活方式、饮食结构等因素的变化,IBD 的患病率呈现逐年上升趋势,目前中国的 IBD 发病率已居亚洲之首,且仍呈上升趋势。由于 IBD 的疾病特点是反复发作、迁延难愈,长期的治疗给患者及照顾者带来严重的疾病负担。国内外研究均显示,IBD 患者及家属由于疾病带来的生活质量下降,以及因自我护理知识的缺乏,使得他们更易出现抑郁情绪。

若要帮助 IBD 患者减少因症状导致的生活质量下降,提高患者的自我护理意识,以及对其进行健康教育尤为重要。然而传统的健康教育模式主要局限于患者住院期间的教育及出院前的指导,由于医疗资源不足,很难做到长期坚持及广泛覆盖到出院后的延续性护理。因此,只有通过合理整合医疗、护理资源,始终以患者的需求为导向,才能实实在在地为患者及家属提供他们所需要的服务。

由于 IBD 是一种复杂的疾病,其治疗和管理需要多学科的专业知识和经验。近 20 年来瑞金医院对 IBD 的诊治和研究水平始终处于全国领先水平,在该亚专业领域获得了良好的学术影响力,形成了合理的医护人才梯队和人才储备,以及与相关科室(如胃肠外科、临床营养科、放射科、病理科、儿内科、风湿科、泌尿科等)保持着融洽的临床联系,具有良好的团队合作基础。

基于协同护理模式组建的 IBD 协同护理团队,囊括了消化内科医生、IBD 专科护士、消化外科医生、放射科医生、营养师、心理医生等,能够确保患者得到来自不同学科的专业建议和护理。通过整合不同学科的资源,可以确保患者在治疗过程中得到及时、准确的诊断和治疗。同时,护理人员之间能够共享信息和经验,并且不断学习,从而提高护理工作的质量和效率。这种模式的应用可以减少患者的痛苦和不适,缩短就医时间,提高患者的就医效率和满意度。

同时,在 IBD 的预后影响因素中,患者及家属的自我效能的缺失也是护理工作中需要关注的重点。护士基于自我决定理论的干预能够激发患者的自主性和内在动力,提高患者的自我效能。在治疗过程中,护理人员可以向患者提供关于疾病知识、饮食建议、生活习惯等方面的指导和帮助。这有助于患者更好地了解自己的疾病,提高自我护理能力,从而更好地控制疾病的发展和进展。

2. 炎症性肠病协同护理团队的组成

炎症性肠病协同护理团队是包括从事 IBD 诊疗或护理工作十年以上的消化内科专家、胃肠外科医生、放射科医生、营养科医生、心理科医生、IBD 专科护士、消化内科护士的协同护理团队,由 IBD 专科护士针对患者、家属的需求进行沟通、协调,及时解决患者及家属的问题。团队成员之间会定期召开病例讨论会、共同制订治疗及随访计划、交流工作进展、分享工作经验和知识等。这样确保了团队成员之间的信息畅通、共同协作,为患者提供最佳的诊疗和护理方案。在 IBD 患者的护理过程中,专科护士注重患者的身心整体护理,专科护士不仅关注患者的疾病症状,还关注患者的心理、营养和社会支持等方面。通过提供心理疏导、营养指导、生活建议等多方面的支持,帮助患者更好地应对疾病带来的挑战,提高患者的生活质量。此外,IBD 专科护士还积极参与患者的康复和教育工作,定期开展健康讲座、患者交流会等活动,帮助患者了解疾病知识、掌握自我管理技能,增强患者战胜疾病的信心。

同时,团队还与其他医疗机构、科研机构等保持紧密合作,共同推动 IBD 领域的研究和发展。2014 年起开展 IBD-MDT 门诊多年,目前每周三下午均有 MDT 门诊,并且向门诊开放,MDT 带动了学科群建设;我科在 2019 年 10 月获批为中国首批卓越炎症性肠病诊治中心;2023 年起开设周日 IBD 护理专病门诊,旨在为 IBD 患者提供饮食、胃肠营养管护理指导,以及全程化生物制剂使用管理等方面的知识,从而达到提高用药依从性、促进健康、改善预后、提高患者生活质量的目的。目前我科是上海市唯一一家进行门诊输注生物制剂的中心,其反映了我科 IBD 诊疗及护理的精细化、高质量水平,门诊输注生物制剂治疗 IBD 安全、便捷,提高了诊疗效率,方便了广大患者。我科定期组织患者俱乐部活动,安排生物制剂输液讲座,每年均有 IBD 诊疗学习班和护理学习班,学习班有来自全国各地的学员。

3. 炎症性肠病专科护士的工作内容

IBD 专科护士的主要工作内容可以概括为以下几方面。

(1) 为每一位新确诊患者建档,需要收集的信息包含患者的年龄、性别、体重指数、诊断、主诊医生、联系方式、治疗方案等,便于专科护士对患者的治疗周期进行准确管理。

(2) 接收患者的生物制剂治疗预约,根据患者的需求及规范的治疗周期,进行合理的治疗安排。同时对未及时预约的患者通过微信推送提醒患者早日预约治疗。

(3) 对患者治疗前的化验检查结果进行判断,确认患者是否能够进行注射,如因检验异常、存在明显不适症状等情况需要延迟治疗时,应及时与主诊医生确认,评估治疗安全性(见

图 5 - 20）。

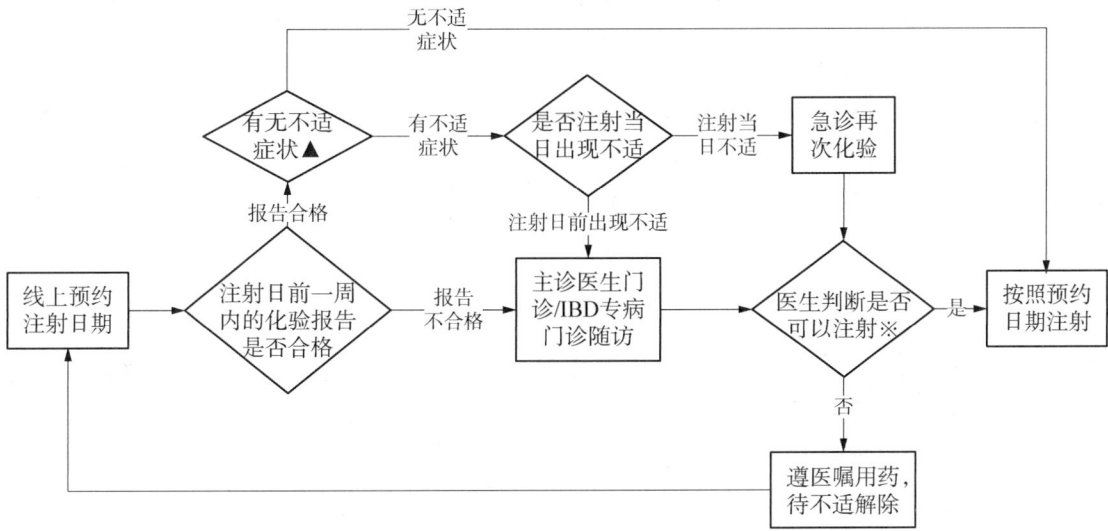

说明：
▲：不适症状包括：感冒、发热、咳嗽、排气排便停止、严重腹痛等。
※：优先由主诊医生进行判断，如为主诊医生不在门诊或不在院等情况，可联系住院总进行判断。

图 5 - 20　IBD 患者生物制剂治疗评估流程工作

（4）承担 IBD 患者的生物制剂治疗工作。

4. 生物制剂治疗的工作流程

（1）经主诊医生确诊，患者需进行生物制剂治疗。根据主诊医生的处方单为患者建档，在 IBD 患者生物制剂管理日志中，记录用药方案、填写人口学资料。

（2）将患者加入 IBD 患者生物制剂管理群，使用线上预约方式进行治疗预约并开具注射凭证。同时告知患者需在注射前一周内完成相关的化验检查（包括肝、肾功能，血常规，C 反应蛋白，血沉等）。

（3）患者需在注射日前一周内将化验报告发送给预约护士，以确认是否可以进行生物制剂注射。

（4）注射日当天由护士在 IBD 管理日志中记录患者的化验指标、体重、饮食变化及不适症状等。

（5）为患者进行生物制剂治疗前，评估患者的一般情况，确认患者为非空腹状态，选择合适的部位进行注射。静脉输注生物制剂时，需根据不同药物的性质，调节合理的输液速度。输液过程中定时观察患者的神志、面色、输注部位情况，如患者出现输液反应，及时通知医生，同时密切监测生命体征，根据患者输液反应的程度进行相应的处理。

（6）在治疗过程中，与患者沟通近期病情、饮食及生活规律是否有变化，进行相应的饮食指导，教导患者进行自我观察的重点，根据化验结果及病情变化判断患者是否需要复诊。在生物制剂注射完成后嘱患者应在诊间外停留观察 20 min，如无不适方可离开。

（7）护士记录患者本次计划注射时间及实际注射时间，以及注射地点和注射部位，观察患者是否出现不良反应，并开具下次注射凭证，将 IBD 患者生物制剂管理日志及注射凭证交予患者。

5. 炎症性肠病患者群

将患者纳入微信群进行长期管理，如有老年人、未成年人等不便于使用微信者，则会纳入患者的主要照顾家属。IBD 专科护士能够灵活运用线上方式，为 IBD 患者提供长期咨询、护理指导，大大提升患者及家属接收护理知识、居家健康指导的便利性。微信群的功能：①推送各类健康知识；②接收生物制剂预约信息；③提供医院门诊安排信息；④定期组织 IBD 专家进行健康讲座。

6. 炎症性肠病护理专病门诊

根据患者的需求，IBD 护理专病门诊开设于 2023 年 5 月，主要承担的工作内容为：①接待健康咨询患者，为患者进行就诊指导；②为 IBD 患者提供延续性护理服务，主要涵盖生物制剂治疗、生物制剂注射的周期管理、饮食指导、自我护理及复诊建议等内容。

（五）炎症性肠病专科护士培养及工作规范

IBD 专科护士的成长模式如图 5-21 所示。

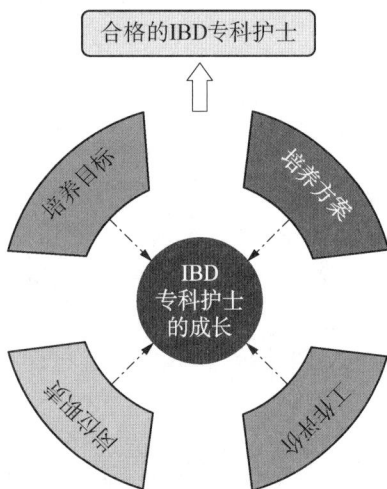

图 5-21　IBD 专科护士的成长模式

1. IBD 专科护士培养目标

对 IBD 专科护士的培养目标是打造一支具备高度专业素养、精湛护理技能及深厚人文关怀的护理团队，需要具备以下条件：

（1）专业知识与技能：①深入掌握 IBD 的病因、病理生理、临床表现、治疗原则及最新研究进展；②熟悉对 IBD 患者的评估、诊断、治疗和护理流程，能够独立进行病情观察和护理记录；③能够为 IBD 患者提供营养管理、疼痛管理、心理支持等专科护理服务；④了解 IBD 患者用药方面的知识，包括药物的作用机制、用法用量、不良反应及应对措施等。

（2）实践能力：①通过临床实践，提升 IBD 专科护士的实际操作能力，包括患者教育、护理操作、病情监测等；②鼓励 IBD 专科护士参与 IBD 患者的多学科诊疗团队，与医生、营养师、心理医生等紧密合作，共同为患者提供全方位的照护；③定期组织护理技能竞赛和模拟演练，提高 IBD 专科护士的应急处理能力。

（3）人文素养：①培养 IBD 专科护士的同理心和人文关怀精神，关注患者的心理需求和情感变化；②提高沟通能力，与患者及其家属建立良好的护患关系，有效传递医疗信息，减轻患者的焦虑和恐惧；③倡导尊重患者权益，保护患者隐私，为患者提供安全、舒适、有尊严的照护环境。

（4）教育与培训：①定期参加 IBD 相关的学术研讨会、培训班和继续教育课程，不断更新知识和提高技能；②鼓励 IBD 专科护士参与科研活动，提高科研素养和创新能力；③建立完善的培养制度，为年轻护士提供成长和发展的平台。

（5）团队建设：①加强 IBD 专科护士之间的团队合作与交流，共同提高团队凝聚力和工作效率；②鼓励团队成员相互学习、共同进步，形成积极向上的工作氛围；③建立良好的与其他部门的沟通机制，确保患者得到及时、有效的照护。

2. IBD 专科护士专项培训方案

（1）培训目标：为推进 IBD 专科护理服务质量的提升，因而开展消化科护理人员的 IBD 专科培训。旨在通过培训，使消化科护士掌握 PICC 及 PORT 维护方法和造口护理技能，使其熟悉消化道围手术期护理观察要点及内窥镜术的相关护理知识，能具备责任制整体护理所需的护理服务能力（如专业照顾、病情观察、协助治疗、心理护理、健康教育、康复指导等），从而为 IBD 患者提供更优质的护理服务。

（2）培训对象：消化科 N2 及以上能级的护理人员。

（3）培训方式：采取理论知识培训和临床实践能力培训相结合的方式。

（4）培训方法：知识讲授、临床见习、临床实践及考核等方法。

（5）培训时长：在护理造口门诊、PICC 门诊、胃肠外科、消化内镜中心各培训一周，共计四周。

（6）培训内容：①理论知识培训，掌握 PICC/PORT 维护、造口护理、消化道围手术期护理观察要点、内窥镜术的相关护理规范标准、安全管理、健康教育、心理护理、沟通技巧等方面的理论知识；②实践能力培训，掌握 PICC/PORT 维护、造口护理、消化道围手术期护理、内窥镜术的相关护理技能；③考核，根据具体科室设定学习目标及可操作项目例数，出科前完成相应理论和操作考核内容。

3. IBD 专科护士的岗位职责

IBD 专科护士在病房的岗位职责是综合性的，需要他们具备扎实的专业知识和技能，以及良好的沟通能力和团队协作精神。其病房的岗位职责主要包括以下几个方面。

（1）病情观察：密切观察并记录 IBD 患者的病情变化，监测腹泻、腹痛、便血等症状，及时、准确地记录对患者的护理情况。

（2）用药治疗：根据医嘱予以患者药物治疗等，确保患者按时按量服药，使治疗过程能够顺利进行。观察患者的病情变化，并及时向医生报告异常情况，协助医生制定和调整治疗方案。

（3）健康教育与护理指导：向患者和家属提供 IBD 相关的健康教育和护理指导，帮助他们理解治疗过程，提高自我护理能力。健康教育内容包括饮食建议、生活方式调整、药物使用指导等。向患者解释医生的诊断和治疗方案，告知患者有关疾病的预防和自我管理的知识，加深患者对疾病相关知识的了解。与患者和家属进行有效的沟通，提供情感支持，帮助他们应对疾病带来的心理压力。

（4）护理记录与质量管理：及时、准确地记录患者的护理情况和病情变化，保证医疗信息的完整和连续性。遵守医疗机构的规章制度和护理操作规范，确保对患者的护理过程符合医疗标准和要求。参与病房的质量管理工作，包括感染控制、药品管理、护理流程优化等，提高护理质量。

（5）紧急抢救与团队协作：掌握基本的急救技能和操作流程，参与医疗急救工作，确保患者的生命安全。与医生、其他护士和医疗团队成员紧密合作，共同为患者提供全面、优质的医疗服务。

（6）科研教学：积极参与科研项目和学术交流活动，不断提升自身的专业水平和护理技能。同时,可以在临床岗位中对其他护理人员进行专业指导,并对专科护理的有关工作提出改进建议。

IBD 专科护士在护理专病门诊的岗位职责是更具挑战性的,需要为患者提供全面、优质的护理服务。IBD 专科护士在护理专病门诊的岗位职责主要包括以下几个方面。

(1) 接诊与评估:热情接待 IBD 患者,进行初步的健康评估和病情了解,确保患者得到及时、准确的诊疗服务。仔细询问患者的病史、症状、用药情况等,为医生提供详细的诊疗依据。

(2) 疾病咨询与教育:为 IBD 患者提供疾病相关的咨询服务,解答他们在疾病治疗与护理方面的疑问。同时,向患者和家属提供健康教育,帮助他们正确理解 IBD 及其治疗过程,提高自我护理能力。

(3) 协助医生完善诊疗计划:协助 IBD 医生完善患者的疾病档案,包括病史记录、诊疗计划等。同时,根据患者的病情和治疗效果,协助医生调整和优化诊疗计划。

(4) 生物制剂管理:规范地为患者进行生物制剂注射,解答患者关于生物制剂的相关问题,并监测生物制剂的浓度和效果。

(5) 鼻胃管维护:为需要鼻胃管支持的患者提供鼻胃管的维护工作,确保鼻胃管的正常使用和患者的舒适。

(6) 饮食指导:核查患者饮食计划的落实情况,并提供针对性的饮食指导。根据患者的病情和治疗需要,制定个性化的饮食方案,以辅助疾病的治疗和康复。

(7) 心理健康支持:关注患者的心理健康状况,帮助患者学习疾病相关知识,并给予相应的心理支持。通过沟通和交流,帮助患者缓解焦虑、抑郁等负面情绪,提高患者的自我管理能力和生活质量。

(8) 护理门诊管理:负责护理门诊的日常管理和运营工作,包括患者的预约、接待、咨询等工作。同时,保持门诊环境的整洁和舒适。

(9) 参与临床研究:参与 IBD 相关的临床研究项目,协助医生进行临床试验和数据收集工作。关注 IBD 领域的最新研究进展和临床动态,不断更新自己的专业知识。

4. IBD 专科护士的工作评价标准

评估 IBD 专科护士的工作表现需要综合考虑多个方面。

(1) 专业知识与技能:①评估护士对 IBD 相关知识的掌握程度,包括疾病的诊断、治疗原则、护理要点等;②考察护士在临床实践中应用专业知识的能力,如护理操作、病情观察、并发症预防等;③评估护士在紧急情况下的应对能力和决策水平。

(2) 患者满意度:①通过患者的反馈,了解护士的服务态度、沟通技巧、护理效果等方面是否得到患者的认可;②关注患者对疼痛管理、营养支持、心理支持等方面的满意度。

(3) 团队协作与沟通:①评估护士在团队合作中的表现,如与医生、营养师、心理医生等医疗团队其他成员的协作和沟通情况;②考察护士与其他科室或部门的沟通协调情况,确保患者得到及时、有效的照护。

(4) 工作态度与职业精神:①评估护士的工作责任心、敬业精神和职业道德,如是否遵守工作纪律、是否关心患者等;②关注护士在工作中是否积极主动,是否乐于学习新知识、新技能。

(5) 培训与进修:①评估护士参加 IBD 相关培训或进修的积极性,了解其在专业领域内的成长和发展情况；②鼓励护士参与学术研讨会、分享会等活动，提高其学术水平和专业素养。

（6）工作绩效与成果：①评估护士在临床工作中的绩效表现，如患者康复率、并发症发生率、护理质量等指标；②关注护士在科研、教学等方面的成果和贡献。

（7）持续改进与自我提升：①鼓励护士进行自我反思和持续改进，如定期总结工作经验、分析不足之处并制定改进措施；②提供必要的支持，帮助护士实现自我提升和职业发展；③在评估过程中，可以采用多种方法相结合的方式，如定期考核、患者反馈、同事评价等。同时，将评估结果及时反馈给护士本人，以便其了解自己的工作表现并进行改进。

（六）炎症性肠病专科护士全程指导下的患者自我疾病管理

炎症性肠病（IBD）作为长期慢性疾病，患者自我管理就显得尤为重要，我科 IBD 专科护士将在线上线下随时对患者进行居家自我护理指导，护理指导内容主要包括以下几方面。

1. 病情监测

协同护理团队经讨论后为患者制订个性化的随访计划，指导患者根据该计划定期进行随访，以下是一些常见的检查项目。

（1）血液检查：①血常规，评估有无贫血、白细胞升高等情况；②电解质和肝、肾功能，了解患者的身体状况；③炎症标志物，如血沉、C 反应蛋白等，用于评估炎症情况。

（2）粪便检查：①粪便常规，检查粪便中是否有红细胞、白细胞、寄生虫等；②粪便钙卫蛋白，作为肠道炎症的标志物，可用于评估病情活动度和治疗效果。

（3）内镜检查：①结肠镜，直接观察结肠黏膜的病变情况，评估炎症的严重程度和范围；②小肠镜，对于疑似小肠病变的患者，可以进行小肠镜检查。

（4）影像学检查：①腹部超声或 CT 检查，评估肠道形态、厚度和并发症（如狭窄、脓肿、瘘管等）；②磁共振成像，对于某些患者，MRI 可以提供更详细的肠道信息。

（5）免疫学检查：血清抗体检测，如抗酿酒酵母菌抗体、抗中性粒细胞胞质抗体等，有助于 IBD 的诊断和分型。

（6）病理组织学检查：①对在内镜检查时取得的活检组织进行病理组织学检查，有助于明确病变的性质和程度；②医生会根据患者的病情、病史等安排具体的检查项目。

2. 饮食指导

针对 IBD 缓解期患者，我科目前采取基于饮食排除的饮食日记法。IBD 专科护士会对其进行饮食排除法的相关宣教及指导，并发放饮食日记手册，嘱患者每日记录饮食情况。具体方法：去除日常饮食中某些可能诱发或加重消化道症状的食物，连续记录饮食日记，日记内容包括：日期、时间、食物名称、食物的量、烹饪或进食时的温度、胃肠反应、进食后胃肠反应出现的时间、用药情况、整体感觉、大便情况及其他特殊情况等。

3. 心理支持

（1）情绪管理：鼓励患者积极面对疾病，保持良好的心态和情绪状态。可尝试一些放松技巧，如深呼吸、冥想或瑜伽，以缓解压力。

（2）心理咨询：如有需要，可随时线上线下寻求我科医护人员的帮助，以缓解焦虑、抑郁等情绪。

（3）成立 IBD 患者俱乐部：2017 年 5 月 19 日是"世界炎症性肠病日"，由消化科邹多武主任牵头成立瑞金医院 IBD 患者俱乐部，该俱乐部由多名具有 IBD 多年诊疗经验的消化内科医护联合社工部、胃肠外科、放射科、营养科、患者及家属共同参与;定期开展线下患教活动,促进医患对话、科普普及和患者相互赋能。

4. 生活方式教育

IBD专科护士指导患者在饮食、运动等方面保持健康的生活方式,如适量运动、合理饮食及减少压力。鼓励患者戒烟限酒,改变自己的饮食习惯,建立健康的生活作息。

(七)炎症性肠病专科护理工作成效

1. IBD患者所耗费的时间成本大大降低

回顾瑞金医院既往治疗IBD患者的经验,住院注射生物制剂的IBD患者需要办理入院手续后,由医生询问相关病史,开具医嘱,抽血化验。待化验结果确认可以输注后,还需在药房领药,再行治疗,治疗完成后还需要花费时间办理出院手续,至少需要一天的时间才能在医院完成相关检查及治疗,对于普通工作者和学生群体来说是很大的不便和困扰。

而目前我科所采取的是在协同护理模式下门诊注射生物制剂治疗,IBD患者所耗费的时间成本大大降低。在来院进行治疗前,由IBD专科护士在线上与患者进行沟通、协同主诊医生通过化验指标判定患者是否可以用药,患者在治疗日凭提前开具的注射凭证至门诊配药,取药后再由护士进行注射。治疗日从配药到注射完毕一般可在3~4小时内完成,大大降低了长期治疗对患者及家属的日常工作及生活的影响。

2. IBD专科护士对患者的规律管理提升了治疗依从性

在目前的治疗模式下,IBD专科护士为每一位IBD患者进行建档,通过线上患者群的方式管理患者的规律治疗,开发了微信小程序以方便患者计算自己的治疗周期,极大减少患者因遗漏治疗周期或计算出现误差而导致的不规律治疗。目前,在我科接受规律治疗的IBD患者的数量大大增加,在2023年以前来门诊进行生物制剂治疗的患者已突破两千余人次。同时,在患者提出需求或疑问时,能够及时倾听并解答,与医生协同,尽力解决患者的问题,也极大提升了患者治疗的整体满意度。

IBD护理周日专病门诊应患者及家属的呼声所开启,自2023年5月开诊至今已接待患者200余人次,提供护理服务的内容涉及健康咨询、IBD新患者建档、生物制剂用药管理等项目。周日护理门诊的设立体现了IBD协同护理团队以患者的需求为导向的初衷。

IBD专科护士会定期邀请协同护理团队内的专家撰写疾病相关的科普文章,通过微信公众号的形式推送,目前已涵盖了IBD治疗、营养补充、留置胃肠管居家护理等方面的内容。科普文章总阅读量已有数万次,未来将会继续邀请更多不同专业的专家撰写科普文章,惠及更多群众。

3. 基于自我决定理论由IBD专科护士参与的患者俱乐部活动

因受疾病的困扰,IBD患者在生活中常常面临诸多挑战。通过引入自我决定理论并结合IBD患者俱乐部的公益活动,我们可以为患者们搭建一个自我激励与成长的平台,从而调动他们的内在积极性,提高自我管理的主动性。自我决定理论强调了个体在行为动机中的自主性、胜任感和关联性。在IBD患者群体中,这一理论的应用显得尤为重要。通过IBD患者俱乐部的公益活动,我们为患者们提供了一个相互支持、分享经验的平台,让他们能够感受到彼此的关联性,从而减轻孤独感和焦虑。

(1)健康讲座与互动问答:组织专业的医生或营养师为患者们进行健康讲座,内容可以涵盖IBD的病因、症状、治疗方案、饮食管理等方面。讲座结束后,设置互动问答环节,让患者们有机会提问和分享经验,增强他们的参与感和获得感。

(2)病友交流会:定期举办病友交流会,让患者们有机会面对面地交流病情、治疗经验、生活感悟等。这种同伴教育活动可以让患者们感受到彼此的支持和理解,减轻孤独感和焦虑,同时也能够从他人的经验中汲取力量。

(3)线上互动平台:建立线上互动平台,让患者们可以随时随地进行交流和分享。平台可以设置不同的板块,如病情交流、饮食管理、心理支持等,以满足不同患者的需求。同时,也可以邀请医生或营养师在线解答患者的问题,提高患者的满意度和信任度。

(4)心理支持小组:针对 IBD 患者常见的心理问题,如焦虑、抑郁等,组织心理支持小组。小组可以邀请专业的心理咨询师或心理医生进行指导和支持,帮助患者们学会应对心理问题的方法,提高他们的心理韧性和生活质量。

(八)IBD专科护理及管理工作体会

在协同模式下,IBD 专科护士主导的基于自我决定理论的护理管理的实施确实带来了一种全新的护理体验。

首先,协同模式让护士与患者、医生、康复治疗师等团队成员之间的关系更加紧密。团队成员共同参与到患者的治疗过程中,从多个角度关注患者的需求,确保患者得到全面、细致的照护。这种模式的实施,使得患者自我管理的重要性得到了充分的体现,也让专科护士在其中的角色更加明确。

护士主导的患者自我管理也体现了沟通的重要性。护士需要用患者能够理解的语言,耐心地向他们解释病情、治疗方案以及自我管理的方法。同时,护士还需要倾听患者的声音,了解他们的需求和困惑,及时给予帮助和支持。这种双向的沟通,不仅增强了患者对护士的信任,也让他们更加愿意参与到自我管理中来。

在协同模式下,注重培养患者的自我管理能力。通过制订个性化的自我管理计划,引导患者了解并掌握自我管理的方法和技巧。同时,鼓励患者积极参与到康复训练中,通过自我实践来提升自我管理能力。这种模式的实施,不仅让患者对自己的病情有了更深入的了解,还让他们更加有信心和能力去管理自己的健康。

此外,在协同模式下,护士还需要与其他团队成员紧密合作,共同为患者提供最佳的照护服务。护士需要与医生、心理治疗师等团队成员保持密切的沟通,及时了解患者的病情变化和治疗效果,确保患者得到及时、有效的治疗。同时,护士还需要与团队其他成员共享经验和资源,共同提升整个团队的护理水平。

在举办的 IBD 患者俱乐部活动中,鼓励患者自主参与活动,根据自己的兴趣和需求选择活动内容。这种自主性的体现不仅让患者更加投入,还能够培养他们的决策能力和责任感。同时,通过参与活动,患者能够在实践中提升自己的胜任感,发现自己的潜力和价值。此外,IBD 患者俱乐部的公益活动还注重为患者提供积极的反馈和支持,当他们在活动中取得进步或成就时,护士会及时给予肯定和鼓励,让他们感受到自己的价值和努力得到了认可。这种正向的反馈能够进一步激发患者的内在积极性,增强他们的信心。这种积极的心态让他们更加主动地参与到自我管理中来,学会了如何解决生活方式、饮食结构和药物治疗等方面的问题。这种自我管理的主动性不仅有助于缓解病情,还能够提高患者的生活质量。总之,通过自我决定理论结合 IBD 患者俱乐部的公益活动,我们为患者搭建了一个自我激励与成长的平台。这个平台不仅让患者感受到了彼此的关联性,还提高了他们自我管理的主动性。

相信在未来的日子里,这些患者将以更加积极的心态面对生活、管理病情并追求更美好的生活。

总的来说,基于协同模式下护士主导的以患者自我决定为导向的专科护理管理模式的实施,充分体现出团队合作、沟通、患者参与和自我管理能力培养的重要性。这种模式的实施,不仅提升了患者的治疗效果和生活质量,还让专科护士在其中的角色更加重要和有价值。我们在未来的工作中也将继续探索和完善这种模式,为患者提供更加优质、全面的护理服务。

(陈舒、徐卓琳)

第五节　帕金森病脑深部电刺激手术的全程护理模式

(一) 帕金森病脑深部电刺激手术治疗

帕金森病(Parkinson's disease,PD)是最常见的神经退行性疾病之一,预计全球的 PD 患病人数将从 2015 年的 700 万增至 2040 年的 1 400 万。我国正处于 PD 患病人数的急剧上升阶段,该病在 65 岁以上人群中的总体患病率为 1.7%(1 700/10 万);据统计,2030 年中国 PD 病例数将占全球 PD 病例数的一半左右。

PD 的临床表现不仅包括震颤、肌强直、动作迟缓、姿势平衡障碍等运动症状,还有一系列非运动症状,主要包括:睡眠-觉醒障碍(失眠、快速眼球运动期睡眠行为障碍、睡眠碎片化、日间过度嗜睡和睡眠发作)、感觉障碍(嗅觉及视觉障碍、疼痛)、自主神经功能障碍(体位性低血压、胃肠道症状、便秘、流涎、泌尿系统功能障碍、性功能障碍、多汗等)、认知和精神障碍(认知障碍/痴呆、抑郁、焦虑、淡漠、冲动控制及相关障碍)等。现有研究发现非运动症状广泛存在于 PD 患者中并贯穿整个病程,其出现甚至早于运动症状,对患者生活质量的负面影响甚至大于运动症状。

目前,对于 PD 的管理强调的是患者参与的自我管理,涵盖多团队照护、对患者及其照顾者提供健康教育、对患者予以药物治疗及机器辅助治疗。脑深部电刺激(deep brain stimulation,DBS)是外科机器辅助治疗 PD 的一种方法,能显著改善 PD 患者的运动症状,其通过将电极植入颅内特定靶点,调整参数达到对运动症状的最佳控制,因其具有可逆性、非破坏性、可调节性、不良反应小和并发症少等优点,是 PD 患者长期服药疗效明显减退或出现运动并发症时的外科治疗首选。1987 年 Benabid 首次尝试用 DBS 治疗 PD,随着治疗技术的不断成熟,2020 年中国帕金森治疗指南提出,在 PD 早期使用药物治疗效果显著,但随着疾病的进展,药物疗效明显减退,或并发严重的症状波动或异动症,这时可以考虑手术治疗。通过 DBS 手术,可有助于患者延缓疾病进展,提升患者的生活质量,降低照顾者的照顾负担。

(二) 帕金森病专科护理模式的发展

PD 患者往往经历前驱期、诊断期、初期治疗、波动期、终末期 5 个阶段。PD 在不同的病程阶段所表现出的运动症状和非运动症状的严重程度也会有所不同,可导致患者不同程度的功能障碍和生活质量下降,因此,为 PD 患者提供全生命周期的专科护理至关重要。国外 PD 专科护士在帮助 PD 患者及其照顾者获得支持、知识及其他服务等方面发挥着关键作用。PD 专科护士(Parkinson's disease nurse specialist,PDNS)在英国、荷兰、美国等国家已有 40 多年历史,伴随着 PDNS 的护理实践发展,英国、荷兰等地区逐步培养了 PDNS 管理 PD 患者,并取得了良好效果,改善了患者结局。PDNS 在 PD 患者的所有阶段均发挥着重要作用。

1. 英国帕金森病专科护士工作

英国在 1999 年成立了帕金森病专科护士协会(Parkinson's Disease Nurse Specialist Association,PDNSA)。PDNSA 与英国帕金森病协会、英国皇家护理学院共同明确了 PD 护士的不同胜任水平,即注册合格护士、有经验的专科护士、专家级护士、顾问护士。依据英国国家帕金森病临床诊断和管理指南,PDNS 在患者门诊和住院期间的最基本任务包括提供信息和教育、支持患者和照顾者进行自我管理、在心理和生存领域支持患者和照顾者、开展多学科协作、实施具体的护理技术干预。其关键作用和职责为管理和接受转诊服务,为 PD 患者提供综合和及时的服务;管理住院和出院患者;减轻患者和照顾者的负担;在患者家中或医院向他们提供信息、教育和支持;监测治疗效果;运用最新的信息技术对 PD 患者进行分诊;使用信息化技术识别高危因素。英国由 PDNS 专门从事脑深部电刺激术、吗啡或左旋多巴的输注治疗,有效协调这些服务。Lennaerts 等总结 PDNS 角色,即信息和教育、症状和药物管理、对患者和照顾者的支持/建议、预防(如筛查以预防危机)、护理协调/病例管理、多学科协作、姑息治疗、先进疗法的支持。在 PDNS 的价值评价上,通过 PDNS 提供电话和电子邮件的支持,1 名 PDNS 每年可因减少门诊预约随访而为 PD 患者节约 17 331~97 776 英镑的个人保健费用,同时,可减少 PD 患者非计划性入院的费用,每年节约 80 000 英镑。因此,通过 PDNS 的工作,不仅可提升 PD 患者的生活质量,保障患者的治疗,还可以从经济层面体现出重要价值。

2. 荷兰帕金森病专科护士工作

PD 作为慢性神经系统的一种疾病,荷兰学者 Bastiaan 等在 2020 年提出,为更好地达成慢性神经系统疾病患者管理的四大目标,即改善患者体验,改善人群健康,降低医疗成本的同时,改进临床医生的工作与生活平衡,Bastiaan 等基于循证证据,提出以患者为中心的神经系统慢性疾病管理模式(intergrated and patient-centred management of Parkinson's disease),适用于对 PD 等慢性神经系统疾病患者的疾病管理。针对面临的挑战,提出四大策略。

(1) 提出家庭医院(homespital)的理念:将照护从医疗中心转移至患者居所。做好患者的活动评估,提供居家医疗照护的可能性是提供家庭医院的前提。新技术的出现,如远程监测(remote monitoring)可有助于减少患者常规复诊的往返路途,同时,也可把线下门诊留给真正需要医疗关注的患者。当医生确认患者需要医疗照护时,患者在居所附近就能获得医疗照护,必要时在医院内对其进行照护。

(2) 自我管理与赋能(empowerment and self-management):倡导在患者可以进行自我管理的基础上,充分赋能,医务人员参与指导照护。逐步将疾病管理由医疗工作者"家长式"照护管理转变为患者、照护者、医务人员共同"参与式"照护。前提是需要医务人员做好评估:患者没有那么焦虑、生活质量较好、医疗支持需求不高,同时,这样也有助于减少医疗成本。为患者提供医疗咨询与指导是患者赋能的前提与保障,拓展患者健康教育的范畴,除神经系统状况及治疗外,医务工作者还应将生活方式作为医疗咨询的一部分。此外,共享决策是达成患者赋能的重要环节,邀请患者及其照顾者共同参与到医疗决策中,以满足不同患者的需求,因此,达到患者、照顾者与医务工作者共同决策是非常重要的理念。同时,患者赋能包含患者的整个生活环境,尤其强调加强对患者的直接照顾者的关注。PD 照顾者可能面临社会孤立、自我认同丧失、无助和失控,承受巨大的精神压力。照顾者自身也需要健康管理,再附加照顾患者而产生的生理负担、心理负担和经济负担,最终因无法完成居家照护的工作而将 PD 患者送到医院。因此,医务人员在慢病管理过程中,将患者直接照顾者共同纳入其中,从而更好地达成患者赋能与自我管理。

（3）主动照护与及时照护(proactive and timely care):Bastiaan 指出目前对于慢性神经系统疾病的照护还是回应式(reactive),关注如何解决给患者带来不必要的负担、导致昂贵的经济支出的问题,而有些问题可能是可以避免发生的。最佳照护不仅关注如何回应与解决患者所提出的问题,还需要运用主动的方式发现早期预警的风险,从而更好地预防可能会出现的问题。例如,PD 患者可能较同龄患者更容易住院,而部分非计划性住院可能是由疾病进展所致,医务人员早期识别出患者有住院风险后,可提供适当的干预,避免非计划性住院的发生。此外,关于 PD 患者的跌倒问题,如能及时识别患者即将跌倒,在即将跌倒前给予保护从而减少因跌倒而造成的损伤,也可以很好地减少进一步的照护负担的产生。与其等待伤害发生,提前采取药物调整、个体化物理治疗、居家环境优化等预防性的措施,可以较好地减少跌倒的发生。对于 70 岁以上的 PD 患者,越来越强调"主动照护",因为他们更可能有神经疾病的精神表现,包括淡漠或痴呆,从而增加了自我管理的难度。在这个过程中,个案管理至关重要,可以通过患者情况主动识别、判断高危人群,主动优化患者的健康状况或降低环境可能对患者造成的风险,从而降低患者住院的可能。

（4）精准医疗(precision medicine):每一位患者的人口学背景、疾病症状、基因情况、个体目标均为实施精准医疗照护的关键要素。大数据与人工智能为实现个体化治疗提供了可能,而未来需要开展更多的大数据研究,除研究生理因素、治疗因素外,也需要研究人口学、社会学等更多因素,从而更贴近患者的生活。今后,在为患者提供医疗咨询时,大数据可为医务人员提供临床决策的参考依据。既可帮助改善患者体验和人群健康,又有助于降低医疗成本。

3. PD 多学科参与照护

针对 PD 的整体治疗管理,除内外科治疗外,在不同文化背景下同样重要的是多学科团队参与管理。PD 患者的多学科团队应把 PD 患者作为中心,患者被不同学科团队所环绕,从而得到不同的支持。在多学科团队中,有些团队始终参与对 PD 患者的医疗照护,如医生(神经内科、老年科),专科护士和老年医疗从业者。而有些医疗团队视患者的需要而参与,建议保证 PD 患者对多团队支持的可及性。

此外,Bastiaan 建议 PDNS 是优化 PD 患者管理的关键人员,可作为 PD 患者的第一位专业人员接触者或多学科团队的协调员。2018 年曾有研究指出 PDNS 参与 PD 患者家访相较于传统神经内科门诊就诊,PD 患者的生活质量显著提升。可见 PDNS 在多学科团队的 PD 患者管理中的重要作用。随着科学技术的不断发展,远程医疗也为 PD 患者的管理提供了新可能,由于路程问题,诸多 PD 患者无法长期与 PD 专科人员见面就诊,而远程医疗可使医务人员通过安全的视频会议进行虚拟家访,在提高工作效率的同时还可安全、有效地为患者提供医疗照护。

（三）帕金森病脑深部电刺激手术的全程护理模式

借鉴国外专科护理发展并结合我国国情,自2019年起瑞金医院功能神经外科护理团队经不断探索,提出以患者为中心的PD患者多学科的护理服务模式,探索由PD专职护士主导的PD-DBS全程护理服务,护理服务内容贯穿入院到出院、从治疗到康复、从医院到居家、从患者到家属的多维度护理服务内容。PD-DBS专科护理角色目前涵盖:信息与教育、症状和药物管理、患者及照顾者支持、危机预防、个案管理、多学科团队协作,旨在全面保障PD患者DBS手术的治疗安全,提升PD患者的生活质量与居家安全。

1. PD患者DBS手术全程护理服务模式（图5-22）

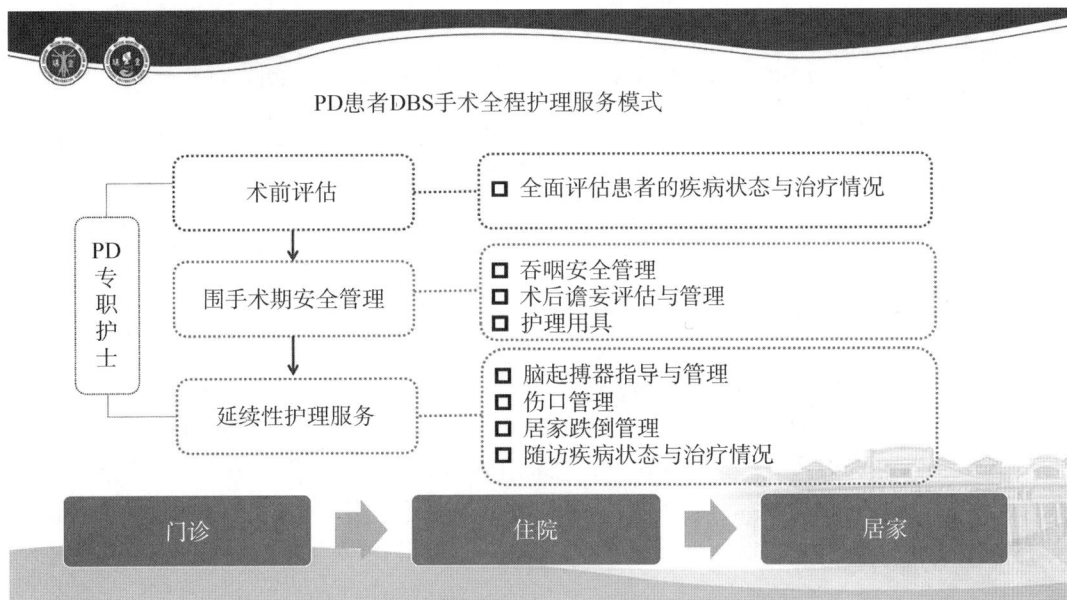

图5-22　PD患者DBS手术全程护理服务模式

设置PD专职护士岗位主导并贯穿全程,主要工作包括:①入院时,由专职护士接诊患者,完成全面评估(运动评估、非运动症状、用药情况、生活质量);②DBS围手术期管理:除神经外科手术常规管理措施外,建立PD患者的吞咽安全管理、术后谵妄评估与管理、跌倒预防管理的专项;③延续性护理服务:由专职护士跟进出院指导,包括脑起搏器的使用指导,交代出院后伤口管理、复诊调试等事宜。在患者出院后的2周至1个月期间,由专职护士协助管理患者的切口、脑起搏器的充电、随访预约等工作;在患者出院后每6个月对其随访一次,通过电话和微信形式相结合,进行术后随访,主要评估患者的脑起搏器使用情况、用药情况、非运动症状、生活质量、居家跌倒情况等问题,同时,及时解答患者的疑问,保障患者的居家安全。自2019年起,累计服务430位PD患者,通过4年多的全程化护理管理,PD患者的满意度显著提升,PD患者的术后伤口感染例数、再次手术率显著下降,居家跌倒发生率未增加,脑起搏器使用规范性增加,患者的整体生活质量有所提升。

2. PD 患者 DBS 手术全程护理服务的专项护理介绍

(1) PD 患者的围手术期吞咽安全管理:基于文献回顾与多学科专家讨论,建立 PD-DBS 患者吞咽功能筛查流程(图 5-23),应用洼田饮水试验和吞咽障碍问卷(Swallowing Disturbance Questionnaire,SDQ)评估量表全程评估与筛查患者的吞咽水平,术后结合格拉斯哥昏迷量表(Glasgow Coma Scale,GCS)、谵妄评分和洼田饮水试验早期识别患者发生误吸的风险,指导术后留置胃管以及提供饮食指导,并为拔除胃管安全性提供数据依据,降低再置管率。对于存在吞咽风险的患者,使用容积黏度测试(Volume and Viscosity Swallowing Test,VVST),加强对吞咽障碍患者的饮食指导,向患者及家属指导可进食的食物形状,持续贯穿 PD 患者的生活与治疗全程,长期预防误吸、营养不良等情况的发生。

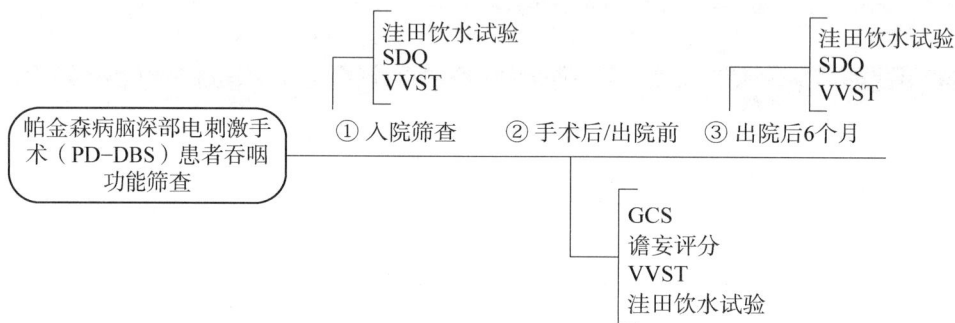

图 5-23　帕金森病脑深部电刺激手术患者吞咽功能筛查流程

(2) 聚焦围手术期谵妄管理:鉴于 PD 患者以老年患者为主,2021 年起基于文献回顾和专家讨论,以"DBS 术后谵妄早期识别率"作为 PD 手术患者的围手术期护理敏感质量指标。通过专科敏感指标的设立,护士对每位 PD 患者在 DBS 术后 24 h 内运用护理谵妄筛查量表(Nursing Delirium Screening Scale,Nu-DESC)进行评估,实现早期识别术后谵妄;对于发生术后谵妄的 PD 患者进行早期护理干预。结合护理信息化平台的建立及对护理敏感质量指标的跟踪,落实督查和自查,有效提升了术后谵妄的早期识别率,减少了专科手术并发症(如伤口敷料更换率、意外拔管的发生率),同时,有效降低了住院患者约束率,切实有效地保障 PD 患者在 DBS 围手术期间的安全。

(3) 提升治疗体验,改善护理用具:鉴于 DBS 手术方式,在胸口压迫沙袋用于预防囊袋出血,但会导致患者在术后出现不适;同时,由于需要每天给脑起搏器充电,造成患者使用不便。因此,基于患者的需求,护理团队改进术后护理用具,分别设计了脑深部电刺激术术后护理马甲和脑深部电刺激术后压迫装置,以便于使放置的压迫沙袋处于固定位置,不易滑落;同时在患者术后体力恢复期,可通过将充电装置置于术后马甲内对其进行有效充电。护理用具均获得实用新型专利,并获得上海市优秀发明奖铜奖、职工发明创新二等奖等多项奖项,其实用性得到患者广泛认可。

(4) 提供延续性护理服务,改善居家跌倒情况:PD 患者由于运动功能障碍,其跌倒的风险远高于其他患者。据统计,60.5% 的 PD 患者每年至少跌倒 1 次,而 39.0% 的患者在 1 年内有多次跌倒。跌倒可导致擦伤、骨折等,危害性严重,尤其是髋部骨折,是造成 PD 患者伤害的主要来源,甚至会引起大面积硬膜外血肿,从而导致患者死亡。PD 患者的部分运动症状可在 DBS 术后得以缓解,但由于长期异常步态,以及手术后肌张力发生变化,因而患者的步态恢复需要一定过程。鉴于国内以家庭作为 PD 患者的主要康复场所,故 PD 患者在 DBS 术后的居家跌倒问题仍需要被持续关注。PD 专职护士在随访工作中也发现了长期管理 PD 患者在 DBS 术后的居家跌倒问题的重要性。因此,自 2020 年起,由专职护士负责对 PD 患者的居家跌倒风险进行筛查,明确 PD 患者高危的居家跌倒危险因素为:①居家环境因素,相关条目发生率较高的是地板不防滑(81.7%)、楼道的灯光太暗(64.3%)、淋浴间没有扶手(54.8%);②躯体因素,进出厕所不方便、安全(95.7%),不能从躺椅上方便、安全地站起来(91.3%),上下床不方便、安全(83.5%)。针对此类情况对 PD 患者进行居家跌倒管理,综合居家跌倒风险筛查和居家跌倒指导(居家跌倒预防措施、居家改造、居家活动锻炼指导),由专职护士指导 PD 患者进行居家跌倒管理,受到患者及其照护者的欢迎,使得 PD 患者的居家跌倒情况得到控制。

(5) 建立 PD 患者 DBS 手术患者专科健康教育:介绍 DBS 设备是对 PD 患者进行术后健康教育的重点,基于 PD 患者及其主要照顾者的健康教育需求,明确 DBS 设备管理与使用事项是患者最关注的健康教育内容。指导患者如何使用患者程控器、充电器、远程功能与进行相关检查是专科护理指导的重点。在完成《帕金森病患者脑深部电刺激术后家庭照顾者的健康教育需求调查》的基础上,依据研究结果,优化专科健康指导。由 PD 专职护士指导 DBS 的充电器使用方法和程控器使用方法,并拍摄专科指导视频,通过微信、二维码等形式,以及线上和线下相结合的方法,提升 PD 患者使用仪器设备的依从性。专职护士在临床工作中为进一步提高 PD 患者及其照护者对相关技能的掌握度以及提升患者满意度,2021 年开展调研,总结并发表《帕金森病患者脑起搏器使用选择偏好和满意度的调研》,既了解了 PD 患者术后居家期间对脑起搏器的使用情况,也为选择可充电和不可充电的脑起搏器提供了重要的参考依据。

综上所述,PD 作为一种需要长期照护的慢性疾病,通过 DBS 手术可帮助患者缓解部分症状,通过全程化护理服务模式可有效保障 PD 患者围手术期安全,帮助患者及其主要照顾者直面 PD,获得全程、有效、专业的护理服务。

(邱娴、姚梦思、王珏)

附录一　病区护理质量管理标准

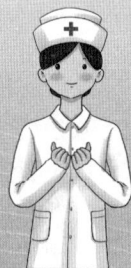

一级条目	二级条目	质量管理标准
基础与危重症护理	床单位	整体效果：床单位清洁、平整、无潮湿、无污迹，床旁柜清洁、整齐，床底地面无杂物，做好院感防护。
	病服	整体效果：患者衣、裤整洁，无污迹(拒穿有记录)。
	卧位	不能自行更换体位的患者：协助患者取舒适体位。
		特殊体位患者：若因医嘱要求或治疗要求采取特殊体位时，应按照相关要求执行。
	皮肤、会阴、毛发、指(趾)甲等	皮肤清洁的整体效果：皮肤、会阴清洁，无污迹、血迹。
		指(趾)甲清洁的整体效果：指(趾)甲平整、无污垢。
		手术及特殊检查前皮肤准备：根据手术部位或检查要求做好皮肤准备。
	口腔、假牙、化疗、插管患者	整体效果：口腔清洁、湿润、无残渣。
	隐私保护	尊重患者的隐私：①为患者提供私密性良好的诊疗环境(治疗室)。②备有遮隔性保护措施(屏风、隔帘等)。
		保护患者的隐私：进行护理操作、治疗时应保护患者的隐私，必要时用屏风或隔帘遮挡。
	导管(侵入与非侵入)	留置针：留置时间小于 96 h，敷贴平整且敷贴上书写正确，敷贴无污染；管腔无回血，导管固定正确，导管通畅；导管附加装置无污染、破损，使用规范。
		PICC：标识规范，管壁清洁、无污迹，敷贴平整且敷贴上书写规范；导管无渗出，冲封管规范，导管维护规范，导管固定正确，导管通畅；导管附加装置无污染、破损，使用规范。
		CVC：标识规范，管壁清洁、管腔无回血，敷贴平整且敷贴上书写规范；导管无渗出，冲封管规范，导管维护规范，导管固定正确，导管通畅；导管附加装置无污染、破损、使用规范。

(续表)

一级条目	二级条目	质量管理标准
		气管插管:管路固定规范、固定设备松紧适宜,管壁清洁、无痰痂,气道管路定期更换并有记录,气囊压力适宜,适时或定时湿化吸痰,呼吸导管无扭曲、受压,正确记录痰液的颜色、性质和量,每隔4~6h测量一次气囊压,并使其维持在25~30 cmH$_2$O。
		气管切开套管:管路固定规范、固定设备松紧适宜,管壁清洁无痰痂,敷料清洁、干燥,按频次更换,气道管路定期更换并有记录,定时湿化吸痰,金属套管清洗、消毒规范,导管通畅,每隔4~6h测量一次气囊压,并使其维持在25~30 cmH$_2$O。
		血液透析管路:管壁清洁、管腔无回血,敷贴平整且敷贴上书写规范,导管无渗出,冲封管规范,导管无扭曲、受压。
		腹膜透析管路:管壁清洁、管腔无回血,敷贴平整且敷贴上书写规范,导管无渗出,冲封管规范,导管无扭曲、受压。
		PORT:标识规范,管壁清洁、管腔无回血,敷贴平整且敷贴上书写规范,导管无渗出,冲封管规范,导管维护频次符合常规。
		氧气管:导管护理符合分级护理频次,导管清洁,导管妥善固定,湿化瓶符合规范,导管无扭曲、受压。
		胃管:标识规范,固定设备清洁、干燥,导管内外侧壁清洁,双固定规范,鼻腔清洁,引流设备放置规范,导管无扭曲、受压。
		鼻肠管:标识规范,固定设备清洁、干燥,导管内外侧壁清洁,双固定规范,鼻腔清洁,导管无扭曲、受压。
		鼻胆管:标识规范,固定设备清洁、干燥,导管内外侧壁清洁,双固定规范,鼻腔清洁,导管无扭曲、受压。
		T管:标识规范,敷料清洁、干燥,管壁清洁,双固定规范,引流设备放置规范,导管无扭曲、受压。
		腹腔引流管:标识规范,敷料清洁、干燥,管壁清洁,双固定规范,引流设备放置规范,导管无扭曲、受压。
		胸腔引流管:标识规范,敷料清洁、干燥,管壁清洁,双固定规范,引流设备放置规范,导管无扭曲、受压。
		其他脏器造瘘、引流管:标识规范,敷料清洁、干燥,管壁清洁,双固定规范,引流设备放置规范,导管无扭曲、受压。
		导尿管:导尿管走向正确,妥善固定,无扭曲、受压;导尿管清洁无污迹,引流袋放置规范。

(续表)

一级条目	二级条目	质量管理标准
		脑室引流管:标识规范,敷料清洁、干燥,管壁清洁,固定规范,引流设备放置规范,导管无扭曲、受压。
		动脉导管:标识规范,管壁清洁,敷贴平整且敷贴上书写规范,导管无渗出,冲管规范,导管无扭曲、受压。
		其他导管:标识规范,管壁清洁,敷贴平整且敷贴上书写规范,导管无渗出,冲管规范,导管无扭曲、受压。
		设备导线和电极:导线和电极洁净、整齐、位置合理。
	巡视	频次:一级护理每小时巡视1次,二级护理每2h巡视1次,三级护理每3h巡视1次;静脉泵:每小时巡视;儿科患者等特殊患者静脉注射:每小时巡视。
		要求:观察病情,解决患者需求,发现病情异常及时汇报处理,并做好记录。
	饮食	饮食标识正确,饮食标识与医嘱相符。
		饮食标识放置正确,饮食标识清晰。
		指导或协助饮食与饮水:指导或协助非禁食患者合理饮食与饮水。
	整体质量	晨间护理9:00前完成,晚间护理15:00前完成。
患者安全	约束预防	标识:有保护性约束标识。
		佩戴:固定规范,松紧适宜,清洁、无污迹。
		放松及观察:约束护理记录齐全,每2h放松一次并记录,同时观察约束处皮肤及指(趾)端末梢循环情况,并协助患者更换体位。
		床单位:病床制动并降至最低位。
	压力性损伤预防	标识:有压力性损伤防护标识。
		体位:护士每2h协助体位变化并记录;体位呈功能位;对易发生压力性损伤的部位采取保护性措施。
	跌倒预防	标识:有跌倒防护标识。
		防护措施:防护措施落实规范。
	血栓预防	标识:有血栓预防防护标识。
		防护措施:防护措施落实规范。
	安全警示标志设置	警示标志:对特殊患者在其床尾标识齐全,护理文书有记录(体温单、标识纸、医嘱单、入院评估单、门诊卡)。
		仪器设备报警设置(使用中):有报警装置的医疗仪器,必须使报警装置处于开启状态(警报音量为"0"等同于关闭),报警处理及时。
		药物使用或治疗标识:特殊药物使用或治疗有标识,例如,青霉素、化疗药、催产素、升压药等药物,以及冲洗、气道湿化、胃肠营养、腹腔化疗等治疗方式。

（续表）

一级条目	二级条目	质量管理标准
		其他安全标志规范使用。
	转运	急诊患者转运:符合急诊转运流程(有护士护送指征,根据制度要求进行转运)。
		转科或危重症患者转运:符合转科或危重症患者转运流程。
		手术患者转运:符合手术前后转运流程。
		孕产妇转运:符合孕产妇转运流程。
		剖宫产新生儿转运:符合剖宫产新生儿转运流程。
		检查转运:符合检查转运流程。
		其他:转送途中不得输注青霉素、血液制品、化疗等药物,特殊抢救情况除外。
	交接班	交接流程:交接班包括书面、口头及床边交接班,顺序依次为先书面交接班,后床边交接班。
		交接内容与要求:交接班内容齐全,符合十个"不交不接";做好院感防护。
	药物使用	药液核查:①操作前查,操作中查,操作后查。②查药物(无沉淀、变质、浑浊,安瓿药瓶无裂痕,瓶口无松动)。③查药物的有效期,配伍禁忌。④查针筒(包装完好,在有效期内,针筒无漏气;针头锐利、完好)。⑤核对床号、姓名、药名、时间、剂量、浓度、方法。
		药液使用:①现配现用。②发现瓶口松动,瓶身有裂缝,橡胶塞有针眼及液体混浊时禁止使用。③输液药物与包装不符或有质量问题时,应立即通知病区护士长,并及时与药房联系。
		口服药发放:①发药时应嘱患者当即服下。②患者外出时不得将药物留于患者处,必须将药收回药盘内带回治疗室,并在小交班上记录。③护士发药时不得中途将药车留于患者处、走廊内。④护士发药时若需要离开去处理紧急事件时,必须有人接替看管药车或将药车推回治疗室或上锁。
		用药后观察:①护士要加强巡视。②重视患者的主诉,若患者主诉不适或发现其他异常情况,应立即停止使用,并通知护士长或病区值班医生积极观察与处理。
	核对制度(包括操作中)	识别要求:识别患者身份:必须采用≥2种方法(床尾卡、腕带、开放式核对等)。
		腕带佩戴:住院患者必须佩戴腕带,对于因特殊情况不能佩戴者,需要及时记录;腕带松紧适宜,清洁无污染;佩戴时护士须认真核对患者相关信息;患者转床或转科后,当班护士须及时更新患者腕带上的科室和床号。
		医嘱核对执行。口头医嘱:①口头医嘱只在抢救情况下执行,执行前护士复述一遍,医生确认无误后执行。②执行时双人核查。使用电子医嘱单的护理单元:①护士需要定时查看系统有无新增医嘱的提示。②执行医嘱前应先审核,根据治疗单执行医嘱;交接班时做好清单(电子医嘱)清理工作。
	不良事件	跌倒、压力性损伤、导管滑脱、护理缺陷、一般差错、严重差错、其他不良事件处理流程规范。

(续表)

一级条目	二级条目	质量管理标准
健康教育与病情掌握	健康教育	入院指导:病区环境,医护人员介绍,作息制度,探视制度,陪护制度,请假制度,安全指导,疾病治疗基本知识(包括带入院的导管等),贵重物品保管。
		出院指导:出院办理指导,出院带药指导,复诊随访指导,康复指导,卫生处置指导,健康行为。
		饮食指导:做好相关饮食指导。
		用药指导:药物作用,药物使用注意事项(服药时间),药物并发症及其预防。
		特殊检查指导:检查目的,检查前准备与评估,检查中配合,检查后注意事项。
		手术前指导:禁食、禁饮,术前用药,术前卫生处置,术前物品准备,术前治疗(皮试、备血、备皮等),术前常规准备(如禁烟、床上解尿,取下假牙、发夹和身上一切异物等)。
		手术后指导:术后进食时间与饮食指导,术后体位,术后用药,术后活动、锻炼,术后监护,术后切口。
		安全指导(跌倒、坠床、导管维护、压力性损伤、血栓防护、并发症指导)。
		鼓励患者及家属表达自己的需求及顾虑。
	病情掌握	知晓患者姓名、年龄、体重等基本信息。
		知晓诊断:入院诊断、目前诊断。
		知晓病情:生命体征、意识状况、活动和合作能力,有无引流管,液体出入量,伤口情况,排便情况,药物阳性史。
		知晓治疗效果、异常检查结果、饮食情况、重点药物、特殊检查、并发症、潜在危险、患者心理状况。
护理文书(在院和出院)	通用文书书写	规范记录体温单、医嘱单、入院评估单、在院评估单、手术护理记录单、重病护理记录单、住院患者健康教育实施记录单、护士交班报告、安全告知书、住院护理记录、吸氧记录单、血糖监测记录单、床边心电监护记录单、气道护理记录单、输血相关单据、转运记录等。
	专科护理文书书写	规范记录专科护理记录单、血液净化记录单、婴儿记录单、分娩经过记录单、自体血回收记录单等。
临床护理操作技能(基础、专科)	基础操作	规范进行肌内注射、口腔护理、留置导尿管护理、胰岛素注射、静脉输液、输血、吸痰、更换引流管等。
	专科操作	规范进行助产、产程观察、新生儿沐浴、俯卧位通气操作、除颤等。
病房管理	医疗仪器设备管理(备用状态)	医疗设备:医疗仪器处于备用状态,备件齐全、功能完好,备有使用说明书的监护仪(应急灯、心电图机器、除颤仪、呼吸机、软担架、输液滴泵等);专人保管、每日清点;强制检定标识齐全、定期维护保养;护士掌握设备性能及其消毒、维修、保养方法等;维修或外借时有告知牌或记录。
		铃牌:铃牌齐全,功能良好,除临时加床。

（续表）

一级条目	二级条目	质量管理标准
	药物管理	药物存放管理：保持清洁、整齐，标识清晰，标签和药物相符，药物按照有效期由近至远按序放置，不同用法的药物分开放置。
		公药（病区储备的常用药品，仅供住院患者按医嘱使用）清点管理：建立公药清点本（单），有药物目录、剂量及基数，使用及领用后及时记录，每周护士长检查并签名，公药使用后及时补充。其中高警示药品备用应设立基数，由专人负责保管，每日清点并登记，专柜放置。
		私药（住院患者备用药品，仅供住院患者按医嘱使用）/贵重药放置及清点管理：注明床号、姓名，在患者出院时应将多余药物及时退回药房或让患者带回，做好登记并清点。
		麻醉药物、第一类精神药品管理：备用药品设立基数，专柜上锁，双人负责，专用账册，专册登记，班班清点，标识规范；麻醉处方应专用，应专柜上锁；作废处方不可丢弃，应及时退还药剂科；处方应由有处方权的医师开具，医师资质名单应及时更新。
		医疗用毒性药品管理：专人负责，专柜上锁，专用账册，专册登记，每班清点，注明公药或床号、姓名；一旦丢失、打碎或销毁，即逐级汇报，并通知保卫科、药剂科。
		药品类易制毒化学品管理：专人负责，专柜上锁，专用账册，专册登记，每班清点，注明公药或床号、姓名，标识规范、醒目。
		大输液药品：严禁将大输液药品堆放于病区走廊、楼梯口、阳台或受污染的区域，灭菌注射用水（500 ml）需要单独放置，不能放在大输液橱内。
		其他特殊药品：双人、双锁保管；使用及领用时要有登记；对95%酒精、甲醛、冰醋酸、硝酸银等易燃、易腐蚀溶液须上锁保管，并贴有"危险"标识。
		PIVAS药物接收与核对：病区指定专人接收PIVAS配送的药物；当场用手持移动设备扫描设备进行清点，初步检查床号、姓名等信息；核对输液粘贴单上的剂量、药品名称与配置的静脉药物是否相符；检查静脉药物的质量，以及PIVAS配置人员的图章或签名是否齐全；在核对过程中若发现疑问，应在1 h内与PIVAS联系。
		外买药接收与核对：凡非医院药剂科发放或瑞金药房购置的药品，护士有权拒绝使用；若因特殊情况需使用时，必须获得科主任或医务处的书面同意书，并请当班医师在病史上记录；患者从指定药房购置的药品，则需出示购物发票，护士与患者或家属当场打开药品包装，检查有效期和药品名称等需查对的内容；接收患者私药时要进行记录，有患者或家属签名。
	急救物品设备	抢救车药品：抢救车药品的数量和放置与示意图一致；标志清晰；药品名称、批号和有效期清晰；避光药品有避光器具；高危药品有标识。
		抢救车物品：抢救车物品的数量和放置与示意图一致，标志清晰；各物品呈备用状态；血压计强制检定标志清晰、有效；呼吸气囊面罩充盈，LOCK键打开；借用抢救车内物品要有借用单，注明借用时间、借用人及借出人签名。

(续表)

一级条目	二级条目	质量管理标准
		抢救车封存与清点:封条粘贴规范,签名齐全;开封后重新清点、记录;抢救车清点、记录正确;药物报损记录齐全。
		氧气、湿化装置:氧气筒有支架车或标有"空""有氧""满"等标志,无积灰和漏气,氧气装置有强制检定标志,功能完好,呈备用状态,湿化瓶清洁、干燥,用后及时消毒处理,氧气连接口有保护套,备用袋内物品齐全,氧气枕充盈无漏气,使用氧气瓶时确保瓶内气体压力≥0.2 MPa。
		吸引装置:表面无积灰;呈备用状态,有电源线,功能完好;吸引瓶和吸引管道无污垢、霉点和积水;用后及时清洁,并消毒;吸引管无老化,无漏气;连接口有保护套;有设备保养卡;操作熟练,熟悉吸引压力;吸引备用物品齐全。
		应急灯:应急灯处于备用状态,护士知晓使用方法。
	病区环境管理	安全:灭火器呈备用状态,护士知晓使用方法;安全通道畅通。
		安静:做到走路轻、说话轻、操作轻、关门轻。
		整洁有序:各工作室物品放置有序,分类放置(办公室、治疗室、换药室、检查室、阳台),无私人物品。
	病区物品耗材管理	库房:存放物资的小库房应保持清洁、干燥,物品分类放置,标志清晰,与实际相符,建立一次性物品清单,当年失效的物品须注明失效日期,定期检查并及时更新。
		固定资产:病床、轮椅、平车刹车功能良好,定点放置,清洁无积灰;做好病房物品损耗管理,及时领用、修缮、补充。
		物资财产清点:设备与单据相符,定期清点。
		冰箱管理:备温度计,每日登记冰箱温度,冰箱整洁、无异味、无污迹,冰箱内物品放置合理。
	台账管理	台账管理:正确、及时记录台账,各项制度齐全,护理常规、健康教育资料齐全且适时更新,护理查房资料齐全。
		工勤、护工管理:护理单元有工勤专管员,工勤和护工各司其职、不从事护理工作。
		家属管理:按需及时开具陪客证,做好躺椅管理,做好探视管理。
		产房护理人力及随访管理要求:根据产房规模、分娩量、服务模式合理配置待产床、分娩床和助产人力,待产床与护士之比为2:1,分娩床与护士之比为1:3;助产士本科以上学历占30%以上,有一定数量的研究生;制订助产士培训制度,重视人才梯队培养,有母婴保健技术合格证书,按期参加培训;建立产后随访、沟通机制,征求产妇意见,并有记录。

(续表)

一级条目	二级条目	质量管理标准
		新生儿室人力资源管理:护理人员参加新生儿专业培训并考核合格;由主管护师以上资质且具有 2 年以上新生儿护理工作经验者担任负责人;护士人数与床位数之比应不低于 0.6：1,实施责任制整体护理,新生儿室 1 名护理人员负责≤6 名普通患儿或≤3 名重症患儿。
		重症监护室人力资源管理:床护比符合规范。
	制度知晓	核心制度包括分级护理、护理查房与病历讨论制度、护理文书书写管理制度、交接班管理制度、抢救工作管理制度、手术室与供应室查对制度、危急值报告登记制度、危重患者护理管理制度、治疗与护理查对制度、住院患者身份识别制度。
	奖励	对压力性损伤愈合情况及人文举措给予奖励。
院内感染监控(10)	无菌技术	无菌包: (1) 无菌包的包装要求参见 WS 310.1-2016《医院消毒供应中心第 2 部分:清洗消毒及灭菌技术操作规范》。 (2) 无菌包专柜放置(离地 20 cm,距墙 5 cm),柜内清洁,无积灰,标记明显。 (3) 无菌包集中定点放置,按灭菌日期依次排列,无菌包清洁、干燥、无破损、无过期,无菌包外有灭菌指示带(指示带封在开口处),包外注明科室、物品名称、有效起止日期及签名。 (4) 无菌包开启后注明日期、时间、签名(有效期不超过 24 h)。 (5) 凡无菌包外无原始标签,作为过期包处理。 (6) 一次性无菌物品相关要求参照无菌包要求。
		无菌盘: (1) 无菌盘铺设规范,详见医院护理管理消毒隔离章节。 (2) 抽出的药液要放入无菌盘/密封无菌袋。 (3) 未写有效期则作为过期处理。 (4) 用纱布铺无菌盘时纱布层数≥2 层(只限 1 个<10 ml 的注射器);只限一次使用,不能作为备用状态。 (5) 使用完及时处理,未处理而超过有效期时,作为过期处理。
		其他无菌物品: (1) 其他无菌物品的相关要求参照无菌包要求。 (2) 无菌持物钳(镊)罐加盖,罐镊配套,消毒液面高于镊子 1/2,低于 2/3,采用干镊罐需要标注启用时间,有效时间≤4 h。
		无菌技术注意点: (1) 严格执行无菌操作规范。 (2) 治疗车内清洁物品和污染物品分区放置。 (3) 无菌液体开启后注明日期、时间、签名(有效期不超过 24 h)。
	消毒隔离	(1) 环境整洁:①治疗室、换药室整洁,台面无积灰,物品放置有序,清洁、污染物品分开放置,治疗室、换药室每日空气消毒并记录。②紫外线灯管定期清洁,无尘埃,强度测定符合要求并记录(其他空气消毒方法符合相应要求)。③层流病房回风口初滤网保持清洁并记录。④护士长每周检查签名。 (2) 床单位:①实行一床一巾湿性扫床,一桌一巾湿擦床头柜,床刷保持清洁;床单位终末消毒符合要求;将污被服放入污物袋中,将污物放入医疗废物袋中。②诊疗床单位保持整洁。

一级条目	二级条目	质量管理标准
		(3) 感染患者处理:①床边有隔离标志,感染的物品、器械按照特殊感染的消毒隔离要求进行处理。②特殊感染的患者床单位终末处理符合消毒隔离要求。 (4) 耐药菌感染:①病历卡上贴耐药菌的提醒标志,ICU 病房要在床尾挂耐药菌隔离标识。②耐药菌感染患者的用物、器械和床单位的处理同特殊感染患者。 (5) 消毒剂:①单独放置含氯消毒剂。②各种消毒液配置正确,并有监测和记录,消毒容器标识清晰。③各类物品浸泡时间、浓度、方法正确,需浸泡的物品应全部浸没在消毒液中,加盖,浸泡时器械的关节要打开,消毒液定期更换。 (6) 其他物品:①吸氧操作规范:吸氧管每人一套,连续使用的氧气湿化瓶、湿化液要每天更换,湿化液要用灭菌注射用水,在患者出院或转科后作终末处理;备用氧气湿化瓶(包括内芯)每周消毒一次(一次性氧气湿化瓶按说明使用)。②重复使用的呼吸回路管道必须每周消毒 2 次并记录。③离心器保持清洁和干燥。④护士在进行治疗、护理工作时不能穿毛衣;特殊专用衣服须在特殊科室专用,外出时须穿外出工作衣服。⑤分隔帘每季度更换、清洁并做好记录。
	污物处理	(1) 专门处理污物的剪刀有红色标志并专用。 (2) 要将引流液或污染物品倒入专用水池,并在专用水池内清洗。 (3) 污洗室地面要保持清洁。 (4) 废弃物分类放置、处理规范,医疗废物回收单填写完整,收集时要做好职业防护。 (5) 拖把要有分区标识,悬挂放置。 (6) 护士长对污物处理加强督查,提供职业防护用具。
	职业防护	(1) 正确处理锐器,治疗车上必须配备锐器盒。 (2) 发热门诊备好足够数量的 N95 口罩和护目镜。
	手卫生	(1) 正确执行手卫生,参照《瑞金医院手卫生和手套使用规范》。 (2) 不便洗手应配备快速消毒液。 (3) 使用中的治疗车、病历车须备有快速手消毒剂。 (4) 治疗室、换药室配备非触摸式水龙头。 (5) 洗手液、快速手消毒剂在有效期内使用。
	产房专科	分区合理:产房布局合理,严格区分"三区",有三通道。
		细菌检测:定期对环境和设施进行消毒和细菌学检测,每月进行空气、无菌物品(不少于 4 种)、物体表面(不少于 2 种)、助产士手部细菌检测,合格率 100%。
		隔离产房:设有隔离产房,并有管理流程;隔离产房严格按照医院感染控制的要求进行清洁处理。
		污物处理:手术结束后,及时进行清洁、消毒处理,器械处理符合要求,对吸引装置处理规范,产房消毒符合要求;对医疗废弃物严格按照《医院感染管理办法》及相关文件要求处理。

（续表）

一级条目	二级条目	质量管理标准
	新生儿专科	建筑布局：建筑布局符合医院感染防控要求，做到洁污区域分开，功能流程合理。
		消毒隔离制度：有新生儿室消毒隔离制度并落实；有高危新生儿、疑似传染病、传染病患儿消毒隔离制度并落实，标识清晰。
		暖箱消毒：有新生儿暖箱清洁消毒规范并落实。
		奶瓶与奶嘴消毒：有新生儿奶瓶与奶嘴清洁消毒规范并落实。
	重症监护专科	建筑布局：每床使用面积不少于 15 m²，床间距大于 1 m。

注：PICC：外周中心静脉导管；CVC：中心静脉导管；PIVAS：静脉用药调配中心。

附录二　门急诊质量管理标准

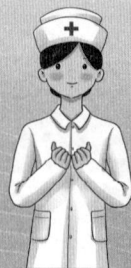

一级条目	二级条目	三级条目
服务规范	岗位服务规范	持证上岗,着装规范,行为规范,文明用语,耐心接待。
	首接负责制	落实首接负责制度、首诉负责制。
	优先照顾措施	合理合规照顾优先就诊的患者。
	诊室巡视与维护	巡视到位,及时发现并处理问题。
	便民服务	便民服务措施。
	电脑操作	电脑叫号、预约。
患者安全	身份核对	实名制就医,治疗和查对时须识别患者身份:必须采用≥2种方法(就诊卡、开放式核对、腕带等)。
	隐私保护	保障患者就医安全,做到"一人一诊一室"。
	药物使用	①操作前查,操作中查,操作后查。②查药物(无沉淀、变质、浑浊,安瓿药瓶无裂痕,瓶口无松动)。③查药物的有效期,配伍禁忌。④查针筒(包装完好,在有效期内,针筒无漏气;针头锐利、完好)。⑤核对床号、姓名、药名、时间、剂量、浓度、使用方法。
	不良事件	规范处理护理不良事件,包括跌倒、导管滑脱及其他不良事件。
	预检专科	分诊:有明确的分诊标准,按照标准落实分诊。
	内镜专科	①病理标本留取与固定:遵医嘱留取病理标本,将标本放置在标本试管内。②病理标本送检时交接核对:操作间护士与前台人员交接核对病理标本。③病理标本送检:扫描病理申请单与条形码,将标本和申请单送至病理科。
临床护理操作技能	基础操作	规范落实肌内注射、口腔护理、留置导尿管护理、胰岛素注射、静脉输液、输血、吸痰、更换引流管等。
门诊管理	医疗仪器设备管理(备用状态)	详见附录一　医疗仪器设备管理(备用状态)。

(续表)

一级条目	二级条目	三级条目
	药物管理	详见附录一 药物管理。
	急救物品设备	详见附录一 急救物品设备。
	台账管理	台账管理：台账正确及时记录，各项制度齐全，护理常规、健康教育资料齐全，护理常规、健康教育资料适时更新。
	人力资源管理	内镜室护理人员均需具有上海市内窥镜质量控制中心认证的"内镜清洗、消毒培训证书"，参与 ERCP 工作的护理人员均需具有上海市环境科学学会认证的"辐射安全与防护"的培训合格证书；每两年参加一次放射体检。
	应急处置	熟练掌握病情突变、信息系统故障、就诊患者人数突增等应急预案，知晓不良事件处置流程。
消毒隔离	传染病传报	传染病处置与上报及时。
	无菌技术	详见附录一 无菌技术。
	消毒隔离	详见附录一 消毒隔离。
	污物处理	详见附录一 污物处理。
	职业防护	详见附录一 职业防护。
	手卫生	详见附录一 手卫生。
	口腔科专科	规范落实器械传递技术，按要求规范消毒，口腔医疗器械消毒规范，医疗废物的处理。
	内镜专科	内镜预处理，内镜测漏，内镜清洗，内镜漂洗，内镜消毒，内镜终末漂洗，内镜干燥，内镜存储，附件清洗消毒，附件灭菌，追溯记录，生物学监测。

附录三 手术室质量管理标准

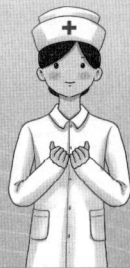

一级指标	二级指标	三级指标
手术室环境布局质量	布局与设施管理	布局要求,工作区功能要求,护理人员知晓度,物品出入要求,物品放置要求,温湿度要求。
	进出手术室及更衣室管理	手术室入口处的要求,入手术室着装要求,出手术室着装要求,更衣室要求,手机管理要求,进出手术室制度要求。
患者安全	患者安全管理	患者核查要求,接送患者要求,医患信息核对要求,物品清点的要求,输血、用药的核对要求,安全转运要求。
	病理标本管理	标本管理制度知晓,标本"四查四对",标本定点放置。
	不良事件	跌倒,压力性损伤,导管滑脱,其他不良事件,护理缺陷,一般差错,严重差错。
文件书写质量	文件书写	手术护理记录单(首页),手术护理记录单(术中),手术器械清点单,账单输入要求。
手术室管理	医疗仪器设备管理(备用状态)	详见附录一 医疗仪器设备管理(备用状态)。
	药物管理制度	详见附录一 药物管理。
	气体管理	气体放置要求,气体标识要求,气体更换要求。
	急救物品设备	详见附录一 急救物品设备。
	资产耗材管理	详见附录一 病区物品耗材管理。
	净化系统管理	手术室净化系统管理记录。
	台账管理	各项登记要求:各项记录齐全、规范,每周护士长签名。
		台账管理:台账正确、及时记录,各项制度、常规齐全,适时更新。
	人力资源管理及培训	人员配置要求与管理:手术室护理人员人数与手术台比例应不低于2.5:1,具备2年以内手术室工作经验的护理人员数占手术室护理人员总数≤20%。手术室护士长具备主管护师及以上专业技术职务任职资格和5年及以上手术室工作经验。

（续表）

一级指标	二级指标	三 级 指 标
消毒隔离与监测		人员培训要求:有针对手术室各级各类人员的相关培训,能体现培训内容与资质要求相符合。
		基础操作要求:穿手术衣、戴手套、手术平卧位放置、手卫生。
		专科操作要求:铺台(手术室)、翻身床使用(烧伤手术室)、会阴消毒(产房)、导尿。
		能应对院感相关知识提问,掌握手术室质控检查内容。
	应急预案	应急预案齐全:停水应急预案、停电应急预案、火灾应急预案、工作人员发生意外伤害应急预案、各种导管滑脱应急预案、突发事件应急预案。
消毒隔离与监测	卫生与消毒隔离管理	手术室地面要求:手术室内地面清洁、无破损、无污渍、无污垢。
		手术室物表消毒:每日手术室台面、地面湿式清洁、消毒两次,每周总消毒一次。
		洁净手术室设施管理要求:落实洁净手术室洁净设施管理制度。
		手术室特殊感染手术处理要求:落实洁净手术室感染手术、特殊感染手术处理流程。
		连台手术消毒要求:连台手术物体表面消毒,按照洁净级别进行自净。
		回风口处理要求:手术房间回风口无遮挡,每周清洁回风口并登记,护士长签名。
		清洁工具消毒要求:拖把、扫帚标记明显,拖把分开清洗,每日浸泡消毒一次。
		手术室门的要求:在手术过程中,手术室门应处于关闭状态。
		(1) 无菌包及一次性无菌物品:无菌包的包装要求参见 WS 310.1-2016《医院消毒供应中心第 2 部分:清洗消毒及灭菌技术操作规范》。 (2) 无菌包专柜放置(离地 20 cm,距墙 5 cm),柜内清洁,无积灰,标记明显。 (3) 无菌包集中定点放置,按灭菌日期依次排列,无菌包清洁、干燥、无破损,无过期,无菌包外有灭菌指示带(指示带封在开口处),包外注明科室、物品名称、有效起止日期及签名。 (4) 无菌包开启后注明日期、时间、签名(有效期不超过 24 h)。 (5) 凡无菌包外无原始标签,作为过期包处理。
		其他无菌物品: (1) 其他无菌物品的相关要求参照无菌包要求。 (2) 无菌持物钳(镊)罐加盖,罐镊配套,消毒液面高于镊子 1/2,低于 2/3,采用干镊罐有启用时间,有效时间≤4 h。
		其他消毒隔离:①吸氧操作规范:吸氧管每人一套,连续使用的氧气湿化瓶、湿化液要每天更换,湿化液要用灭菌注射用水,在患者出院或转科后作终末处理;备用氧气湿化瓶(包括内芯)每周消毒一次(一次性氧气湿化瓶按说明

(续表)

一级指标	二级指标	三 级 指 标
		使用)。②重复使用的呼吸回路管道必须每周消毒2次并记录。③离心器保持清洁和干燥。④护士在进行治疗、护理工作时不能穿毛衣;特殊专用衣服须在特殊科室专用,外出时须穿外出工作衣服。⑤分隔帘每季度更换、清洁并做好记录。
	感染控制与职业防护	知晓感控制度:有手术室院内感染预防管理相关制度,护理人员知晓。
		知晓职业防护制度:有医护人员职业卫生安全防护制度并执行,护理人员知晓。
		防护用品的要求:有医护人员必要的防护用品,按照规定使用。
		锐器处理及存放:正确处理锐器,治疗车上必须配备锐器盒。
		手卫生: (1) 正确执行手卫生,参照《瑞金医院手卫生和手套使用规范》。 (2) 不便洗手处应配备快速消毒液。 (3) 使用中的治疗车、病历车须备快速手消毒剂。 (4) 治疗室、换药室配备非触摸式水龙头。 (5) 洗手液、快速手消毒剂在有效期内使用。
		无菌操作: (1) 严格执行无菌操作规范。 (2) 治疗车清洁物品和污染物品分区放置。 (3) 无菌液体开启后注明时间、签名(有效期不超过24 h)。
		感染物品存放要求:感染物品不着地放置,采用双层塑料袋,内置物品小于3/4。
		污物处理:生活垃圾、医疗废弃物与损伤性废弃物不混放。
	监测记录	手术室监测要求:每月对物品、空气质量等进行监测,结果合格。
		空气监测登记要求:空气培养记录本,每月进行空气、无菌物品(不少于4种)、物体表面(不少于2种)、手等的微生物监测。

参 考 文 献

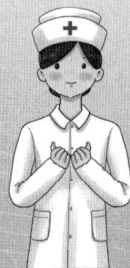

［1］ BODENHEIMER T, SINSKY C. From triple to quadruple aim: care of the patient requires care of the provider ［J］. Ann Fam Med, 2014,12(6):573 – 576.

［2］ 周晓露,洪爱蓉. 护理管理［M］. 重庆:重庆大学出版社,2019.

［3］ 韩琳. 甘肃省护理质量管理手册［M］. 兰州:兰州大学出版社,2020.

［4］ 孙璇,王雪芬,范慧. 医院护理技术及护理管理［M］. 武汉:湖北科学技术出版社,2021.

［5］ 段永刚. 全面质量管理［M］. 北京:中国科学技术出版社,2018.

［6］ 方宝霞,吴松潮,刘菁,等. 静脉用药集中调配中心全面质量管理体系的构建与应用［J］. 中国药房, 2023,34(15):1798 – 1803.

［7］ 傅育红,蒋云雯,冯亚兰. 基于全面质量管理理论构建基层医院质量管理体系［J］. 中国卫生产业,2022, 19(17):90 – 92,104.

［8］ 卢秀英,蔡思雪,柳露,等. 手术室建立全面质量管理体系在术中获得性压力性损伤质量管理中的应用 ［J］. 中国医药科学,2023,13(13):159 – 163.

［9］ 陈洁,钱宇,王小合,等. 患者满意度测评问题的系统剖析与展望［J］. 中国医院管理,2018,38(8): 34 – 37.

［10］ 黄少萍,李俏君,冯艮娇,等. 基于根本原因分析法的某三甲医院患者满意度调查分析［J］. 现代医院, 2021,21(5):706 – 709.

［11］ 么莉. 护理敏感质量指标监测基本数据集实施指南［M］. 北京:人民卫生出版社,2018.

［12］ 劳菲婕,王海丽,汪玮,等. 卵巢癌围手术期护理质量敏感指标体系构建研究［J］. 中国初级卫生保健, 2024,38(3):84 – 88,96.

［13］ 黄琼蕾,刘敏,唐瑭. 护理人文关怀教学模式在基础护理学实训中的应用研究［J］. 中华护理教育,2023, 20(10):1181 – 1184.

［14］ 赵晶晶,庞贵凤,高晓琳,等. 新入职护士规范化培训评价指标体系的信效度分析及实证研究［J］. 循证 护理,2023,9(8):1421 – 1424.

［15］ 杨秋,刘美连,邰明霞,等. 虚拟现实技术在国内外护理领域中应用的研究进展［J］. 护士进修杂志, 2023,38(7):620 – 623,635.

［16］ 洪菲菲,胡燕,刘苁汐. 叙事医学教育的研究进展及启示［J］. 中华护理教育,2017,14(7):530 – 534.

［17］ 吴欣娟. 人文关怀:护理发展新篇章［J］. 护理管理杂志,2018,18(5):305 – 307.

［18］ 李旭英,李星凤,汤新辉,等.《新入职护士规范化培训大纲》的践行与效果评价［J］. 护理学杂志,2017, 32(6):61 – 63,98.

［19］ 马娟娟,尹斐,孙淑艳,等. 基于 Web of Science 的护理虚拟仿真技术文献计量学分析［J］. 军事护理, 2023,40(8):45 – 48.

［20］ 王小洪,吴洪海,李斐,等. 实体标本与虚拟仿真教学系统结合的教学方法在护理专业人体解剖学教学 中的应用［J］. 护理研究,2022,36(8):1484 – 1486.

[21] ZHANG Q, CHEN J, LIU J. Global trends and hot-spots in research on virtual simulation in nursing: a bibliometric analysis from 1999 to 2021 [J]. Front Public Health, 2022,10:890773.

[22] LEI YY, ZHU L, SA YTR, et al. Effects of high-fidelity simulation teaching on nursing students' knowledge, professional skills and clinical ability: A meta-analysis and systematic review [J]. Nurse Educ Pract, 2022,60:103306.

[23] JANS C, BOGOSSIAN F, ANDERSEN P, et al. Examining the impact of virtual reality on clinical decision making — An integrative review [J]. Nurse Educ Today, 2023,125:105767.

[24] Huang Q, Yan SY, Huang J, et al. Effectiveness of simulation-based clinical research curriculum for undergraduate medical students-a pre-post intervention study with external control [J]. BMC Med Educ, 2024,24(1):542.

[25] 王园,胡晓燕,胡敏,等.烧创伤专科护士核心能力评价指标体系的构建[J].中华损伤与修复杂志(电子版),2021,16(3):265 - 272.

[26] 朱秀琴,叶庆,李秀云.护理人员绩效考核体系的设计与开发应用[J].护理研究,2012,26(13):1231 - 1232.

[27] 陆小英,张玲娟,曹洁,等.护理人员绩效考核评价方法研究现状与展望[J].中国护理管理,2011,11(12):46 - 48.

[28] 陈晔,张海燕,孙宏玉.住院病房护士绩效考核指标体系的构建[J].中国护理管理,2013,13(7):7 - 10.

[29] 李卫红,徐婷婷,杨月影,等.BSC - KPI驱动的医院护理绩效评估指标体系构建与应用的研究[J].江苏卫生事业管理,2024,35(4):464 - 468.

[30] 薛迪,吕军.医院绩效管理[M].上海:复旦大学出版社,2013.

[31] 王洛伟,马旭东,李兆申.加强消化内镜诊疗质控 推动消化内镜高质量发展[J].中华消化内镜杂志,2022,39(11):857 - 859.

[32] 戚庆庆,李真,季锐,等.人工智能在规范消化内镜质量控制中的应用[J].中华消化内镜杂志,2021,38(10):774 - 777.

[33] 宗杰.护理质量敏感指标对消化内镜感染质控管理的评价及质量持续改进的影响[J].护理实践与研究,2020,17(21):124 - 126.

[34] 徐岚,郑绍基,张应,等.基于智慧医疗支持下运用TRM方法对手术室医用耗材二级库房的管理研究[J].中国医疗器械杂志,2023,47(2):220 - 224.

[35] BORRADORI L, VAN BEEK N, FELICIANI C, et al. Updated S2 K guidelines for the management of bullous pemphigoid initiated by the European Academy of Dermatology and Venereology (EADV) [J]. J Eur Acad Dermatol Venereol, 2022,36(10):1689 - 1704.

[36] RIEGEL B, JAARSMA T, LEE CS, et al. Integrating symptoms into the middle-range theory of self-care of chronic illness [J]. ANS Adv Nurs Sci, 2019,42(3):206 - 215.

[37] LI X, YANG Q, ZHENG J, et al. Efficacy and safety of a topical moisturizer containing linoleic acid and ceramide for mild-to-moderate psoriasis vulgaris: A multicenter randomized controlled trial [J]. Dermatol Ther, 2020,33(6):e14263.

[38] 陈玉枝,邹怡真.台北荣民总医院肿瘤个案管理经验分享[J].中国护理管理,2010,10(3):21 - 22.

[39] 高子莹.全程专业化个案管理模式对乳腺癌患者疾病知晓率及护理满意度的影响[J].临床医学工程,2015,22(2):215 - 216.

[40] 方琼,裴艳,刘佳琳,等.全程专业化个案管理模式在乳腺癌患者护理中的作用[J].解放军护理杂志,2013,30(2):51 - 54.

[41] 张男,方琼,吴蓓雯,等.乳腺癌个案管理模式的临床实践与效果[J].护理管理杂志,2013,13(2):113 - 114,123.

[42] 宋晓园,蒋良芝.基于卓越绩效模式的内镜中心高质量管理效果评价[J].护士进修杂志,2022,37(13):1205 - 1207,1239.

[43] 史英韬,叶丽娜,郭濛濛,等.基于时间-动作法的精益管理在普外科手术室的应用分析[J].中华现代护

理杂志,2021,27(25):3487－3490.

[44] 章雅杰,钟初雷.门诊患者微信满意度调查应用效果评价[J].中华医院管理杂志,2017,33(9):692－693.

[45] 中华医学会消化病学分会炎症性肠病学组,中国炎症性肠病诊疗质量控制评估中心.中国溃疡性结肠炎诊治指南(2023年·西安)[J].中华炎性肠病杂志(中英文),2024,08(1):33－58.

[46] 黄智然,赵鹏宇,王紫娟,等.不同类型医院门诊患者满意度影响因素分析[J].中华医院管理杂志,2018,34(2):93－98.

[47] 冯俊超,安健,杨锐,等.缩短门诊患者就诊等候时间的精细化管理实践[J].中华医院管理杂志,2021,37(10):806－810.

[48] 毛文健,柯路,童智慧,等.持续负压冲洗和内镜清创术在胰腺坏死组织感染中的应用[J].中华胰腺病杂志,2018,18(1):8－13.

[49] 雷毅,蒋丽娟,董小峰,等.陕西省省属医院软式内镜消毒质量监测与分析[J].中国消毒学杂志,2018,35(2):150－151.

[50] 李雨珈,王红梅,冯通慧,等.信息化管理在无痛胃肠镜诊疗中的价值[J].临床麻醉学杂志,2021,37(11):1198－1200.

[51] 甘露,张男,金玉翡,等.乳腺专科护士在多学科讨论中的工作角色定位[J].护理学杂志,2015,30(24):39－41.

[52] 包云丽,汪哲,唐海茹,等.1990—2019年中国炎症性肠病疾病负担及变化趋势分析[J].中国全科医学,2023,26(36):4581－4586.

[53] 董晓晶,张男,甘露,等.个案管理模式下老年乳腺癌患者辅助治疗依从性分析[J].上海交通大学学报(医学版),2019,39(2):170－175.

[54] 夏婷婷,施施,杨金燕,等.国内外软式内镜清洗消毒技术最新进展[J].中华医院感染学杂志,2019,29(8):1271－1276.

[55] 中华医学会消化病学分会炎症性肠病学组,中国炎症性肠病诊疗质量控制评估中心.中国克罗恩病诊治指南(2023年·广州)[J].中华炎性肠病杂志(中英文),2024,08(1):2－32.

[56] MILO F, IMONDI C, D'AMORE C, et al. Short-term psychodynamic psychotherapy in addition to standard medical therapy increases clinical remission in adolescents and young adults with inflammatory bowel disease: a randomised controlled trial [J]. J Crohns Colitis, 2024,18(2):256－263.

[57] 孙素亚,石东辉,陈伟仙,等.炎症性肠病青少年向成人过渡期准备困境的质性研究[J].中华护理杂志,2023,58(20):2446－2452.

[58] 关玉霞,尤丽丽,何叶,等.炎症性肠病病人自我效能、疾病活动度与生存质量的相关性[J].护理研究,2020,34(11):1921－1925.

[59] 张小蓉,魏大琼,罗玉琳.以岗位需求为导向的临床护理师资培训研究[J].护理学杂志,2017,32(23):5－7,11.

[60] Bloem BR, Okun MS, Klein C. Parkinson's disease [J]. Lancet, 2021,397(10291):2284－2303.

[61] 陈一萍,张茹,杨辉.国外帕金森病高级实践护士发展现状与启示[J].护理研究,2022,36(7):1210－1214.

[62] 李静依,缪群芳,陈焰,等.青少年炎症性肠病患者家庭照顾者照护体验及需求的质性研究[J].护理学杂志,2024,39(8):54－58.

[63] 陈杰,张海燕.美国重症护理学会护患协同模式简介及启示[J].中国护理管理,2020,20(1):1－6.

[64] 孙培君,孙菁,钟捷.克罗恩病的达标治疗[J].中华消化杂志,2020,40(8):570－573.

[65] 巩格言,马佳莉,高雯颖,等.慢性病青少年及照护者双视角下成长过渡期准备的纵向研究[J].中华护理杂志,2022,57(16):1969－1975.

[66] 吴国凤,李芯睿,钟美容,等.基于云平台的延续护理对乳腺癌患者阈下抑郁影响的研究[J].中华护理杂志,2024,59(2):142－148.

[67] 王丽,段宝凤,卢玉林,等.院校联合模式在临床护理本科实践教学师资培养中的应用[J].临床医药文

献电子杂志,2019,6(73):186-187.

[68] 王金金,刘方斌,张爱琴,等.护理实习生综合管理系统的设计及应用[J].护理学杂志,2015,30(6):
67-69.

[69] LENNAERTS H, GROOT M, ROOD B, et al. A guideline for parkinson's disease nurse specialists, with recommendations for clinical practice [J]. J Parkinsons Dis, 2017,7(4):749-754.

[70] BLOEM BR, HENDERSON EJ, DORSEY ER, et al. Integrated and patient-centred management of Parkinson's disease: a network model for reshaping chronic neurological care [J]. Lancet Neurol, 2020,19(7):623-634.

中英文对照索引

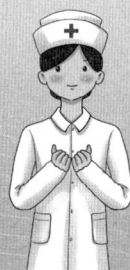